国家卫生和计划生育委员会"十三五"规划教材

全国高等学校教材

供研究生护理学专业用

高级护理实践

第3版

主　编　黄金月　夏海鸥

副主编　李惠玲　赵丽萍

编　者（以姓氏笔画为序）

王少玲（香港理工大学）　　　　　陈伟菊（暨南大学附属第一医院）

王采芷（台北护理健康大学）　　　赵丽萍（中南大学湘雅二医院）

尼春萍（第四军医大学）　　　　　夏海鸥（复旦大学）

朱雪娇（杭州师范大学）（兼秘书）　郭爱敏（北京协和医学院）

刘德贤（香港理工大学）　　　　　黄金月（香港理工大学）

李惠玲（苏州大学）　　　　　　　章雅青（上海交通大学）

Ann Hamric（Virginia Commonwealth University，USA）

Charlene Hanson（Georgia Southern University，USA）

Denise Bryant-Lukosius（McMaster University，Canada）

Helen Ward（London South Bank University，UK）

Lisbeth Fagerström（Buskerud University College，Norway）

Karen S. Martin（Omaha System Board，USA）

人民卫生出版社

图书在版编目（CIP）数据

高级护理实践 / 黄金月，夏海鸥主编. —3 版. —北京：人民
卫生出版社，2018

ISBN 978-7-117-25938-5

Ⅰ．①高… Ⅱ．①黄…②夏… Ⅲ．①护理学－医学院校－
教材 Ⅳ．①R47

中国版本图书馆 CIP 数据核字（2018）第 032126 号

人卫智网	www.ipmph.com	医学教育、学术、考试、健康， 购书智慧智能综合服务平台
人卫官网	www.pmph.com	人卫官方资讯发布平台

高级护理实践
第 3 版

主　　编：黄金月　夏海鸥
出版发行：人民卫生出版社（中继线 010-59780011）
地　　址：北京市朝阳区潘家园南里 19 号
邮　　编：100021
E - mail：pmph @ pmph.com
购书热线：010-59787592　010-59787584　010-65264830
印　　刷：北京九州迅驰传媒文化有限公司
经　　销：新华书店
开　　本：850×1168　1/16　印张：18
字　　数：495 千字
版　　次：2008 年 12 月第 1 版　2018 年 3 月第 3 版
　　　　　2022 年 12 月第 3 版第 5 次印刷（总第 9 次印刷）
标准书号：ISBN 978-7-117-25938-5/R・25939
定　　价：68.00 元

打击盗版举报电话：010-59787491　E-mail：WQ @ pmph.com
（凡属印装质量问题请与本社市场营销中心联系退换）

第三轮修订说明

我国护理学专业研究生教育自20世纪90年代初开展以来,近年来得到了迅速发展,目前全国已有近百所学校开设护理学专业研究生教育,初步形成了由护理学博士、学术学位和专业学位硕士构成的研究生教育体系。为适应我国医疗卫生事业发展对高级护理人才的需求,在对全国护理学专业研究生教育教学情况与需求进行充分调研的基础上,在国家卫生和计划生育委员会领导下,经第三届全国高等学校护理学类专业教材评审委员会的审议和规划,人民卫生出版社于2016年1月进行了全国高等学校护理学类专业教材评审委员会的换届工作,同时启动全国高等学校研究生护理学专业第三轮规划教材的修订工作。

本轮教材修订得到全国高等学校从事护理学研究生教育教师的积极响应和大力支持,在结合调研结果和我国护理学高等教育的特点及发展趋势的基础上,第四届全国高等学校护理学类专业教材建设指导委员会确定第三轮研究生教材修订的指导思想为:**遵循科学性、前沿性、开放性、研究性、实践性、精约性**的教材编写要求,符合研究生培养目标和教学特点,具有护理学学科和专业特色。

本轮教材的编写原则为:

1. **紧扣护理学专业研究生的培养目标**　教材从内容的选择、深度和广度的规划、到编写方式的设计等应服务于护理学专业研究生层次人才培养目标的要求。

2. **凸显护理学科的科学性和人文性**　教材应反映具有护理学科特色的知识体系,注重科学思维和人文精神的融合,同时要反映国内外护理学及相关学科的学术研究成果和最新动态,把学生带到学科的发展前沿。

3. **体现研究生的教学和学习特点**　研究生的教学方法和内容具有研究性、拓展性的特点,学生的学习过程具有自主性、探索性的特点。因此研究生教材的内容和呈现方式不仅应具有科学性,而且应具备创新性、专业性、前沿性和引导性。

本套教材采取新型编写模式,借助扫描二维码形式,帮助教材使用者在移动终端共享与教材配套的优质数字资源,实现纸媒教材与富媒体资源的融合。

全套教材共 11 种,于 2018 年 7 月前由人民卫生出版社出版,供各院校研究生护理学专业使用。

人民卫生出版社

2017 年 12 月

获取图书网络增值服务的步骤说明

❶——▶ 扫描封底圆形图标中的二维码,登录图书增值服务激活平台。

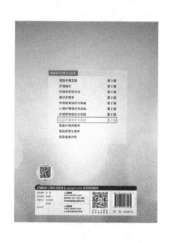

❷——▶ 刮开并输入激活码,激活增值服务。

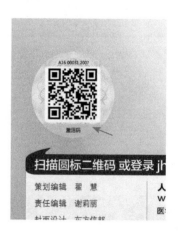

❸——▶ 下载"人卫图书增值"客户端。

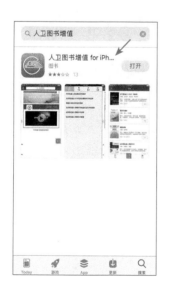

❹——▶ 使用客户端"扫码"功能,扫描图书中二维码即可快速查看网络增值服务内容。

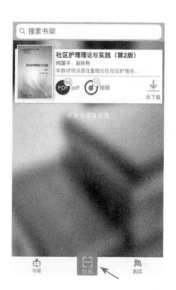

国家卫生和计划生育委员会"十三五"规划教材

全国高等学校研究生护理学专业规划教材

第三轮研究生护理学专业教材目录

序号	教材	版次	主审	主编	副主编
1	高级护理实践	第3版		黄金月　夏海鸥	李惠玲　赵丽萍
2	护理理论	第2版	姜安丽	袁长蓉　蒋晓莲	刘　明　颜　君
3	护理学研究方法	第2版		李　峥　刘　宇	李　巍　刘　可
4	循证护理学	第2版		胡　雁　郝玉芳	李晓玲　袁浩斌
5	护理教育理论与实践	第2版	夏海鸥	孙宏玉　范秀珍	沈翠珍　万丽红
6	心理护理理论与实践	第2版		刘晓虹　李小妹	王维利　赵海平
7	护理管理理论与实践	第2版		姜小鹰　李继平	谌永毅　江智霞
8	社区护理理论与实践	第2版		何国平　赵秋利	王　健　刘喜文
9	高级护理药理学	第1版		李小妹　陈　立	李湘萍　郭紫芬
10	高级病理生理学	第1版	吴立玲	赵　岳　杨惠玲	徐月清　王娅兰
11	高级健康评估	第1版		孙玉梅　章雅青	尹志勤　陈　垦

教材建设指导委员会名单

顾　　　问：	周　军	中日友好医院
	李秀华	中华护理学会
	么　莉	国家卫生计生委医院管理研究所护理中心
	姜小鹰	福建医科大学护理学院
	吴欣娟	北京协和医院
	郑修霞	北京大学护理学院
	黄金月	香港理工大学护理学院
	李秋洁	哈尔滨医科大学护理学院
	娄凤兰	山东大学护理学院
	王惠珍	南方医科大学护理学院
	何国平	中南大学护理学院
主 任 委 员：	尤黎明	中山大学护理学院
	姜安丽	第二军医大学护理学院
副主任委员：	安力彬	大连大学护理学院
（按姓氏拼音排序）	崔　焱	南京医科大学护理学院
	段志光	山西医科大学
	胡　雁	复旦大学护理学院
	李继平	四川大学华西护理学院
	李小寒	中国医科大学护理学院
	李小妹	西安交通大学护理学院

刘华平　　北京协和医学院护理学院

陆　虹　　北京大学护理学院

孙宏玉　　北京大学护理学院

孙秋华　　浙江中医药大学

吴　瑛　　首都医科大学护理学院

徐桂华　　南京中医药大学

殷　磊　　澳门理工学院

章雅青　　上海交通大学护理学院

赵　岳　　天津医科大学护理学院

常务委员：
（按姓氏拼音排序）

曹枫林　　山东大学护理学院

郭桂芳　　北京大学护理学院

郝玉芳　　北京中医药大学护理学院

罗碧如　　四川大学华西护理学院

尚少梅　　北京大学护理学院

唐四元　　中南大学湘雅护理学院

夏海鸥　　复旦大学护理学院

熊云新　　广西广播电视大学

仰曙芬　　哈尔滨医科大学护理学院

于　睿　　辽宁中医药大学护理学院

张先庚　　成都中医药大学护理学院

研究生教材评审委员会名单

指 导 主 委： 姜安丽 第二军医大学护理学院

主 任 委 员： 胡 雁 复旦大学护理学院

刘华平 北京协和医学院护理学院

副 主 任 委 员： 李小寒 中国医科大学护理学院

赵 岳 天津医科大学护理学院

尚少梅 北京大学护理学院

委 员： 曹梅娟 杭州师范大学护理学院

（按姓氏拼音排序） 陈 立 吉林大学护理学院

单伟颖 承德医学院护理学院

甘秀妮 重庆医科大学附属第二医院

韩世范 山西医科大学第一医院

胡秀英 四川大学华西护理学院

李 津 西安交通大学护理学院

李丽萍 上海中医药大学护理学院

刘 明 澳门理工学院

刘化侠 泰山医学院护理学院

毛 靖 华中科技大学同济医学院护理学院

莫新少 广西医科大学护理学院

沈翠珍 浙江中医药大学护理学院

王爱红 南京中医药大学护理学院

	王红红	中南大学湘雅护理学院
	王维利	安徽医科大学护理学院
	肖惠敏	福建医科大学护理学院
	徐莎莎	第四军医大学护理学院
	袁长蓉	第二军医大学护理学院
	张俊娥	中山大学护理学院
	张立力	南方医科大学护理学院
	赵秋利	哈尔滨医科大学护理学院
	朱京慈	第三军医大学护理学院
	朱小平	武汉大学中南医院
秘　　书	邢唯杰	复旦大学护理学院
	于明明	北京协和医学院护理学院

数字教材评审委员会名单

指 导 主 委：	段志光	山西医科大学
主 任 委 员：	孙宏玉	北京大学护理学院
	章雅青	上海交通大学护理学院
副 主 任 委 员：	仰曙芬	哈尔滨医科大学护理学院
	熊云新	广西广播电视大学
	曹枫林	山东大学护理学院
委 员：	柏亚妹	南京中医药大学护理学院
（按姓氏拼音排序）	陈 嘉	中南大学湘雅护理学院
	陈 燕	湖南中医药大学护理学院
	陈晓莉	武汉大学 HOPE 护理学院
	郭爱敏	北京协和医学院护理学院
	洪芳芳	桂林医学院护理学院
	鞠 梅	西南医科大学护理学院
	蓝宇涛	广东药科大学护理学院
	李 峰	吉林大学护理学院
	李 强	齐齐哈尔医学院护理学院
	李彩福	延边大学护理学院
	李春卉	吉林医药学院
	李芳芳	第二军医大学护理学院
	李文涛	大连大学护理学院

李小萍　　　四川大学护理学院

孟庆慧　　　潍坊医学院护理学院

商临萍　　　山西医科大学护理学院

史铁英　　　大连医科大学附属第一医院

万丽红　　　中山大学护理学院

王桂云　　　山东协和学院护理学院

谢　晖　　　蚌埠医学院护理学系

许　勤　　　南京医科大学护理学院

颜巧元　　　华中科技大学护理学院

张　艳　　　郑州大学护理学院

周　洁　　　上海中医药大学护理学院

庄嘉元　　　福建医科大学护理学院

秘　　　书　杨　萍　　　北京大学护理学院

范宇莹　　　哈尔滨医科大学护理学院

吴觉敏　　　上海交通大学护理学院

网络增值服务编者名单

主　编　黄金月　夏海鸥

副主编　李惠玲　赵丽萍

编　者（以姓氏笔画为序）

王少玲（香港理工大学）

尼春萍（第四军医大学）

朱雪娇（杭州师范大学）（兼秘书）

刘德贤（香港理工大学）

李惠玲（苏州大学）

陈伟菊（暨南大学附属第一医院）

赵丽萍（中南大学湘雅二医院）

夏海鸥（复旦大学）

郭爱敏（北京协和医学院）

黄金月（香港理工大学）

章雅青（上海交通大学）

主编简介

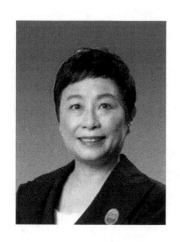

黄金月，香港理工大学护理学院教授，博士研究生导师。早年以优异生荣誉毕业于美国明尼苏达州圣奥立夫大学，后在香港中文大学获教育学硕士及社会学博士。有丰富的临床、教学及管理经验，率先在香港医院管理局开创和发展了护士诊所认证指南。研究及教学范围有出院后跟进及成效、APN 发展及成效等，发表多部中英文论著，并在有严格评审的国内外的杂志上发表文章 100 余篇。受聘国内多所知名院校的客座教授，是全国高等护理教材评审委员会顾问及中国卫生部医院管理研究所护理中心海外顾问，ICN-INP/APN 网络核心小组成员。

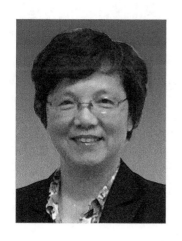

夏海鸥，复旦大学护理学院教授，博士生导师。获泰国清迈大学护理学硕士，香港理工大学护理学博士。曾在复旦大学附属妇产科医院从事多年的护理临床实践和护理教育实践。

长期从事妇产科护理的理论和实践教学。近 10 年来从事高级护理实践理论与实践的相关研究。2009 年起主讲研究生课程《高级护理实践导论》。发表中国高级护理实践的理论与实践相关论文近 40 篇。

是人民卫生出版社《高级护理实践导论》一书的第 1 版、第 2 版副主编。

副主编简介

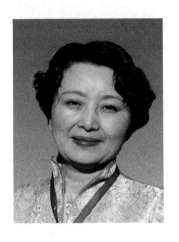

李惠玲，中国哲学博士、博导、主任护师。苏州大学附属第一医院院长助理、护理学院院长。国家二级心理咨询师、三级健康管理师。中华护理学会理事、中国生命关怀协会人文护理专业委员会副主任委员、中华医学会骨科专业委员会护理学组副组长。江苏医院协会护理管理专业委员会主任委员、苏州市护理学会副理事长，健康教育专业委员会主任委员、首席科普专家。

主要研究方向：护理管理、教育与人文关怀；老年、癌性照护与临终关怀。2016年人民卫生出版社创新、规划教材主编、副主编。获得省部级以上课题及优秀成果奖多项。《中华护理杂志》等编委。近五年发表SCI等核心期刊论文50余篇。担任2016年人民卫生出版社专家讲师团成员，2016年获评苏州大学学生们"最喜爱的老师"。

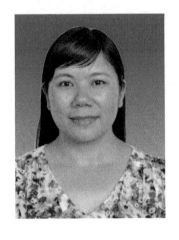

赵丽萍，主任护师、硕士生导师、博士、中南大学湘雅二医院护理部／临床护理教研室副主任、中南大学湘雅护理学院教授、湖南省护理学会理事、湖南省外科护理专业委员会主任委员、中华护理学会灾害护理专业委员会委员。

1997年毕业于北京医科大学护理系（现北京大学护理学院）获得学士学位，后获得西安交通大学护理学硕士学位和中南大学医学博士学位，曾在美国耶鲁大学护理学院研修。多年从事外科护理实践、护理管理及教育培训。主要研究方向为外科护理、护理管理，承担国家级、省级课题多项，在国内外期刊上发表论文80余篇。近年来，负责湖南省老年护理专科护士培训工作。

Foreword

This updated version of Advanced Practice Nursing in China by Nursing Leader, Frances Wong provides the reader with a broad, global view of Advanced Practice Nursing. It uses this framework and vision bringing into focus the Chinese perspective, growth and development, issues and milestones, and progress made, not only currently, but glimpses of the future of APN in China.

Beginning with an upgraded definition of APN, advancing its theoretical underpinnings, the myriad of opportunities for specialization emphasis is placed on the great need for nursing leadership to address global problems with attention to the particular health problems shared with every nation:aging populations, chronic and disabling diseases, differing patterns of delivery of health care in particular home care, and other innovative new patterns of health and nursing care.

Last year, 2015, the United States celebrated the 50th anniversary of the founding of the Nurse Practitioner (NP). As one of the four identified roles of APN, clinical nurse specialists, nurse midwives, nurse anesthetists, NPs are the largest (220 000) and most visible group. It is the model which has spread rapidly around the world. This edition describes that spread and addresses the different patterns of educational preparation, practice, research, employment and regulations.

In subsequent chapters, one finds new concepts being introduced beyond the individual clinical care: population health, cultural competencies, guidelines and evolving standards of care, and increasing evidence of health and wellness vis-à-vis care for illnesses, research emphasis on the social determinants of health. Prevention, promotion, preservation and protection of health and documentation through evidence based practice. (These concepts are not new to Public Health Nursing from which the NP was first created)

More and more all health professionals are being called upon to produce evidence of the measurable outcomes of our practice, and this chapter on research emphasizes, not only the importance of evidence, but the impact it has on future preparation, practice, policies, and legislation. Translational research calls for communication, cooperation and coordination of clinicians and researchers to impact upon the quality, cost, and patient responses to our ministrations.

In the finale of this excellent compendium of chapters are case studies from different parts of China. These case studies, really human interest stories, are opportunities, not only to inform the public and the nursing profession, but also the policy makers through the public media, local community councils and the global media as well.

All in all, students, faculty, service personnel, the public and policy makers will find in this publication a resource for practice, research, policy and regulations. Additionally, this edition not only informs the reader, but also encourages engagement and inspires innovation and expirementation and leadership with new models of health care delivery.

Loretta C. Ford, RN, PNP, EdD., FAAN, FAANP

Co-founder of the Nurse Practitioner movement in the United States, for third edition of

Advanced Practice Nursing book by Frances Wong, Chinese Nursing Leader

Sept 19, 2016

前　言

这本书的书名称为"高级护理实践"。在这本书撰写之初，各编者就此名称进行了详细的讨论。高级护理实践来源于英文词（Advanced Nursing Practice，简称 ANP）。其执行者称为高级实践护士（Advanced Practice Nurse，简称 APN）。首先我们尝试为 Advanced 这个字寻找适当的中文翻译。曾经建议用"精湛""资深"等词，最后我们决定用"高级"一词，因为比较简单明了。至于 Nurse 这个词用于 APN，我们曾考虑译为"护师"，但因为护师在中国是一个职称，不代表一个专业，而且现职的护师不一定有 APN 的特质。为了避免混淆，决定忠于最原始的英文意思，翻译为"护士"。

APN 在分工上有五个角色，分别为高级全科护士（Nurse Practitioner，NP）、高级专科护士（Clinical Nurse Specialist，CNS）、高级助产护士（Certified Nurse Midwife，CNM）、高级麻醉护士（Certified Registered Nurse Anesthetist，CRNA）和个案管理者（Case Manager，CM）。这本书在相关讨论时使用以上提到的英文缩写，替代比较长的中文完整翻译。

我们很高兴能邀请到在 50 多年前首创美国第一个 NP 课程的先驱 Loretta Ford 博士为这本书写序。Loretta Ford 博士在本书的第一版的 Foreword 内，简述了 APN 在美国的发展路程，并语重心长的总结道：正如所有转变都是艰巨的，建立 APN 的路途并不容易。Loretta Ford 博士阅读到近年中国的护理发展的报道，在这一新版的 Foreword 内她表示已感觉到中国的护理正在迅速起航，同时她鼓励我们说只要不忘初心，坚定方向，有全球护士同仁为伴，通过中国护士本土的领导，通过教育、科研，APN 定会建立起来，并带动整体护理发展。Loretta Ford 博士还强调了这本书的重要性及编者的前瞻性，她是中国护理发展中的里程碑。在护理同仁们的共同努力下，中国的护理定会如日中天。

这本书在 9 年前构思的时候是为了推进护理，介绍 APN 的概念给护士认识，让有志之士能在更高、更远处看护理，把护理价值升华提炼。不要把护理等同于完成打针、发药的常规工作。对护理的追求不应该只限于在课堂和科研的理论层面上，而是要有更优质的护理实践。事实上，没有对受照顾者的好处，护理专业亦失去了她存在的意义。故此，这本书主要是为三类读者而写：第一类是追求不断进步的护理专业同仁。第二类是计划开拓 APN 的医院、社区领导及护士。第三类是为护理研究生层次课程的老师及学生。

护理专业的存在，不是必然的。事物定律是汰弱留强。护理在现今复杂而日新月异的医疗发展中，只有保留其独特的价值，才能继续它的服务使命。这个说法不是危言耸听，我以两个已发生的实例来说明。一是在西方有些医院曾经尝试过起用有工商管理专业学历背景的管理专才去替代护士长一职，原因是工商管理专才有行政管理学历，在护士缺乏的情况下，这些非护士的管理人员正好填充护理人手不足的困境。再者，护士长一般年资比较高，使用相对年资比较低的工商管理毕业生，从经济方面来说比较合算。这些代替专业护士的管理者具备经济竞争能力，但他们是否有经济效益呢？那就要看我们的护士长是否能掌握自己的护理优势，把由护士当病室主管的好处凸显出来。另一个实例是护士现时很多工作都被非专业人员替代了。那些帮助护士工作的辅助人员在不同地区有不同名称。在中国内地，他们被称作"护工"；在香港特区，他们被称作"健康助理员"；在美国，这批帮助护士的人员被称为"护士助理"。她们都在静悄悄替代本来由护士执行的工作，包括作一些简单健康评估和临床数据收集，如测量血压、体温等。

从以上两个例子所描写的现象我们可以看到，专业护士必须要不断更新自己，掌握护理特性，才能发挥专业的最佳一面及配合最新医疗服务转变。护士长要显出由专业护士担当病区管理的工作效益，就要好好利用她的护理专业背景融入病室管理之内。在医院里，需要24小时服务的是护理，而不是医疗。而护士也是医务人员中最大的群体。护士长要突出由护士掌管病室事务较由非专业护士担当优胜，就必须在业务上胜出，并且管理好护士，确立护士在专业团队的价值。另外一个现象是专业护士如何通过护理助理员的出现更凸显自己的专业价值。作为专业护士，我们可以问一下自己，如果有部分低技术操作可由助理员代替，那护士剩余的专业价值是什么？我们可以借用护理程序的框架来帮助思索这个问题，护理程序包括评估、计划、措施及评价四个部分，如果有些措施可由低技术助理员帮助执行，那专业护士便应掌握高技术措施，而在评估、计划、评价方面更应有独特的专业判断，才能显出其护理专业特性。

这本书是为能够意识到上述所谈到的护理存在危机的读者而写，同时也为追求尽善尽美的专业护理服务的同仁而写。高级护理实践是高标准严要求的一个体现，无论是否有APN的称号，每一位专业护士都要追求至善至美，为我们所服务的对象能得到更整体的照顾与更佳的健康。

我们撰写这本书的第二类读者对象是计划开拓APN的医院、社区领导及护士。正如这本书第一章谈到的，发展APN是大势所趋，是全球发展的方向，也是中国护理发展与世界接轨的一个重要策略。现今医疗发展迈向专科化，人群寿命延长，并且往往同时患有多种疾病，需要专人指导疾病治疗与健康管理，APN既是具备有关专科知识和技能的专才，也是一般护理的通才，正好担当这个角色。在医疗系统方面，社区护理日益重要，而由医院过渡至社区的支持同样受到重视，APN是成功推行过渡延续护理的关键人物，有关科研已提出了循证实据，确立APN的贡献，在本书的第八章已有详细讨论。但如何能在实践上推行这方面的工作，本书的第五及第六章分别就个体化及群体化的高级护理实践深入讨论并提供实例，供计划开展APN工作的护理同仁参考。这本书的新版本还加了第九章引述中国不同地区推行APN的案例，使计划开拓APN的领导及护士有成功案例可依。

写这本书的最初目的，是为一群护理研究生层次的老师及学生而撰写的。中国内地在1983年恢复护理本科教育。截至2015年底，中国内地护士有大约324.1万，有85所专业硕士和66所学术硕士点学校提供护理硕士专业课程，而在博士生层次的有10所。护士队伍中大专学历以上的护士约占62.5%，而护士队伍学历在逐渐提升，由本科至研究生学习的需求日益增高。由于护理研究生导师缺乏，护理研究生的论文课题取材，有时依指导老师的专科背景选题，不一定以护理为本，课题成果就未必全然由护理专业享用得到。这本书是为了在护士队伍学历提升的同时，使护理整个专业也有所获益，所受照顾者最终也因护理素质提升而得到健康益处。在第四章介绍了APN的课程设计，以供APN研究生层次的院校参考。

　　这本书是以 APN 的理论和实践为主线，第三章专门讨论到理论在高级护理实践的使用，但各章节均尽量以具体实例介绍 APN 的工作，当中说明实务的建立如何得到理论和科研方面的支撑，而 APN 学习又如何建基临床，回馈临床。在发展护理学科的同时，我们可借用其他学科的力量发展护理专业，这是一个健康的做法。学科的基本知识本来是无疆界，如生理、心理社会科学的知识可由多专业拥有，但不同专业会以不同角度去帮助患者解决相关的问题。举一个心脏科病人的例子，医生为心脏病人处理病变的治疗后，护士可接着为病人日后康复，保持健康心脏而给予健康教育，确保健康生活习惯的生活模式指导。从以上的例子看，护理研究生可选择护理或非护理专业的导师，给予学术指导，但护理研究生要确保所作的课题是解答护理问题和最终提供护理方案。因为护理这专业，护士是她的主人。

　　这本书最适合用作护理研究生的第一年课程使用。使护理研究生一开始就以护理专业为焦点考虑课题。这本书也为所有相信护理价值，肯定护士对推进人类健康做出巨大贡献的人而写的。

　　我们活着，为的是使自己及他人活得更好！

黄金月　夏海鸥

2017 年 12 月

目　录

第一章 绪 论

学习目标

1. 解释高级实践护士的定义。
2. 分析高级护理实践与基本护理的关系。
3. 讨论 APN 的工作范围和角色。
4. 讨论 APN 的分科、专业认证及特许权。
5. 鉴定 APN 的价值。

第一节　高级实践护士和高级护理实践概述

高级实践护士(advanced practice nurse, APN)的出现对护理专业发展起到了关键的作用。本节主要阐述何谓 APN,与普通护士有何区别和联系,APN 执行的护理实践称为高级护理实践(advanced nursing practice, ANP),而高级护理实践又有哪些特征也在本节阐述。

一、APN 的定义

国际护士会(International Council for Nurses, ICN)将 APN 定义为一名注册护士,他拥有深厚的专科知识、复杂问题的决策能力及扩展临床实践的才能。其特征受到所处的国家或地区执业条件的影响。ICN 同时推荐 APN 的准入应为具有研究生学历(学位)。美国护士学会(American Nurses Association, ANA)对 APN 的定义较为详细:APN 应有研究生学历;APN 为受照顾者进行全面健康评估,其实践显示高度的自主,他拥有专家型知识及技巧,能诊断和处理个人、家庭及社区对现存或潜在健康问题的复杂反应,能针对急性或慢性健康问题作出临床决策,促进健康;APN 在临床实践中能以教育、科研、管理、领导和咨询的能力,与其他医务人员包括护理同行、医生、其他医疗专业人士等建立团队共事关系。从以上的定义得知,APN 在资格和专业实践两方面与一个专业护士没有不同,他要为病人进行健康评估,确定健康问题从而进行护理干预。APN 与普通护士不同的是 APN 的知识、能力和实践领域更广、更专。ICN

阅读笔记

指出，APN 的角色与其专长、教育及能力相关，而角色又受到环境因素影响。所以，在世界范围内出现了 APN 的不同名称，如家庭全科高级护士、妇女健康全科高级护士、临床专科护士等。

过去 30 年，由于科技的发展、健康服务需求的日益增加，使得医疗服务提供者不断改革创新，以求高效益。APN 在这样的背景下在全球范围内获得快速的发展。研究证实，虽然不同国家的 APN 服务角色及形态有所不同，但总的来说 APN 是安全、有效的、并广为受照顾者所接受。

在 APN 的发展征途上，常遇到一些关于发展路径的相关议题，如高级护理实践与基本护理的关系、工作范围和角色、实践的分科和专业认证及特许权等。

二、高级护理实践是基本护理实践的更高层次

高级护理实践（advanced nursing practice，ANP）建立在优质的基本护理之上，即提供被照顾者生理、心理、社会、精神等的全面照顾，以提高个人、家庭、社区的健康水平。高级护理实践表现在 APN 具有专家型的专业实践模式，能独立、自主的处理相关专科方面的复杂问题，表现在临床实践与教育、领导和护理科研等的结合和贯通。APN 并不是其他类型医疗人员的替身，APN 的实践范围是建基于护士的专业定义、在护理实践范围内延伸及扩展，为了提供最佳的护理干预去增进人类的健康。由于护理存在的价值是为了服务社会，它的定义和工作会随着社会历史发展和进步而有所调整，但护理的整体照顾模式及核心目标应该是不变的。以下我们可以从不同年代的护理定义（nursing definition）追踪护理专业随着时间的变化而变化。

在 20 世纪 60 年代，Virginia Henderson 在《护理的本质》中定义了护理的独特功能是为帮助个人，无论患病或健康期间，去执行可促进健康或康复（或平静死亡）的活动。当病人有一定的气力、意志或知识，其可自行独立处理一些活动时，护理行动旨在尽快帮助病人达到能独立自理的状态。当人在身体、意志或知识方面能力缺失时，护士便成为他们暂时的替代，如护士是截肢人的腿、盲人的眼睛等。Virginia Henderson 强调护士的功能是要协助病人完成他的生活活动，包括以下 14 个方面：①正常呼吸；②足够饮食；③身体排泄；④移动和维持正常姿态；⑤睡眠及休息；⑥选择合适衣履；⑦维持正常体温；⑧保持身体整洁及皮肤完整；⑨避免环境危险和伤害他人；⑩与其他人沟通表达需要、恐惧等情绪；⑪根据自己的信仰敬拜；⑫工作得到成就感；⑬游戏或参与各种休闲活动；⑭学习、探索或满足好奇心从而达到正常发展、健康和使用有关健康设施。作者强调这方面的护理工作或其部分功能，护士能自行启动及控制。因此，护士是护理的主人。

在 20 世纪 80 年代，美国护理学会表明护理的工作是为诊断及处理人类对各种现存及潜在健康问题的反应。这个护理定义强调护士的临床判断，为受照顾者找出健康问题，通过护理手段提升病人的健康水平。该定义明显地把护理从传统的医疗观点中区分出来，认为护士所关心的是病人对存在或潜在健康问题的反应，而不单单是专注疾病本身。如一个病人需要接受截肢手术，而每个人对肢体缺失的反应各有不同。护士可通过康复护理的干预，协助病人接受截肢手术后恢复正常的生活，从而达到残而不废。

到了 21 世纪，护理又有了新的定位。ICN 对护理定义如下：护理的对象包括不同年龄的个人、家庭、群体和社区，这些对象无论在其健康或有疾病时，护士在不同环境中提供自主及协作的照顾。护理旨在促进健康，预防疾病，照顾有病、残疾及垂死的人。其他重要的护理范畴包括维护病人的权益、促进安全环境、科研、参与制订健康政策、病人及医疗系统管理和教育等。

从以上护理定义的演变中可以看出，护理工作的范畴越来越广及日益复杂，但不管如何转变，其核心价值隐藏在每个定义当中。英国皇家护理学院（Royal College of Nursing）指出护理有六大特质：①护理的目标是为促进人类健康、治愈以及成长。护士协助病人在疾病中减少痛苦，增强应对患病的理解和能力、其治疗与后果。如果病人需要面对死亡，护士帮助其维

持最佳的生活素质。②护理干预是要强化个人力量,以达恢复、维持个体的独立能力。护士在发现病人需求的同时,要尽智慧、体力、情感以及道德方面的能力去提供有疗效的干预、照顾和支持。除了直接提供病人照顾,护理还包括教导、管理和知识发展。③护理关注的是人对健康相关事件的反应与经验。这种反应可能是生理性、心理性、社会性以及与文化、精神有关。受照顾的对象是不同年龄层、处于生命不同阶段的个人或群体,也有以家庭、社区为单位。④护理的焦点是整个个体和人的反应,而不是人的某一部分,更不仅仅是特殊病理情况。⑤护理实践的基础是道德,要尊重人的尊严、自主、独特性,接受人对自己的行为和决定负责的观点。这些道德价值受到专业规范监督。⑥护士在护理过程中与病人及其家属结为伙伴,并与多专业团队协作。有时护士会带领团队,监察其他人工作;有时护士会以成员身份参与团队,但在任何时候,护士都会对自己的行动和决定负责。

高级实践护理与基本护理是一脉相承的。但 APN 相对于普通护士而言,其理论及临床知识较深和更广,所以在实践上会负责比较复杂的个案和处境。同时 APN 能把理论、实践和经验融会贯通,在决策方面亦独具慧眼,拥有个人独立思考和系统知识,自主性亦较强,在临床工作中是一个领袖。在发展专科及护理专业的路程中,需要时间和经验的累积。Patricia Benner(1984)有一经典著作,描述由一个新手护士发展成为一名护理专家的历程有五个层次:第一个层次是专业初起步者(novice),基本上是只懂得按常规去完成工序。第二个层次是资深起步者(advanced beginner),开始在常规实践认知一些不同处境的变化。第三个层次是专业实践者,一般已积累两、三年的经验,能够在有关专科实践中达到有能力(competent)的阶段,可以处理临床日常处境。但真正进入专家型,正如本书所说的高级实践,至少要进入第四层次,即熟练(proficient)的专业实践者。熟练的专业实践者对整体处境有所掌握,有一定临床批判能力,能够把各种常规放于某一特定处境中考虑。专家型(expert)的实践者已超越用常规去分析整个处境,很快就有很强的直观感对整体处境有所掌握。对于不熟悉或新的情况,专家还是会用很细致和高技巧的分析。现时普通护士在相关专科通过专科训练而有能力在该专科独立进行日常工作的,只算是达到第三或第四层次。

三、APN 的成长之路

从普通护士到 APN 是一个成长的过程。国学大师王国维先生在《人间词话》第 26 则说,成大事业大学问者,必经过三种境界:昨夜西风凋碧树,独上高楼,望尽天涯路;衣带渐宽终不悔,为伊消得人憔悴;众里寻他千百度,蓦然回首,那人却在,灯火阑珊处。其描述也适用于由普通护士成长为 APN 的历程。在此借用王国维先生对成长历程的描述,是要说明高级护理实践是基于不断求进步的基本护理。这里所指的基本护理不只限于护理操作,如打针发药、测量体温等,而是泛指一名普通注册护士都应拥有的专业能力,即除操作外,还有执行护理程序的基本专业才能,包括健康评估、沟通技巧、依从法律和伦理守则等。APN 需要通过反思实践、建立循证和努力不懈的过程,才能打造护理的专业性和独特性。

APN 成长之路的第一境界为"昨夜西风凋碧树。独上高楼,望尽天涯路"。在这层境界里,特别是处在忙得打转的工作环境时,护士常会发问,护理工作是什么?护士只是打针发药,按医嘱、依常规和上级指示的程序而执行工作吗?有部分护士会只停留在提问甚至抱怨阶段,并不会进步。也有一些护士愿意立于高处,不断思索:我的病人,我能做主吗?能提出这些疑问的护士,都是不甘于平庸的人,哪怕是"独上高楼"!促使护士进入护理大师的轨道,是在面对困惑的时刻,善于反思,要有"望尽天涯路"的意志——遇到问题自己先进行分析并探索解决方案。这里以两则临床案例加以说明。实例 1-1 显示了护士在护理工作上锲而不舍,深入地为病人进行包括身、心、社、灵各方面的整体评估,从而及早为病人找出问题的症结,然后有效地进行干预。

阅读笔记

实例 1-1

临床疑问

她为何不服药？

有一位病人拒绝服用高血压药，护士向病人解释药物的作用，并说明长期服用此药的重要性后仍然没有成效，最便捷和惯常的做法是转介病人给医生处理。但一位 APN 的做法是深入了解病人不服药的原因。原来，病人不愿意在春节来临之际继续留在医院，故自行停止服药，以为能停药就等同于能回家了。在了解了病人问题的根本原因后，这位 APN 找医生协商，在不影响治疗的情况下，安排病人回家过春节，从而解决了病人不服药的问题。

他为何胃口差？

一位病人胃口差，不愿进食，护士鼓励病人放松心情，因为情绪会影响食欲。由于病人情况没有改善，故转介给了营养师。三天后，病人病情加重，出现营养不良。APN 访视后认为病人不仅仅有心理问题。在深入评估后，发现病人存在生理性吞咽困难；转介病人给医生检查后，发现是一肿瘤阻塞食道导致病人胃口差。

第二个成大事业大学问者的境界指的是护士通过建立循证，从无到有，找出服务差距，在服务中定位，创造护理空间，有着"衣带渐宽终不悔，为伊消得人憔悴"的体验。护士在临床工作常会遇到不同情况，如果没有综合整理，就没有经验的形成。按常规处理，更容易停滞在维持现状的阶段。如有些护士就是观察到一些临床现象，也默不作声。这种情况的出现有几个可能的原因：一是感觉发声也于事无补，无人会理会；二是觉得事不关己，己不劳心；三是觉得事情不在护理能力范围之内，不便主动提出解决办法。实例 1-2 描述了一位领导内科服务的 APN 如何在临床中洞悉反复入院的现象，从而通过循证依据，找出服务缺口，推展新服务，尝试解决问题。不少护理的先行者也背负了这个使命，虽是衣带渐宽人憔悴，但秉承开拓大事业的精神，带领护理更上一层楼。

实例 1-2

开拓延续护理

在临床上常遇到一些反复入院的病人，加剧了病房拥挤的程度，护士对此感觉到很无奈。同时病人在出院后很短时间再入院，亦反映了医院服务素质需要改善。领导内科服务的 APN，为了提高服务素质和更好地管理医院病床的使用，分析了 30 天再入院率，希望在服务中找出缺口，加以干预。通过取证，APN 发现 30 天以内的再入院率在内科病室高达 15%。这个数字跟其他国家的研究报道相似，但在其他国家已有出院后延续护理跟进的服务。而且，实践证明延续护理对于降低再入院率、提高病人生存质量、健康自我管理能力等有明显帮助。APN 觉得在控制再入院率和提高医院延续照顾素质方面，护士可以有一定的贡献。但此服务在本土从来没有过，需要开拓。APN 在循证基础上建立干预方案。循证指出出院后的 30 天随访非常重要，病人回家后可能有服药、症状、控制、维持健康生活行为等的问题，于是设计出院后护理随访，针对病人出院后常遇到的情况进行干预。并且与大学老师合作，在项目内加入科研元素，确立在本土开拓延续护理的服务价值。

阅读笔记

第三个成大事业大学问者的境界："众里寻他千百度，蓦然回首，那人却在，灯火阑珊处。"高级护理实践扎根在基本护理之上，正所谓有深根就能长大树，千里之行始于足下。APN 只要专心一致，心系护理的发展和受照顾者的幸福，经过一番努力后，必然达致更高护理实践的境界。目前，APN 在不同医疗环境已开始有其护理专家服务，成为医疗系统重点项目之一。APN 的其中一个旗舰服务是护士诊所（nurse clinic）。Wong 和 Chung（2006）为护士诊所提供了以下阐释：护士诊所是一个正式的及有组织的健康护理服务模式，该模式涉及护士及受照顾者。这里的受照顾者是被护士称为有健康护理需要的独立个体及他的家人。护士诊所的就诊者经由护士、医生或其他专业医护人员转介。在护士诊所的护士已表现出在专科护理领域上的高级护理实践资格。护士的工作至少有 80% 是独立的或与其他医护人员互相依赖的，他得到多专业团队的支持，可以提供转介到其他专业医护人员的服务，使被照顾者的健康需要得以顾及。护理治疗学，包括监测、治疗和程序、教育、指导和咨询以及个案管理是护士诊所提供的最重要的关键措施。护士诊所有别于医生诊所的地方是较少的依赖药物。但在针对受照顾者与其家人的需要时。采用了一个整体性的处理方法。主要的整体医疗成效评价指标包括症状控制、并发症的预防和对护理的满意度。护士诊所每次看诊的持续时间及复诊的时间由护士根据受照顾者的需要而决定。护士诊所采用的护理模式是整体护理。研究已证明护士诊所能维持病人最佳健康状况、及时发现并发症、降低复住院率和提高病人满意度。

四、APN 的工作范围和角色

APN 的工作范围涉及很多方面。以服务地点来分类，有医院、门诊、家庭和社区四个方面；以服务对象来归类，可包括个人、群体（包括受照顾者，护士团队及其他医疗人员）和系统（有机构服务素质、规范制定等）。在不同的工作范围内，APN 同时担当着不同的角色。

1. APN 是一位高级护理实践的提供者。虽然 APN 往往身兼多项职务，但为受照顾者提供服务是其首要任务。可以说没有病人的服务就没有 APN 存在的价值。由于 APN 特有的经验及专科才能，其精力和时间会更多贡献给比较复杂的个案。如一位伤口的 APN，其日常工作不应该仅仅是进行常规伤口换药，而是应该处理更复杂的、疑难的伤口。决定选择用什么敷料，甚至使用先进技术，如负压治疗的换药方法，决定换药的间隔时间，并且教导病人自我照顾等。

2. APN 是护士和其他医疗团队成员的临床顾问。顾问过程的产生，一般有两个先决条件。首先要有一个需要获取专家意见的处境。这个处境很多时候涉及改善病人健康状况、改良服务程序、增强一线护理工作者的知识和临床能力。其次是要有一位咨询者看重专家意见，启动顾问过程。顾问形式可包括直接的病人评估，然后就评估情况提出专家意见，或者只向所照顾病人的医护人员（即咨询者）提出专家的观点。然而，无论是哪一种形式，咨询者有权决定是否接受顾问的专家意见。APN 为了病人得到最佳的医护照顾，可根据他的服务来设计顾问临床会诊单，以方便咨询者作临床转介时用。

3. APN 是其所属专科范畴的临床领袖，带领护理团体提供最佳的服务。而作为领袖，APN 首先是以他的才能及德行服众，但同时最好能有正式的领导工作岗位，以方便推行事务。虽然位于管理位置的人不一定具备优秀的领导能力，但有领袖才能的人处于管理位置能通过行政方便推行有利于服务及工作人员的措施。领袖需要有视野，既能把现时的事务做好，也能带动整个团队往更高处走。APN 的领袖能力在个人层面可见于他是否能激励团队内的成员释放能量，尽力发挥潜力；在系统层面，APN 带领团队成员制定目标和规范以达到成功的指标，突显所属专科范畴对人类健康的贡献。

4. APN 往往是一位服务创新者。要推展更佳和更具成效的服务，APN 需要审视现存情况，突破固定的思维模式，超越常规从而找到服务空隙，扩大护理在医疗健康系统内的贡献，提升

阅读笔记

护理效益和病人成效。APN 其中一个创新服务例子是提供护士诊所照顾。有些病人通过治疗，情况已稳定，但后续仍然需要维持适当的生活习惯、正确的用药、以及定期查看症状的控制和并发症的预防等，护士诊所在这些方面的照顾可以发挥很大作用。

5. APN 除了创新服务，还会运用循证来更新服务及确保服务质量。循证是为临床实践提供好的依据，而好的依据开始于懂得提出关键的问题并清晰发问。Boswell 和 Cannon（2007）认为一个临床问题包括 PICOT 五个英文字母。P 指 population，即相关个别病人或群体，如糖尿病病人、老人等。I 指 intervention，即实践某一整体干预或部分干预，亦可针对某些服务项目、产品等。C 指 comparison，即与项目或干预的比较，如常规护理、安慰剂等。O 指 outcome，即干预后预计达到的效果或希望得到的成效，如减少疼痛量表的得分、减轻照顾者负担程度等。T 指 time，即时间段，如干预项目为期四周，四周后的效果是怎样，再过 12 周效果又如何等。根据这些问题寻找答案，可以提供依据说明现存或新推出服务的成效。

6. APN 一个很重要的角色是教育者。APN 教育的对象有病人及其家人，护士和其他医疗队伍的人。APN 执行的教育具专科性、策略性和效益性。在临床上有时会误认为 APN 出现后，所有相关的专科病人教育都可以转给该 APN。如病房有一名刚确诊为糖尿病的病人，病房护士就立刻转介这位病人给糖尿科 APN，让 APN 提供病人教育。此种做法是不可取的。因为病人教育是任何一位护士都应履行的专业职责，而 APN 所担当的教育职能是应该专注于一些比较复杂的情况，发挥其处理疑难个案的专长，这样做的同时也不会让普通护士无形减少实践护理基本功的机会。普通护士如果不执行常规的专科的基本护理照顾，护士很容易出现技术下降甚至失却（deskill）的情况。APN 的教育是具策略性和效益性的，因为他要根据教育的接受者来设计教育内容、教学方法以及评估学员的学习成效。如一个慢性病病人在学习处理自己健康问题时，不单要学习知识、技能，还要掌握疾病与生活的配合，让疾病成为整体生活的一部分。这种与病共存模式的慢病管理教育，既要求 APN 有临床技术、专科技术，更需要有人际关系艺术和特别的教导才能，如能运用提升动机访谈（motivational interview）、赋权（empowerment）等指导技巧。为更有效的传递所积累的经验和专长，APN 作为一个前辈培育后来者是责无旁贷的。APN 不单要身教、言教，还需要设计课程，担当教练，培训其他护士作为教导者（train the trainers）。

五、高级护理实践的分科

APN 是对实践高级护理事务的护士的一个统称，泛指拥有专家才能、高学历的资深护理执业者，但每一国家或地区由于它的条件和医疗背景不同，对 APN 的具体分科也有所不同。而就高级护理实践应如何分科，曾引起不少讨论。有人建议按照医学的分类去分科。医学的专科分内、外、妇、儿等，分类很清楚，也根深蒂固，但现时的医学分科也显得过细，如内科又再内分泌、呼吸、肾脏科等。APN 配合医学的分类去分科可以使患器官系统疾病的病人配合医、护两个方面处理，在治疗与维持健康两方面得以平衡。但单用医学分科，也有不恰当和不完整的地方，因为护理所处理的健康问题有时会同时存在于不同医学专科的，如伤口、肿瘤科等。护理分科与医学分科一个关键的不同是护理着重病人的需要，而医学分科往往是以疾病为主导。如善终关怀护理是以病人生命末段的身体、心理、社交、精神需要作为护理目标，服务群体包括癌症病人、晚期器官衰竭病人，跨越的医学分科可以有肿瘤、心脏、肾脏、老年痴呆等。

ICN 建议 APN 可以用健康状态、受照顾对象、工作地点和公共健康等四个方面作分类。以健康状态为特定分类的例子有造口护理、糖尿病护理、癌症护理等；以受照顾对象为特定分类的例子有儿童、老人、新移民、无家可归者、慢性病病人等；以工作地点为特定分类的例子有危重病科、急诊科、新生儿科、骨科等；以公共健康为特定分类的例子有学校、流动医疗服务中心、社区诊所、居家访视等。

阅读笔记

澳洲 King 等（2010）进行了一项研究，尝试为澳洲发展一个全国适用的架构去帮助策划及规范护理管理、护理教育和护理实践。该研究发展的框架帮助制定符合专科分类（specialty classification）的准则，有以下六项：

1. 专科覆盖全国的地理领域，所受照顾者分布在不同地理领域，包括城市、乡镇和边远地区等。

2. 专科有清楚界定和支持护理的总目标、功能和道德标准。

3. 专科是护理清晰的一部分，有明显范围界定所需的专科知识及技能。

4. 社会对该专科服务有需求，而相关的 APN 在全国亦有受聘的工作机会。

5. 专科实践立足于核心护理知识库之内，而又不断通过科研、循证文献回顾等扩充及完善。

6. 专科专才是通过不同经验、正规或非正规的教育课程组合而获取，当中也包括继续教育和临床实践中的专业发展。

六、APN 的专业认证及特许权

APN 无论是工作范畴以及角色称谓都是新建立的，是在原有的专科基本护理工作上进行延伸及深化。在发展进程中，APN 在冲破很多原来的界限的同时会带来一系列的问题，包括如何建立教育和认证的规范（regulation），订定相关专科 APN 的要求。

美国在近年提出 LACE 模式（APRN Joint Dialogue Group, 2008），旨在结合各个与 APN 相关的重要元素，协同各方力量，达成推广 APN 的共识。LACE 模式分别代表着四个概念：注册（licensure）、评审（accreditation）、认证（certification）和教育（education）。注册是提供给专科 APN 实践的权利，并且给予法律的保障；评审是透过正式的审核，批准教育机构提供相关护理课程；认证是对能表现相关知识、技术和经验的专科 APN 正式的认可。认可过程可通过评估、考试，并设有继续教育机制，确保知识更新；教育是指准备 APN 的正规课程，课程在研究生层次。要实践 LACE 的理念，结构上需要几个机构的合作和配合，包括专业注册机关、评审教育课程机构、APN 规范管理和认证组织以及提供符合标准的 APN 教育课程的学术单位。

LACE 提出的是一个很理想的模式，注册、评审、认证和教育能互相配合，确保 APN 有很完善的教育和其工作有法律规范管理。专业监管是为了让受照顾者得到保护，APN 由政府或专门团体考虑其立法和管理的作用是为了规范执业者的服务范畴，确保执业者能符合相应的教育背景、资历及专门资格。执业规范同时也防止其他人非法执业。由于立法需要时间，而专业护理工作日新月异，发展很快。美国是发展 APN 比较先进的国家，立法规范 APN 的执业相对有系统性。其中比较有规模的认证中心是美国护士认证中心（American Nurses Credentialing Center）。其在接受申请人的认证考试之前，要求申请人具备一定的资格：一是必须是注册护士；二是要有硕士学位或更高学历；三是要在相关专科具 500 小时有督导的临床实习经验。如果要申请高级全科护士的认证考试，需要第四个条件，即必须在认可的研究生课程毕业，而课程内容要包括高级健康评估、药物学、病理学、健康促进及疾病预防和鉴别性的诊断及疾病管理。

实际上 APN 的发展往往是根据医疗、健康市场的需求，先推出服务，正规课程的人才培训很多时候未能同步配合，而认证通常是最迟发生。为了便利有些 APN 的工作执行被认可，机构可以给予 APN"特许"权，由团体或所雇用的团体去监察和授权 APN 进行的临床活动过程。实例 1-3 呈现的是机构赋予 APN"特许"权的例子。事件是起源于有人质疑护士是否适宜执行乙结肠镜检查，医院的回应是执行该检查的是一名资深护士，曾接受培训，并且通过个案累积，统计数据也显示护士在该方面的工作合乎安全标准。在这样的情况下，医院既是服务提供商，监管相关服务的执行者，同时也提供培训有关的人员的机会。虽然把评审、认证和教育集于一身并不理想，但在配套措施尚未有完善之前，此做法是权宜之计。

实例1-3

─── 玛丽医院:护士曾受周详培训 ───

(香港明报)2009年4月14日

【明报专讯】 玛丽医院回应由护士为病人进行乙结肠镜检查的报道时表示,该护士是一名资深护士,是结直肠科团队中一名成员,曾接受周详培训,其工作需要负责病人手术前后的护理安排。她是首名通过考核,具有认可能力担任乙结肠镜检查的资深护士,迄今已进行逾180个检查,并没有病人出现并发症。

总结以上APN的成长和管理,我们可以发现作为一名APN,不但需要有作为高级护士的精深知识和能力,如沟通能力、领导能力、咨询能力、研究能力等,而且需要在某一专科具有独特的先进的知识和技能,如糖尿病专科护士需要具备处理不同病程阶段、不同年龄、不同类型的糖尿病病人的健康问题,甚至是复杂的或危重的案例。而就APN的培养和成长历程而言,一般有两种形式:一种是在现有的有经验的优秀的临床护士中选拔APN的培养对象,通过专科培训成为APN。这样的APN能表现出强劲的临床评估和判断能力和处置能力,但若要在专科方面走得更远,这类APN需要进一步深造,如获得硕士学位,以提升综合能力。另一种是从硕士毕业生中选拔APN的培养对象,通过一定时间的临床某一专科的实践和经验积累,再通过专科知识和技能的学习和培训,以达到APN的综合能力和专科能力的培养要求。前者的培养过程适合于刚刚起步发展APN的国家和地区,而后一种培养模式适合于政策和法规已经发展成熟的国家和地区。基于中国目前的医疗体制和医疗服务现状,走两种培养方式并进之路是比较合理的。

第二节　高级护理实践的价值

高级护理实践的成效来自它对护理专业的追求、护理自身价值的肯定及要为人类健康提供最佳护理服务而努力的意愿。APN在健康工作和医疗团队的价值可见于以下几方面。

一、维持病人最佳健康状态

APN护理的对象可分为两大类:一类是正接受医疗的病人,他们的身体、心理、社会和精神往往同时面对着诊断、治疗方面带来多方面的反应。如癌症病人在接受了肿瘤截除手术,可能还有化疗、放射治疗等跟进,治疗过程漫长且复杂。另一类病人是治疗后情况已稳定,但需要严格跟随服药指引和健康生活模式。如糖尿病病人、高血压病人等。两类病人都受惠于APN的照顾。因为APN有相关的专科知识、技巧和团队支持,让病人可以接受患病途中的整体照顾。来自不同国家的科研已证实APN在协助病患控制症状、预防并发症和提升生活质量都有显著的帮助。

二、护理学科的建设

国务院学位委员会在2011年已把护理学列为一级学科,这意味着护士要脱离多年来依附临床医学的关系,发展护理学科内涵。不少院校也抓住这个机遇,积极申报专业学位研究生课程,培养高层次临床专科人才。高级护理实践正好符合这个方向,让临床与教育有互动,促进护理学科发展。在临床工作的护士,正如前面讨论的,踏上APN的成长路,自然会对现存护理实践作出很多反思,构想新思想,努力改善服务。这些护士如在大学修读研究生课程,能

阅读笔记

在理论中得到启发,在做作业以致毕业研究论文时更能为高级护理实践建立循证基础。APN站在理论的高度,能看得更深、更远。验证理论最佳的方法在于实践,通过这个相互交合的过程,护理专业得以发展,护理学科得到确立。

三、护理团队的建设

APN 作为护理专科实践的带头人,除了为复杂个案提供直接护理照顾之外,还肩负着教育专科内的成员,巩固专科团队,培植该护理专科实践范畴继续苗壮成长的任务。APN 在一线要确保临床护士工作达到相关专科服务要求,如感染控制。APN 有责任教育普通护士良好感染控制措施,并确保该措施的严格执行。若有不达标的,需要给予额外指导和考核。要建立具高瞻远瞩、有视野和齐心的团队,有计划、规范的专科培训是很重要的。APN 在专科课程设计、教学以致督导方面都积极参与,为建设专科教育和评审标准,让通过专科培训的护士都具备所需才能,同时不断更新知识与技能。

四、健康系统的建设

APN 要成为整个医疗团队重要一员,首先要有很清楚的服务理念和导向,借着专科优势的团队,建立旗舰服务。阐释明确的服务理念,方便相关的护理团队内外沟通,让其他医疗团队成员明白 APN 在专科团队内所发挥的独特作用,更能让 APN 为系统建设指明明确的方向。如香港地区的创伤护士顾问有一个很清晰的服务模式,囊括了受伤前、入院前、住院期间、急性期及急性后期的护理。在受伤前这环节,创伤 APN 会搜集资料,检查创伤群体的年龄、性别、受伤地点等去审视在这阶段是否有护理干预的空间,通过教育或与医疗系统以外相关部门(如房屋、消防部门等)等合作,减少创伤或其受伤害程度。在设计创伤病人的整个服务流程,APN 会由进入院期间考虑,延伸至急性期以致急性后期的护理。入院期间首要关注是订定缓急次序,抢救危急的病人,及时在黄金时段内进行有关手术及治疗,情况稳定后转介康复和安排回家疗养方案。整个流程结合了创伤 APN 能力,包括身、心、社、灵,个人、群体及家庭的整体照顾,协调多专业团队的参与去确保流程顺畅和达到既定的服务标准,APN 也会定期评估其干预成效。

五、减少医疗成本、增加效益

在医疗成本不断上涨的今天,很多地区和国家都透过服务的重新设计,希望能减少医疗开支,特别是住院率和住院天数方面。很多研究已经证明 APN 可以通过护士门诊的服务或出院后随访,成功地减少住院天数和再次住院率。Wong 等(2005)的一项随机对照研究显示:由糖尿专科护士出院后跟进的干预组比留院接受常规治疗的控制组在糖化血红蛋白(HbA1c),自我血糖测试和运动方面均有显著成效;而两组病人在住院天数上也明显有差异,控制组平均住院 5.9 天,而干预组是 2.2 天,干预组每人平均节省了 12,652 港元。虽然在不同医疗制度的社会,可能对于住院天数或再次住院率关注的程度不一样。但病人出院后在很短时间就返回医院,可能反映了出院后支持不足,医疗质量有缺失。而实际上,住院的前数天是医学检查和治疗最需要的时段,而往后的住院医疗活动相对减少。从经济角度,后段住院对于医院的经济回报可能也不是很多。APN 的出院后随访病人更能协助提高成本 - 效益。

六、增强病人及护士工作满意度

病人在患病时感觉很无助,特别当病情比较复杂,而现今的医疗系统又非常繁复,分科很细,找对能提供适当帮助的医护人员可以减少耽误时间和浪费金钱,特别重要的是得到最佳的照顾。APN 工作的特色是专病专护,凭着整体照顾的基本护理信念,在病人有健康问题期间,

阅读笔记

提供全方位和全程的照顾，能明显提升病人的满意度。病人满意固然重要，但护士同时也要感觉良好，因为护患关系是互动的。护理是一个生命影响另一个生命的工作，作为一位专业护士的 APN 能够帮助病人重获健康，肯定会感到欣慰和快乐，所以护士工作满意度也是一个很重要的服务质量指标。

小结

本章阐释了 APN 的定义，以及它与基本护理的关系。高级实践护理与基本护理是一脉相承的，从普通护士到 APN 需要一个成长的过程。APN 在理论及临床知识较深和更广，有高度独立思考能力，肩负着临床领导者角色。高级护理实践为了结合现今服务需求而延伸护理界限和开拓新领域，其专科分类和权限亦在不断调整。APN 无论在维持受照顾者的最佳健康、减低医疗成本、增加病人的满意度以致建设护理学科都有极大的价值。

（黄金月　夏海鸥）

思考题

1. 说出 APN 的定义并解释它与基本护理的关系。
2. 辨别 APN 的工作范围和角色。
3. 讨论 APN 应如何分科。
4. 讨论 APN 的工作如何通过专业认证及特许权得到保障。
5. 分析 APN 的价值。

参考文献

1. American Nurses Association. Nursing：A social policy statement. Kansas City：ANA. 1980.

2. Benner P. From novice to expert：Excellence and power in clinical nursing practice. Menlo Park，CA：Addison-Wesley. 1984.

3. APRN Joint Dialogue Group. 2008. Consensus Model for APRN Regulation：Licensure，Accreditation，Certification & Education. Retrieved 29 January，2012 from http://nursingworld.org/DocumentVault/APRN-Resource-Section/ConsensusModelforAPRNRegulation.pdf

4. Henderson V. The Nature of Nursing. New York：Macmillan Publishing. 1966.

5. International Council for Nurses. 2010. Definition of Nursing. Retrieved 29 January，2012 from http://www.icn.ch/about-icn/icn-definition-of-nursing/

6. King S J，Ogle K R，& Elizabeth B. Shaping an Australian nursing and midwifery specialty framework for workforce regulation：criteria development. International Journal of Health Planning & Management，2010，25（4）：330-349.

7. Royal College of Nursing. Defining Nursing. London：Royal College of Nursing. 2003.

8. Wong F K Y & Chung L. Establishing a model for nurse-led clinic：structure，process and outcome. Journal of Advanced Nursing，2006，53（3）：358-369.

阅读笔记

第二章　高级护理实践的发展

学习目标

1. 讨论促进 APN 发展的因素。
2. 讨论阻碍 APN 发展的因素。
3. 分析 APN 在各地区的发展及其趋势。
4. 评论高级护理实践在中国的发展。

随着人类寿命不断延长，老年人口的比例逐步上升，而年龄越长，往往患病的机会越大。同时人们生活水平的提高和对生命质量的追求越来越高，病人对医疗健康服务的需求已远远超过了基本护理的范围。病人既需要接受专科管理来控制症状和预防并发症，又需要得到整体关注，如采取健康生活方式以达到能力范围内可获得的最佳健康状态。近 20 年来，随着医疗科学水平的不断发展，护理服务范围亦同时拓展及深化，护理专业的专科分科也越来越细，APN 在全球各地进入加速发展期。然而，由于高级护理实践是一个较新的概念，其发展受各地的护理教育水平和社会经济条件影响。因此，APN 的角色在不同地方有着不同的体现和程度上的差异。但在发展 APN 的过程中，各地所面临的问题和机遇又有很多相似之处。本章将探索国际高级护理实践发展的影响因素以及在国内各地的发展现状和趋势。

第一节　高级护理实践发展的影响因素

过去 20 多年，APN 在世界各地受到护理及医疗界的高度重视，有关实践发展广泛且快速。究其原因，有来自专业内部及外部的诱因在促进 APN 的需求。但与此同时，亦存在一些阻碍 APN 发展的因素。

阅读笔记

一、促进 APN 发展的因素

（一）医疗服务需求

现今医疗重视经济效益及质量，医疗成本的上涨使政府、医疗保险机构和医疗提供者在关注医疗质量的同时必须兼顾经济效益，在合理利用医疗资源和人才的大前提下，APN 得到很大发展空间。有研究显示，出院后病人在社区有稳定病情、强化健康行为的需要，如果病情转变，则需要转诊回医院或接受进一步的医疗服务。护士在协助康复期的病人维持健康、减低医疗支出方面有很大的贡献。首先，很多疾病得到适当治疗后仍然需要专科护理跟上，APN 的才能对帮助病人维持最佳健康有很大作用。再则，APN 可以担当个案管理者的角色为病人出院及出院后的延续照顾做准备以减少住院天数和降低再次住院率。为了满足服务的需求，很多地方的医院已设立了延续护理部门，在社区亦加设护士岗位。如英国政府为提供优质延续专科照顾，把最有经验的护士留在临床，于 2000 年在不同专科内设立了超过 1000 个护理顾问职位。

（二）社会及病人对服务的期望

现今社会教育水平提高，信息发达，很多病人可以通过大众传媒或互联网找到有关自己病情的资料。因此，护士要更加深入的掌握健康信息，才可以进一步帮助病人及得到病人的信任。特别是慢性病病人，由于病程的关系，病人掌握了一定的疾病相关的知识，一般的解释可能已不能满足其需要。护士只有拥有专门化知识和护理技能，才能满足照顾这些病人的需要。而 APN 正是以专科知识和专科技能发展为重点去满足社会及病人对健康服务的要求。

（三）护理专业服务演变

现今护理工作性质与过去相比出现了不少变化，有些原来属于护理专业的工作，已转交非专业的护理助理员执行。如在健康评估方面，有些医疗场所会训练护理助手，帮助专业护士执行临床任务。在美国、英国、中国香港等地，助理员会协助进行血压测量，而专业护士则会按病人血压正常程度及稳定情况决定监测频率及有关干预。专业护士的价值体现在其专业判断方面，而非单纯的程序操作。专业护士的干预有时是由护士直接为病人提供，有时是由他人协助完成。但计划干预的权利、观察措施的执行、干预效果的评估等都由专业护士负责。护士的专业性不断提升，慢慢形成一个金字塔形状，部分基层的普通科护士随着实践能力的不断深入，逐步向上成为相关专科的尖子。

（四）护理教育层次的提高

在护理团队中，不少护士不断求进步，在不同护理领域进修，建立了 APN 发展的基础。国际趋势期望基本的护理教育在本科层次，继续进修达到硕士、博士水平。修读研究生课程是拓宽护理学科知识、钻研护理专题的必要途径。学科知识的应用及护理研究的实施能鼓励护士实践自己的价值，也有利于 APN 的发展。很多国家及地区的护理研究生课程都以临床为主导，结合医疗和临床发展趋势的相关知识，培育新型的护理专科人才。

二、阻碍 APN 发展的因素

（一）医疗环境

不利于 APN 发展的医疗环境主要有两方面：一是医疗团队的不成熟导致医疗产生的经济和社会效益倾向归功于某部分成员。事实上，医疗服务是一个团队努力的结果，要形成一个成熟的团队需要来自不同专业人员的平等参与。这种平等的参与必须建立在护理专业自身的发展和其独立性基础上，也与护士对护理工作的肯定和自信有关。如果护士对自己护理的病人没有独到的专业观点，在团队合作中会很被动，亦会依赖于医生的权威性。但需要注意的是有时候对 APN 的不支持也会源自护士内部，特别在发展初期，其他护士对 APN 的工作不理解导

阅读笔记

致 APN 在管理系统内缺乏支持和实权的赋予。另一个不利于 APN 发展的医疗环境是医院的医疗活动同时承担了经济收入的主要任务。当治疗、医疗程序、药物使用成为经济的主要来源以维持医院的日常运作和员工工作的回报时，医疗活动就成为医疗健康服务的主要构成部分。相对而言，其他非治疗性的干预，如健康教育等用以维持日常生活健康的服务就被淡化。护理的工作范畴主要涉及医疗治疗前期的准备和后续的支持，治疗期间亦需要专业护理的配合，但当医疗活动的经济收入成为行政管理重点，护士的工作会被放在次要的位置，更谈不上 APN 的发展了。

（二）护理专业发展进程

第一章已讨论过高级护理实践与基本护理的关系，没有稳固的基本护理基础是不可能发展高级护理实践的。有些地区护理发展比较落后，对护理没有清晰的定义、实践范围说明和法例规管。通常这些地方护士人力也会比较缺乏，单满足基本护理有时也有困难。教育方面，最高层次可能只有大专程度，或大部分的护士只受训于中专层次。在这些地区基本护理都未有满足，未有成熟条件发展高级实践护理。但由于护理专业发展是一个进程，护士不停留在只注重完成常规工序或者把工作作为职业而不是事业的被动状态，同时配合教育的提升，高级护理实践发展才有希望。

（三）APN 角色不清晰，缺乏职业发展路径

第一代的 APN 是先行者、创业者，没有其他榜样可参照。APN 在摸索阶段的路程难以避免迂回曲折，既要冲破现存工作界限，展示自己与普通护士的不同，又要建立专科威信，以过人之处来说服其他专业人员。在过渡期的 APN 角色容易被人质疑，甚至 APN 本人也会觉得孤立无援。再者，传统的护理职业的发展模式只有行政管理和教育两条路径，这让 APN 的前景显得特别黯淡，使有些具有丰富临床实践经验的护士在临床实践方面止步或者退却。直至今日，有些医疗系统意识到要把最好的护士留在病人身边，建立了专科护士的晋升阶梯。

第二节 高级护理实践在世界各地的发展

世界很多国家和地区都有 APN 的发展。虽然在发展的起点和进度以及促进发展的优势和困难方面存在一些不同，但其中也有很多共同的发展因素。把 APN 引进医疗系统，主要的推动力在于为提高整体护理水平、为促进病人安康注入强而有力的新元素。这节介绍 APN 在中国内地、美国、英国、澳大利亚、加拿大、日本、韩国、新加坡、我国台湾地区及香港特别行政区等国家和地区的发展及其趋势。由于不同国家和地区 APN 的发展年期不一样，以下描述的幅度也有所差异。但每一段历史都值得参照，希望能以古鉴今，展望未来。

一、美国

美国的 APN 最早出现于 19 世纪后期，在使用高级实践护理一词以前，会用护士扩展角色、延伸角色、专科化等来形容这些先行者。最先出现的是高级麻醉护士，接着是高级助产护士，两者在 20 世纪 20 年代就已颇具规模并建立了相关从业规范；继而在 20 世纪 50～60 年代出现了高级专科护士及高级全科护士。

（一）高级麻醉护士

高级麻醉护士的发展源于外科医生只愿意进行手术程序，对收入低微的麻醉工作没有兴趣。为协助外科医生进行手术，护士就被挑选及接受训练以执行麻醉工作。美国的第一位高级麻醉护士受聘于 1887 年东部一所医院，之后由于战争，大量伤者需要救援，高级麻醉护士在军队里得以重用。美国高级麻醉护士学会（American Association of Nurse Anesthetists）成立于 1931 年，1945 年大战之后，美国高级麻醉护士学会开始了第一个证书课程，这为 APN 奠定

阅读笔记

了基础。现今的高级麻醉护士在医院、流动外科诊所等地为不同年龄的病人提供麻醉服务。有数字显示,2006 年美国有 65% 的病人所需的麻醉服务是由高级麻醉护士提供的,而其中在乡镇医院的比例更高达 75%～100%。高级麻醉护士同时也为医院和社区的病人提供疼痛管理。在 3 万名高级麻醉护士中,43% 是男性,远远高于 8% 的美国平均男性护士比率。目前,高级麻醉护士的培训是在研究生层次。

（二）高级助产护士

早期的美国和世界其他地方一样,妇女的分娩是由助产士协助的。但在 19 世纪初,助产士工作由妇产科医生代替。直至 1925 年,一位在英国受训的助产士 Mary Breckinrige 女士为了改善产前照顾,在 1940 年于肯塔基州开展了产科护理服务,开始为助产士争取专业认可。1960 年以后,高级助产护士的专业地位逐渐得到确立,一方面妇产科医生不足,医疗市场需要高级助产护士的人力资源;另一方面妇女运动带动自然分娩,家庭参与分娩的理念得到强化,而高级助产护士比起产科医生更能以整体护理理念照顾妇女。他们提供由妊娠、生产以及产后的全程照料,同时也包括初生婴儿的首年照顾。在照顾过程中,这些高级助产护士成为妇女的同行者,充分让妇女自己掌控和参与整个历程。有数字显示,2009 年美国有 13 000 多名高级助产护士协助了 3.6% 的美国婴儿出生。调查数字还显示,高级助产护士相对产科医生而言,较少使用会阴切开术、产钳分娩、静脉输液等。很多高级助产护士都有研究生的资历。

（三）高级专科护士

美国高级专科护士的雏形可追溯至 1943 年。当时被称为临床护士专家（nurse clinician）,指具有精湛临床能力并有研究生学历的护士。高级专科护士的出现及扩展,还受到当时社会因素的影响。在战后,美国很多军人出现了精神健康问题。因此在 1946 年,美国通过国家心理健康条例,设定精神科护理为核心学科。1954 年,Hildegard Peplau 在新泽西州罗格斯大学发展了首个以精神专科护理为主的硕士课程。之后,随着医疗专科和新科技的发展,对高质量的专科服务的需求增加,促使其他高级专科护士陆续产生。2009 年的数字显示,美国约有六万名高级专科护士,分别工作于精神健康科、老年科、心脏科、肿瘤科、新生儿科及社区。这些高级专科护士工作的场所有医院、诊所、居家、工厂等。正如其他 APN 一样,高级专科护士的教育水平也大多是研究生学历。

（四）高级全科护士

美国高级全科护士开始于 20 世纪 50 年代末至 60 年代初。当时由于专科医学的兴起,大批医生转为专科医生,以致基层健康缺乏医疗服务,这种情况在偏远城镇更为严重。医生短缺,医疗费用高涨,于是出现了医生助理（physician assistant）的角色。而妇女运动使护士察觉到自己能力被低估及不被重视,从而争取在提供基层健康方面有更大的参与。护士领袖们共同发表意见,提出延伸护士的角色比医生助理更适合为市民提供全面、可负担、易获取的基层健康照顾。于是高级全科护士应运而生。1965 年,Loretta Ford 在科罗拉多（Colorado）大学举办了第一个为期 4 个月的证书课程培训儿科高级全科护士。评估数据显示,这些儿科高级全科护士有能力在设立的社区护理站处理大部分儿童的健康问题。其照顾模式以家庭为中心,促进健康为主导,有别于传统的医学模式。之后高级全科护士的照顾领域不断发展,延伸至六大人口类别范畴,包括成人 / 老人、家庭、儿科、妇女健康、精神 / 心理健康和新生儿。高级全科护士为受照顾者进行身体检查、诊断、急性和慢性病治疗、处理轻伤以及诠释检查结果。更重要的是高级全科护士为受照顾者提供生理、心理、社会、精神的整体照顾。他们有一定程度的处方权和收病人入院权。2009 年的数字显示,美国有超过 13 万名高级全科护士,是整个 APN 团队中人数最多的角色。高级全科护士的教育水平也是以研究生学历为主。

（五）高级个案管理护士

阅读笔记　　高级个案管理护士是否属于 APN 角色是有争议的。在 Hamric 等（2005）出版的 *Advanced*

Practice Nursing an Integrated Approach 一书中还有高级个案管理护士的描述章节,但到了2009 年版的同名书籍中已没有这一章了。原作者的解释是:高级个案管理护士的角色在美国已渐渐不明显。有些观点认为它只是一个统筹服务的行政角色,但仔细了解高级个案管理护士的工作后,其确实存在 APN 的特质。个案管理的概念源于 19 世纪末的美国社会出现大量新移民及穷人,为应对这些群体的健康照顾需求,个案管理者协助统筹服务,确保资源有效的应用,推动高级个案管理护士在美国的形成。而其他促使因素,与其他 APN 的角色相类似,都是由于战后美国社会要求医疗服务是全面但可负担,特别是一些战后回国的军人,其身体、心理伤残问题特别复杂,在动员及统筹社区资源,以协助这些康复军人尽快返回社区生活过程中,高级个案管理护士发挥了很大作用。而在 1983 年出台的以疾病诊断为本(disease-related group,DRG)的支付医疗开支计划,更是促成了高级个案管理护士的快速发展,用以监察病人是否在既定临床路径内达到医疗效果,在特定时间内康复出院。如今的高级个案管理护士被期望要对环境、机构系统作评估,又要了解病人的个别需求,从而为病人提供全面的、具延续性的、有多专业参与的照顾计划。与其他角色的 APN 一样,高级个案管理护士所需的教育水平也是研究生层次。

以上各个角色的 APN 对其教育水平的要求已经由开始的短期培训发展至研究生层次。美国现在最新要求是 APN 最终要有博士学历。对于要把 APN 教育于 2015 年提升至博士(Doctor of Nursing Practice,DNP)层次,有些人质疑是否能达到。但到目前为止,连同已出现及在筹划中的,总的 DNP 课程有 310 个以上。2011 年,医学协会(The Institute of Medicine,IOM)发布了一份重要文件,名为《护理的未来:带领改变(The Future of Nursing:Leading Change)》。该文件内提出三大建议:①护士应该按他们的教育层次所配备的能力尽量在实践中发挥;②护士(包括学生和老师)应得到支持和资金去改善 APN 层次的教育;③护士应该成为医生和其他健康专业的伙伴去共同设计医疗改变,成为真正跨专业团队的一员。文件要求 APN 要有研究生学历和通过认证考试,同时其专科护理实践的焦点是以人 / 家庭为中心护理服务。

美国不同的州在 APN 的法律监管上略有不同,主要是因为各州有它自己对各个 APN 角色的既定服务范围,即所指定的实践行使权和受限制权有不同演绎。但普遍要求 APN 要在通过认证后有继续教育证明,才可在往后再获执照。至于处方权,有些州会连同 APN 的执业证一起颁发,有些州要求执业者要另外通过药理学考试。

二、英国

英国在 20 世纪 90 年代中开始发展不同层次的护理服务。英国的护理、助产及健康访视中央政务会(United Kingdom Central Council for Nursing,Midwifery and Health Visiting,UKCC)在 1994 年的专业注册后教育及实践计划报告中明确地肯定了高级(advanced)及专科(specialty)为基本护士注册后的两个进修层次。之后,医疗服务快速发展,护士开始肩负不同层次的责任。UKCC 在 1996 年建立工作小组,主要开展三项工作:一是设立更高层次实践(a higher level of practice)的标准及规范管理;二是发展评估机制,包括所需的教育及能力;三是制定推行时间表。该小组的任务是所订立的准则及系统要普及化,即要适用于不同专科。小组报告对"更高层次实践"描述为更高层次实践者在已有的护理知识及技能的基础上,进一步发展实践。这些更高层次的实践执业者懂得社会、经济及政治环境对健康医疗服务的影响,他们的智慧、专长、成熟度、经验及敏锐的判断力体现在其对实践具有既深又广的知识和表现,病人、受照顾对象以及其他专业都认可他们是有关方面的专家。这些更高层次的实践执业者运用在治疗方法、生物、社会、流行病学,以及药物的作用及副作用的知识,为病人增强自我照顾能力提供相关的咨询等。这些更高层次实务执业者运用复杂的推理、锐辨思维、反思、分析等能力进行健康评估和临床决策。他们是一个领袖,联络其他专业,促进个人、群体、家庭或

阅读笔记

社区的改变。他们与其他地区及国家的相关人员有联系,认识道德、法律和专业实践的规范。他们也评估及管理风险。之后在 1996 年,英国皇家护理学院(Royal College of Nursing,RCN)为高级全科护士发展了一套标准。护士助产士局(Nursing Midwifery Council,NMC,前身为 UKCC)(2007)将 APN 定义为:"APN 是极资深和富学问的照顾团队成员,能够诊断和治疗病人的健康需要或将其转介给一位适当的专家"。NMC 为进一步演绎这个定义,对 APN 能力要求做了 12 个说明,包括:①取得病人完整健康史;②进行身体检查;③利用专家知识和临床判断去辨别潜在的诊断;④适当地转介病人接受检查;⑤为最后的诊断下决定;⑥决定和执行治疗,包括开处方或转介病人给适当的专家;⑦运用广泛的实践经验去计划和提供有技巧和能力的护理去满足病人的健康和社会照顾的需要,适当时找其他医护团队成员参与;⑧确保延续照顾的提供,包括随访;⑨与病人一同评估治疗和护理的成效,需要时作出改变;⑩独立地工作但亦通常是医护团队的一部分;⑪提供领导;⑫确保每个病人得到最佳的服务。英国在 2006 年推行护理架构现代化,明确了在响应病人需求和人力需要 APN 的位置。

APN 在英国泛指任何在基本注册以上的实践,运用现存知识和技巧去支持及发展实践。它是一个实践层次的描述多于是一职位的称谓。建立在所有注册护士都应该拥有的能力架构之上,APN 发展其专科领域的临床分析能力及领导能力。在 1992 年,英国培训了 15 个全科 APN,起初只限于基层健康服务层面,现今已服务于不同领域包括儿科、癌症、急诊、精神健康等。

由于英国是一个联合国家共同体,由英格兰、苏格兰、威尔士及北爱尔兰组成,不同国家对 APN 有自己的岗位描述(position statement)。总的来说,英国高级护理实践可包括教育、科研和管理,但必须侧重于直接提供护理或临床工作中,并且 APN 常在临床一线改善和创新服务。苏格兰发展了一套工具资料(The Scottish Toolkit),说明 APN 含有四大工作特征,即教育、科研、管理 / 领导和高级临床实践。这四大特征的实践以自主实践、锐辨思维、高层次决策和解决难题为本的护理,以及服务改善作为原则性的支撑基础。威尔士和北爱尔兰对 APN 的描述主要是参照苏格兰模式。在威尔士曾经讨论过专科实践(specialist practice)是否比高级实践(advanced practice)低的问题,结论为专科是处在基本和专科延续线(continuum)专科的一端,而高级实践是在新手和专家延续线专家的一端,两者在服务架构上相互配合。

威尔士的 APN 发展及文件大致是根据英国和苏格兰而行的。北爱尔兰在 2014 年由健康社会服务和公共安全部门发表名为"Advanced Nursing Practice Framework. Supporting Advanced Nursing Practice in Health and Social Care Trusts"文件,全面说明了对 APN 学习成果和能力要求。

英国早在 1990 年推出了第一个高级全科护理课程,该课程内容以美国的高级全科护士教育工作者联盟(National Organization of Nurse Practitioner Faculties,NONPF)的指引为基础。在 2002 年,英国皇家护理学院评审组负责审核有关课程,但有些大学自行发展 APN 课程而不寻求英国皇家护理学院的认可。为了避免课程之间差异太大,一群 APN 教育工作者组成了一个联盟,并正式命名为高级执业护士教育工作者组织(Association of Advanced Nurse Practitioner Educators,AANPE)。这个组织成功地协调各政府部门、英国皇家护理学院和护士助产士局,共同制定了 APN 的能力要求。现在 AANPE 已有 40 所英国大学的代表成员,提供教育和科研的平台及外审专家,以确保 APN 课程的一致性。现在所有的 APN 课程都是硕士层次,有些大学的课程颁发博士学位。在 2014 年,AANPE 改名为 AAPE(Association of Advanced Practice Educators),容纳跨专业的课程。

英国现时法律容许护士只要通过正规非医务的开处方课程便能在他的临床能力范围内开药。在 2005 年,护士助产士局已同意 APN 的注册。在 2007 年,英国政府出台了一份改革专业规范白皮书,名为《信任、保证和安全——21 世纪健康专业人员的规范》《Trust, Assurance and Safety--the Regulation of Health Professionals in the 21st Century》,里面也特别提到了要规范高级护理实践,以保护大众利益。遗憾的是,在 2010 年政府换届,专业规范一事搁置了。由

阅读笔记

于未有相关法规,目前建议用认证办法。

总的来说,高级护理实践在英国医疗系统已奠下了稳固基础。相关的职位相继演变推出,以应对日新月异的健康服务模式及需求。但未来的人力需求会着重能力的配备多于相关的专业背景,课程设置也注重多专业学习。

三、欧洲其他国家

在欧洲,英国的 APN 发展比较成熟,其他国家在近 10~15 年间也开始急起直追,但有些定位还是欠清晰。在南欧,西班牙在 2005 年将原来的两年护理课程转为四年,把一些专科元素置入基本护理课程,这显然并不符合高级护理实践的要求。但西班牙在个别医疗环境还是有 APN 的萌芽,如有护士在设定的临床路径下,在急诊室为轻微受伤病人提供快速处理,或是在专科医疗指引下给予药物。在教育方面,西班牙暂时未有大学提供正规的 APN 课程。

在中欧地区除了英国以外,荷兰在 1997 年由于医生缺乏和为了给病人提供延续照顾,在一所医院内设立了全科高级护士职位系列,其培训在硕士层次水平,课程内容包括诊断及治疗常见的内科问题。荷兰政府全力支持高级全科护士的发展,提供教育资助和立法保障。2009 已有专科护士注册制度,高级全科护士注册亦在其中,每五年需再注册一次。专科护士的药物处方权在 2012 年开始生效。荷兰现共有 1100 名高级全科护士。

在北欧,如瑞典,高级专科护士教育课程是一至一年半,在 2003 年开展首个硕士班。国家专科注册的范畴包含麻醉、重症监护室(Intensive Care Unit, ICU)、肿瘤、手术室、内科、外科、精神科、老人、儿童和青少年、社区等专科护理。现时瑞典助产士有处方避孕药的权利,挪威的助产士也享有同样授权。在芬兰,APN 的发展受惠于 2002 年开始的一个推动优秀欧洲护理实践的协作项目。该项目包括由英国的圣马田书院(St. Martin's College)牵头开展 APN 培训班,同时亦进行 APN 相关的科研,为 APN 的成效建立循证基础。但研究同时发现 APN 需要管理者的支持和医生的配合。芬兰的 APN 自 2006 年从本科毕业后课程发展至硕士层次,现已有六所大学提供 APN 硕士课程,涉及医院护理、老人科、心理健康等。在 2010 年,芬兰已通过条例让护士有约定药物处方权,促进了 APN 的发展。芬兰护士协会在 2016 年清楚说明注册护士与 APN 的责任和实践范畴,APN 主要有高级专科护士和高级全科护士。在挪威,首个老人护理 APN 硕士课程在 2011 年开办,与瑞典一样,挪威的 APN 注册和规范制度还未开始。在丹麦,护士会已开始在政府层面讨论 APN 和专科护士的需求,特别针对慢性病病人。丹麦现已有大学授权提供 APN 硕士课程。在冰岛,护理硕士课程都是以临床为导向的,有助推动 APN 的发展。总的来说,北欧面对与其他国家相类似的医疗、社会情况,包括人口老化、医疗服务需求增加、成本高涨、服务开始由医院转移到社区,加上医生人手不足等,APN 陆续出现并发展。有些政府重新规划健康照顾相关人员的工作及责任,这也有利于 APN 发展。

四、澳大利亚

澳大利亚是一个联邦国家,由六个州和三个区组成。最先推行发展 APN 的是新南威尔士州(New South Wales)。推动力量源于市民要求有不同选择的健康照顾,同时政府也要推行具有经济效益的服务。新南威尔士州高级全科护士项目开始于 1990 年,终期报告在 1995 年发表。项目推行期间,进行了十项的先导研究,为高级全科护士的工作绩效建立了循证基础,同时也制定了认证(accreditation)程序,保护了高级全科护士的专用名称。维多利亚州亦在 1998 年进行了一系列高级全科护士实践模式的研究,这些高级全科护士的理论及实践的培训,多由资深医生协助。由于该角色是雏形,并受到现存立法限制,有些高级全科护士的才能未能全面展现,包括深层健康评估,处方药物及检验、延伸治疗范围及转诊等方面。高级全科护士大多利用临床指引(protocols)开处方及为病人作医疗转诊。受照顾者对这些高级全科护士的专长及护理给予非常肯定的评价。研究项目亦为维多利亚州的高级全科护士明确订立了九个发展路向：①"高级全科护士"的名称应受到维多利亚州法律保护；②应给地方发展项目提供持续发展的基金，有关政府部门有责任执行进一步的评估；③给有需要的项目提供更多的经费，如帮助弱势社群项目；④培训高级全科护士的教育课程，无论在内容及认证方面，都要符合国际趋势；⑤有关部门应考虑中期措施，只要能在指定时期内得到正式资格，可以先让一些具有高度技巧，丰富经验的护士以高级全科护士的资格进行执业；⑥进一步探讨财政环境及机构的容纳能力，以聘用更多的高级全科护士在不同的健康医疗环境中工作；⑦在新推行的高级全科护士项目中进行科研，展示改善护理成效的程度及范围；⑧考虑在不同地方发展高级全科护士的实践模式，如在社区中心或一般诊所；⑨任何新的项目的发展及执行都应考虑本区的环境因素及相关人事。由于得到政府的资助，维多利亚州的高级全科护士在澳大利亚人数增长最多，特别是在急诊、肾科、脑卒中、姑息照顾、慢性病、老年科等专科领域。而在没有政府投放资源的专科范畴内，有高达 29% 的高级全科护士找不到工作，说明有资金和机构的支持非常重要。

在澳洲其他地区，高级全科护士也在不断发展。在北域（Northern Territory）及西澳（Western Australia），推行高级全科护士时首先针对边远、乡村的健康服务需求开展先导项目。在南澳（South Australia），推行工作分两个阶段：前期工作主要是为了找出推行高级全科护士的阻碍及其解决方案；后段是实践推行期，工作得到了有关政府机关的支持及认可。

现时高级全科护士称谓是受到国家法律保护，只有受到认可的人士才可使用。2010 年推行全国健康专业人员注册及认证，指定澳大利亚健康专业从业员监管代办处（Australian Health Practitioner Regulation Agency，AHPRA）支持各专业注册规范管理，护士及助产士局是 AHPRA 其中成员。在澳大利亚，受认可的高级全科护士必须符合三个条件：①必须具备有效的普通科护士执业证；②有所需的高级护理实践经验；③拥有护士局认可课程的硕士学历或同等资格。估计达到所需的高级护理实践经验大概需时 10 年。首三年用于达到普通科注册护士资格。之后，一年在急诊医院以获取经验，一年在选定的专科工作并考取专科文凭，继而三年巩固相关的专科临床经验，之后两年用来获取硕士高级全科护士资格。所有高级全科护士的再认证都要求有继续教育学分。现在澳大利亚有些高级全科护士在提供服务时，能得到医疗保险津贴计划（Medicare Benefits Schedule）和药物津贴计划（Pharmaceutical Benefits Scheme）的费用支付，但受权范围有限。APN 服务的医疗保障覆盖面还需要继续争取扩展。

五、加拿大

加拿大护士协会认定 APN 的价值在于帮助国民能得到更有效、更具整合性及协调性的健康服务，同时能提高护理专业的知识领域及实践发展。加拿大护士协会将高级护理实践定义为一概括性的综合名词，表示这一层次的护理实践需要深层的护理知识和技能，去照顾个人、家庭、群体或整个社区，同时让护理实践范围得以延伸，护理专业持续发展。加拿大要求 APN 有以下特质：①实践建立在护理理论和其他理论、科研的知识之上；②实践涉及到刻意及有目的地整合相关知识和科研应用；③APN 需要有更广阔、更深入的知识去考虑各种方案，去应对复杂的照顾需求；④APN 能说出护理实践的理论、道德及循证依据；⑤通过科研评估及使用科研结果，证实 APN 对理解及发展循证护理有贡献；⑥APN 通过将循证知识结合于实践影响护理；⑦APN 通过与其他专业人士合作，计划、统筹、实践及评估项目，去满足受照顾者需要；⑧APN 有分析及影响健康政策的批判能力；⑨APN 的工作具有自主、独立、高度负责等特性。加拿大护士协会要求 APN 最低限度的教育水平是研究生层次。加拿大护士协会指出 APN 实践的大部分时间在于临床实践，但也可体现在教育、科研或行政等范畴。重要的是体现的是 APN 的工作特性和能力，而非实践地点。

阅读笔记

加拿大目前发展比较成熟的 APN 角色有三个：高级专科护士，高级全科护士以及高级个案管理护士。促进发展这些角色的因素，也是医生不足，服务有缺陷和有利的政治环境。能够成功推行高级护理实践，则有赖于护士能与其他专业人员包括医生、药剂师等建立和谐伙伴关系。加拿大护士协会认为现存护士权力法已明确表明护理实践范围有必要针对健康医疗环境需求而不断演变。2006 年，加拿大高级全科护士行动倡议组（Canadian Nurse Practitioner Initiative）草拟了名为《高级全科护士：就在此时》（Nurse Practitioners: The Time is Now）的报告，为高级全科护士勾画了清楚的服务方向、能力框架、教育要求、规范架构以及推广策略。现时在加拿大约有 3000 名高级全科护士，都需要通过加拿大护士协会的考试和国家监管部门认证。

六、日本

日本首先开展的 APN 角色是高级专科护士，1990 年由日本护理学会推动开设。日本现在有 25 所大学提供 APN 课程，由日本护理学会认证，但没有立法保障。日本的高级专科护士需要有硕士学位及相关的专科培训。服务范畴有家庭、成人、妇女、儿童、老人、社区、肿瘤科、急诊及感染控制等。在 2008 年有 304 名高级专科护士工作于 10 个专科范畴，现行 APN 的服务范畴有家庭、成人、妇女、儿童、老人、社区、急诊、感染控制及肿瘤科等。这些高级专科护士在降低住院天数、改善病人症状、增强其他护士对病人情况的理解和加强团队合作方面做出了贡献。

七、韩国

韩国最早期 APN 发展的角色有高级助产护士和高级麻醉护士，始于 20 世纪 50 年代，但直至 2000 年的医疗服务法案修订才促成高级专科护士制度的建立。韩国对高级专科护士的要求是护士先完成研究生层次的专科护理课程，继而通过国家认证考试，考试有笔试和实践两部分。2006 年韩国推出首个高级专科护士考试，由韩国护理评审局主办，该局同时负责制定 APN 的工作内容描述和课程标准，该局的专家团包括大学教授和临床专家。目前，韩国的高级专科护士涉及范围包括感染控制、公共卫生、麻醉科、精神科、居家护理、工业健康、急诊、老人科、重症监护治疗、临终关怀、肿瘤和儿科等。

八、新加坡

新加坡从 2003 年开始有 APN 护理硕士课程。第一届有 15 位 APN 毕业生。新加坡计划把 APN 数目提高至 200 名，即占护士总量的 1.4%。2006 年新加坡已为 APN 订立认证标准及设立注册制度，第一批的 APN 在 2007 年正式得到立法承认和注册。现在每年在新加坡国立大学都有不同专科的 APN 产出，包括内外科护理、精神健康、急性病护理、社区健康及儿科等。学历要求是研究生层次，除相关的临床课程外，有三门课是必修的：高级健康评估、高级病理学和药物学。培育制度也不断改善，包括在 2014 年推出加强临床实习制度，在实习期间要有个案累积、文献精读分享会议、案例记载等，结业时要通过客观结构性临床考试（Objective Structured Clinical Examination）。总的临床时数需要 1280 小时（32 周），新的临床实习特别强化在直接病人照顾的专科能力之外，护士还要具备领导的角色才能，包括教导、顾问咨询及科研实证能力。为方便 APN 给所受照顾者提供药物处方，通过订定医院有限度的给予 APN 在这方面的权力。APN 现正争取开处方权，让他们有更大的服务空间帮助病人。

九、中国台湾

台湾护理学会应护理专业角色进阶发展的需求，于 2012 年成立进阶护理委员会以推动进阶护理师（Advanced Practice Nurse, APN）的发展，并于 2016 年开始办理进阶护理师认证工

阅读笔记

作。委员会将进阶护理师定义为：在护理领域中，具专业知能、复杂情境决策与扩展专业领域实践能力之进阶护理师，并提出护理晋升由 N、N1 为基本护理、N2 为重症护理、N3 为教学与整体性护理、N4 为研究与专科护理，最后达 APN 进阶护理的概念架构。进阶护理委员会对 APN 之执业范畴能力规划：①建构及发展创新照护技术、知识及标准；②执行复杂、特殊及困难病人的整合性护理评估，并应用实证拟定照护计划、执行和评价照护成果；③记录所执行的评估、处置和监测治疗及后续追踪的照护；④处理病人及家属照护咨询及说明；⑤与医疗团队成员以协同合作方式一起照顾病人，发挥临床照护的最佳效益；⑥提供医疗团队专业照护之咨询、教育训练与指导；⑦分析民众健康照护需求，规划整合性照护计划、执行及评值照护成效；⑧推动民众教育活动，提升民众对疾病照护及健康促进的认知及自我效能；⑨优化统合运用社会资源，促进民众健康与生活质量；⑩其他宜由进阶护理师执行的照护行为。

目前 APN 在台湾发展较完善、有法律保障的为护理助产师及专科护理师（即本书用的名词高级全科护士）。台湾地区立法机构更于 2003 年通过修订原"助产法"为"助产人员法"，在助产人员的资格、教育及业务上有更清楚的规范。"考试院"于 2004 年开始举行助产师的证照考试。专科护理师则于 2000 年获台湾地区立法机构三读通过"护理人员法第七条之一第三项修正案"，正式列为护理人员法定名称之一。专科护理师在中央主管机关认定公告的医院进行至少 6 个月至多 12 个月的学科与临床训练，其中学科训练至少 184 小时，课程内容包括：医疗质量、法规与伦理责任、专科护理师角色与职责、健康促进质量管理、高级药理学、高级生理病理学、高级健康评估、健康问题诊断与处置等科目，临床训练约 504 小时。

十、中国香港

香港 APN 发展的影响因素与其他地方非常相近。Wong（2002）提出了香港 APN 的四个发展影响因素：①护理工作两极化，原本有些是专业护士的工作已转移给了助理员，如测量血压，这个分工转移促进专业护士向另一端发展，那就是更专业化及更专科化；②在追求成本效益的年代，工作种类与专业发展挂钩，让专业护士更名正言顺地发展 APN 类似的工作，担当更多的责任；③病人专科化，特别是有慢性疾病的病人。通过现代的高科技信息资源，病人可以获得有关自己病情的信息，从而对医护人员所提供的信息有更进一步的要求；④护理教育的提高，高学历背景的护士已不满足于基本的护理工作。香港的 APN 发展比较成熟的角色是高级专科护士，开始于 1993 年。当时有 22 个高级专科护士被委任工作在 14 个临床专科范围。发展至 2011 年，香港在 28 个临床专科领域开设了超过 100 名顾问护师岗位，截至 2016 年，共有超过 3500 名的 APN。

早在 20 世纪 80 年代，香港曾出现过类似的高级全科护士的角色。由香港基督教联合医院设立了四个职位，专门随访出院后的慢性病病人。之后，香港医院管理局成立，由于没有相关职称，这四位护士就回流到主流岗位。但同时，在实践及教育方面曾经有人努力尝试让高级全科护士发展，但并不十分成功。其中的原因可能是香港地理环境较小，而在公营机构和私人诊所工作的医生人数也不缺乏，市民要获取基本医疗照顾并不困难，故高级全科护士没有空间发挥其角色。但 APN 的其他角色在香港有极大需求。香港医院管理局在 2004 年以 APN（香港翻译为资深护师），替代了高级专科护士的名称，目的是简化护理职位系列。APN 早期发展时，不像高级专科护士广为人熟知，但香港医院管理局明确指出这些资深护士的责任是提供整体照顾及处理病人复杂、顽固的健康问题；建立文化及系统确保安全性和有效性的健康照顾模式。这些 APN 建立了专家实践，成为有关专科范畴的顾问。他们是临床护理领导人，推动有效的跨专业的团队合作、循证实践，并且对服务发展作出贡献。除了照顾病人之外，这些 APN 也帮助促进其他护理同仁的成长。APN 所照顾的范围由个人延伸至群体和社区，展现护理的专家型知识与技能以及护士的独当一面的功能。APN 能在护士诊所单独给病人会诊，现

阅读笔记

有 200 多所不同专科的护士诊所在医院管理局提供服务，可在某些等候时间极长的专科医生诊所之前协助稳定病情，也可提供专科的护理服务，如复杂伤口的处理。

从 2009 年起，香港增设护士顾问一职，先在五个专科试行，包括社区精神健康、理遗（照顾大小便失禁者）、糖尿病、肾科和伤口／造口护理。评估报告显示护士顾问能提升服务效能、增加照顾量、减低门诊等候时间、减少入院率、加强跨科合作、创新服务、提升病人满意度和护士的满足感等。自 2011 年起陆续加设护士顾问岗位，以便在不同专科和特定健康需求群体创优和增加服务效能。到 2016 年 12 月，顾问护师将在 28 个专科领域提供服务，除上述五个专科领域外，还有乳房、烧伤、心脏、儿童及青少年精神健康、社区、急诊、老人、舒缓照顾、感染控制、深切治疗、助产、哺乳、神经外科、肿瘤、初生婴儿、骨科、儿童深切治疗、疼痛管理、手术室、呼吸、脑卒中、创伤和泌尿专科范畴。

香港最早发展临床护理硕士课程的是香港理工大学，开始于 1995 年，在 2002 年正式有 APN 的课程，该课程要求学生通过指定时数的临床实践。现在香港理工大学、香港中文大学和香港大学三所本地有护理硕士课程的大学，都着重临床应用型人才的培养。香港目前还未有立法保障 APN 这一称谓，香港护理学院有评审高级专科护士的机制，但都是属于护士自愿参与的性质。另外香港医院管理局作为护士最大的雇主自行制定 APN 入职标准：①至少有本科资格，以有硕士学位为佳；②在相关专科有高级护理专科文凭或护理硕士；③毕业后有 5 年工作经验，其中 3 年在有关专科工作；④表现有 APN 的领导能力。香港护理专业团队不断为 APN 争取立法保障，同时规范要求，由独立专业机构认证。经过 8 年的努力，香港在各专科组织、医院、卫生局和大学共同努力下，在 2011 年成立了一个临时香港护理专科学院，后在 2014 年正名为香港护理专科学院（Hong Kong Academy of Nursing，HKAN），旨在最终得到政府认可，立法规范 APN 的培训及实践标准，以保护 APN 的专业地位及保障受照顾者的安全。HKAN 要求所有被承认具专科资格的成员要有 500 小时理论课以及 500 小时相关实践学习经验，并要通过公开考试。

香港特区政府在 2005 年发布了"创建健康未来"的讨论文件，随后为医疗改革进行多阶段公众咨询。最后在 2016 年分别为医护人力规划和专业发展及规范管理提出报告，特别成立工作小组跟进护理专科化的培训和标准认定，由政府食物及卫生局牵头，有医院管理局、卫生署、三所提供护理硕士课程的本地大学及香港护理专科学院的参与，共同探讨 APN 的标准、培训及资格认可。

十一、中国内地

中国内地目前也十分重视专科护理发展。国家卫生与计划生育委员发布的《中国护理事业发展规划纲要》从 2005 年开始已提及专科护理是中国护理发展的方向。在 2011—2015 年的规划纲要中，更明确提出到 2015 年培养临床专科护士 2.5 万名，特别是在重症监护、急诊急救、血液净化、肿瘤、手术室等领域。国家卫生与计划生育委员会制订统一的培训大纲和培训标准，加强培训基地建设，同时制订具体培训计划，规范培训内容和要求。最近"十三五"规划纲要（2016—2020 年）文件中，再明确指出要培养一批临床专业化护理骨干，帮助提高护士队伍专业技术水平。发展专科化护理是要配合政府提倡的"打造健康中国"，预计到 2020 年，中国要建立覆盖城乡居民的基本医疗卫生制度，人人享有基本的医疗卫生服务。

目前，APN 在中国没有设立正式岗位，但个别医院开展了高级专科护士的角色工作，如开设专科护士门诊，承担集体查房、床边教育、随访、门诊教育、定期课堂教育等。也有医院成立护理会诊中心，科室主管向护理会诊中心递交会诊申请单，提出难以解决的护理问题，由护理会诊中心组织护理专家到有关科室会诊，护理专家所提出的意见及建议，都会被详细记录，由科护士长及会诊中心成员负责督促新护理计划的落实。

阅读笔记

目前，中国内地不同省市都有举办专科护士培训班，大部分以短期课程形式进行，如从 2001年开始，中华护理学会与香港相关的专科学院在北京每年举办 ICU 短期全脱产课程。最先在研究生层次培养专科护士的为 2005 年由广东省南方医科大学与香港理工大学共同合办的课程，学员利用双休日以继续教育形式修读。课程为糖尿、ICU、感染控制和老人四个专科培训了 38 名 APN。之后，借助《内地与香港关于建立更紧密经贸关系的安排》(Mainland and Hong Kong Closer Economic Partnership Arrangement, CEPA)签订，促成港粤两地合作。顺应 CEPA实现互惠互利、优势互补、促进共同繁荣和可持续发展的精神，在 2007 年，广东省卫生厅与香港医院管理局联合培养骨科、手术室及 ICU 专科护士。通过四年的培训，在 14 个专科共培育了 614 名 APN。这些护士来自广东省 21 个地市 150 家医院，在广东省起了带头者的作用，主要致力于领导后来者、改善服务、处理复杂个案等。各医院建立了 APN 岗位后，逐步建立专科技术规范和高级护理实践标准，开展高级护理实践领域和临床活动。但这些努力限于地区性，全国不同地方对于 APN 的教育、人才使用以及认证都各自有不同的做法。虽然其目的都是为了更有效的服务老百姓，但为了保障服务的质量，使日后的发展较有规模，整合标准是必要的。

中国的护理正处于不断发展的阶段。从人数来说，截至 2015 年底，注册护士总数达到324.1 万人。每千常住人口拥有注册护士 2.36 名。在庞大的团队当中，具有大专以上学历的护士占总数的 62.5%，而大学本科以上达到 14.6%。2011 年，护理学科独立成第一级学科，加上临床服务日新月异，APN 的发展是必须及必然的。现在很多地方都结合护理硕士专业学位培训，与临床伙伴建立基地培训 APN。现在国内有 85 所专业硕士和 66 所学术硕士点学校提供护理硕士专业课程。

小结

APN 是护理发展国际化趋势，势在必行。中国护理也正朝着这个方向努力。但在 APN 的发展过程中，天时、地利、人和三个因素缺一不可。

"天时"指社会对健康服务的需求以及社会承担的能力。现今的医疗体系面临巨大的经济压力，因此需要追求具成本效益的服务。一般而言，住院服务收费最昂贵，社区健康或出院后延续服务相对较便宜，但是对病人有很大帮助。病人住院期间病情受到控制，出院时情况稳定，但往往返回家中后，才发现有很多适应上的问题。众多研究证明 APN 的出院后随访对病人的预后有良好效果，同时对于复杂个案无论在急性期或康复期，APN 对提升病人成效有重大的贡献。

"地利"指的是当地的医疗政策及健康需求。当地方相关部门重视医疗团队对整体服务的贡献，APN 在当地就肯定有存在的价值，特别是照顾慢性病病人（如糖尿病病人）及健康群体（如母婴健康）方面。另外，受照顾群体的成熟度也影响 APN 的需求。当群众对自己健康意识增加时，就会重视生活质量，从而对医疗服务会有更高的期望，而不会仅仅满足于短暂的解决问题。受照顾者往往会期望有持续的随访、有进展的康复，最终提高健康状态。而 APN 的工作正能满足这些期望，但政策的支持非常重要，结合明确的护理职业生涯策划，让有为的有位。

"人和"是指护理专业发展的匹配。护理教育水平在不断提高；趁着国务院学位委员会在2011 年把护理学列为一级学科，护理课程设计特别在研究生层次更有明确的护理方向及实践性，在学科内选题、设计干预以及制订评价效果的指标更着重突显护理的功能和价值。人和这部分也正是本书的重要使命，本书会通过尽可能地收集临床实例，结合理论及循证，介绍、讨论 APN 的教育及能力、实践模式及范畴、护理干预及成效指标及临床实证，从而阐述 APN 的实践及其对促进人类健康的贡献。

阅读笔记　　　　（黄金月　　王采芷　Lisbeth Fagerström　Charlene Hanson　Ann Hamric　Helen Ward）

思考题

1. 讨论 APN 形成的影响因素。
2. 通过了解其他地区 APN 的历史发展及经验，讨论如何在本地的护理环境中推动 APN 工作。
3. 在有关的护理环境中，哪一方面的 APN 工作是优先推动项目？
4. 教育、服务、规范化管理三方面应如何结合起来发展 APN？

参考文献

1. 卫生福利部护理及健康照护司「专科护理师于医师监督下执行医疗业务办法」暨「专科护理师分科及甄审办法」倡导简报及 Q&A. 2016. 取自 http://www.mohw.gov.tw/CHT/DONAHC/DM1_P.aspx?f_list_no=722&fod_list_no=0&doc_no=54395

2. 中华人民共和国国家卫生和计划生育委员会. 2015 年中国卫生统计年鉴. 北京：中国协和医科大学出版社，2015.

3. 中华人民共和国卫生和计划生育委员会全国护理事业发展规划（2016-2020）. 2016. 取自国家卫生计生委医政医管局. http://www.moh.gov.cn/yzygj/s3593/201611/92b2e8f8cc644a899e9d0fd572aefef3.shtml

4. Begley C，Murphy K，Higgins A，Cooney A. Policy-makers views on impact of specialist and advanced practitioner roles in Ireland：The SCAPE study Journal of Nursing Management，2014，22：410-422.

5. Canadian Nurse Practitioner Initiative. 2006. Nurse practitioners：The time is now. Retrieved January 6，2012 from www.cna-nurses. ca.

6. Department of Health. Advanced level Nursing：A position statement，London，DH. 2010.

7. Elliot N. 2016. Education and regulation of advanced practice in Ireland. Paper presented at the 9th ICN INP/APNN Conference，9-11 September 2016，Hong Kong.

8. Fagerström，L. & Glasberg，A-L. The first evaluation of the advanced practice nurse role in Finland - the perspective of nurse leaders. Journal of Nursing Management，2011，19：925-932.

9. Fukuda H，Miyauchi S，Tonai M，et al. The first nurse practitioner graduate programme in Japan. International Nursing Review，2014，61：487-490.

10. Hamric A B，Spross J A & Hanson C M. Advanced practice nursing an integrated approach（4th ed.）. Philadelphia：W.B. Saunders. 2009.

11. Health Education England. 2014. Advanced Clinical Practice Framework for the West Midlands. HEE.

12. Hong Kong Academy of Nursing. Publications. Retrieved 3 October 2016. http://www.hkan.hk/main/en/

13. Lee，S Y. Development of the Advanced Practice Nurse（APN）in Singapore. Seminar paper presented at the Hong Kong Academy of Nursing，2016，6 May，Hong Kong.

14. Singapore Advanced Practice Nurses. Singapore Nursing Board. Retrieved October 5，2016 from http://www.healthprofessionals.gov.sg/content/hprof/snb/en/leftnav/advanced_practice_nurse.html

阅读笔记

第三章　高级护理实践的相关理论

学习目标

1. 描述护理核心概念与高级护理实践的关系。
2. 解释理论对高级护理实践的重要性。
3. 阐释高级护理实践发展中形成的相关理论。
4. 运用高级护理实践相关的理论指导护理实践。

　　任何一门专业性学科都应建立在指导实践的理论基础上,高级护理实践同样必须基于理论的指导才能规范和发展,使护理实践过程更加有效,并促进专业化发展。护理学在其专业发展过程中,除了引用一些来自其他学科的理论如社会学、心理学和医学理论外,也在不断地确认护理自身独特的理论基础,即护理的概念、模式和理论。护理理论对护理实践有着重要的意义,可引导护士在评估、诊断、计划、实施和评价的护理过程中掌握方向,并能引导护理教育,包括形成课程标准和目标,对护理管理也有很好的指导作用。同时,护理实践中的经验积累又是产生理论的源泉,通过对每天具体、零散工作的积累、归纳和分析总结,产生概念和假设,为理论的建立提供方案,并在实践中对理论进行验证。由此可见,理论和实践是互相依存、互相促进的。

　　本章第一节将主要介绍 APN 自身发展过程中形成的理论模式,第二节介绍对高级护理实践活动有指导作用的相关理论的应用。

第一节　高级护理实践的理论基础

阅读笔记

　　在高级护理实践发展过程中也逐渐发展形成一些特有的理论概念和模式。目前学者们探讨和研究的与高级护理实践相关的概念模式主要有:课程模式(curriculum model)、管理或组织模式(administrative model)、APN 特征模式、APN 的角色发展模式、跨学科实践模式等。一些广域理论和中域理论也在高级护理实践中不断得到应用和验证。

一、护理理论的基本组成

（一）概念

概念（concept）是描述物体、属性或事件的一组词组。概念的含义包括内涵和外延两个方面，内涵反映对象的特有本质属性，而外延是概念中具有某些特有本质属性的对象，通常称为概念的使用范围。概念是人类思维的基本单位，是人们进行命题和推理的基本要素，人类的科学认识成果需要通过形成各种概念，并加以总结和概括才能构成理论。因此，概念是构建理论的基本要素，并且反映一个理论的主题，如护理学理论通常包括"人、健康、环境和护理"这些基本概念。

概念的定义（definition）有两种：①概念性定义（conceptual definition）：是关于概念的一般含义的陈述。如"焦虑"是一个概念，其概念性定义是"一种与不确定的危险因素有关的忧虑和不安"。②操作性定义（operational definitions）：是指测量某一结构或一个变量所必需的具体的"操作活动"。如"焦虑"的操作性定义是"使用 SAS 焦虑量表来测量个体焦虑的程度"。概念及其定义是理解理论的基础。一个理论中的概念是理论家本人感知的现实世界及其属性，不同的个体对概念有不同的解释，如不同的理论家对护理对象的定义不同。Orem 认为"人"是一个整体，其功能包括生理的、心理的、人际间的和社会的功能，个体有学习和发展的潜力，人是通过学习来达到自理的；而 Roy 则认为"人"是一个系统，包括输入、输出、调节和反馈过程，处于与环境持续互动的状态，在系统与环境之间存在着信息、物质与能量的交换。因此，在理解和应用理论时，应该首先明白这些概念的含义，才能对理论有正确的理解。

（二）概念框架、概念模式及理论

在护理理论中，概念框架（conceptual framework）通常是指构建理论的雏形，确定护理现象中的中心概念，描述这些概念之间的关系。概念模式（conceptual model）是一组关于概念之间关系的描述，说明各个概念之间是如何相互关联的，并初步提出如何应用内容进行解释、预测和评价各种行动的结果。通常认为模式是理论发展的早期形式。理论（theory）是由一组概念、定义和命题组成，通过设计概念间的具体关系反映对研究现象的一种系统的观点，达到描述、解释、预测和控制事物发展的目的。

根据以上描述，理论、概念模式和概念框架都是由一组表示关系的命题组成，试图对现象和系统进行描述和解释。三者的主要差别在于概念的抽象程度和广度以及概念间的相互关系被证实的程度不同。以内容的稳定性而言，理论较稳定，其次是模式、概念框架。理论的发展比较完整和具体，具有更强和更为可靠的预测性，其包含的概念比较具体完整。而概念框架是构建理论的开始，其所构建的概念间的关系常比较抽象。概念模式则是理论发展的早期形式，其关于概念间关系的陈述具有一定的经验和依据，但还需要在实践中不断验证和修正，发展成较为完善的理论。理论和概念模式有很多共同特征，本章将使用广义的"理论"名称进行进一步的讨论，其中包括概念模式。

（三）护理理论的类型

根据护理理论中所包含概念的多少、抽象程度及理论内容，可以将护理理论划分为广域理论（grand-theory）、中域理论（mid-range theory）和局域理论（micro-theory）。文献中局域理论也称为实践理论（practice theory）或情境理论（situation-specific theory）。

大家比较熟悉的 Neuman 健康照顾系统模式、Roy 适应模式及 Johnson 行为系统模式等均属于广域理论，这类理论的概念大多比较抽象。中域理论是针对一个特别的护理主题进行探讨而建立的理论，关注病人的特殊经历或问题，因此，使用的概念大多比较具体，容易被测量和应用，对实践的指导作用也更具体。某些中域理论是在广域的概念模式基础上发展形成的，如在 Roy 适应模式的基础上，形成适用于糖尿病病人的适应理论；美国学者 Mishel 于 1988 年

阅读笔记

发展形成的疾病不确定感理论（uncertainty in illness theory）采纳了 Lazarus 的应对反应及评价心理应激等概念作为理论的主要概念。其他常用的中域理论有疼痛、自我效能、社会支持、健康促进、生活质量等。中域理论在 APN 实践中逐渐得到应用。局域理论反映的是护理实践中的特定护理现象，往往局限于特定的人群或特殊的护理实践领域。局域理论可以从中域理论中衍生形成，也可以来自护理实践的经验及对经验和假设的验证。文献中报告的局域理论有压疮、伤口愈合、体位、治疗性接触等。

本章第二节将结合案例，分析有代表性的几个中域理论在高级护理实践中的应用过程。

二、护理的核心概念与高级护理实践

目前在被广泛接受和使用的护理学核心概念是人（person）、环境（environment）、健康（health）及护理（nursing）。对于这四个概念，不同的护理理论有不同的解释内容，完全视理论的目的和理论家的观点和信念而定。

1. 人　人是指护理的对象，也就是接受护理服务的人。"人"可包括健康的人和不健康的人，也可指个人、家庭、群体、社区等。在南丁格尔的理论中，人是病人，且以个人为单元，是对环境有反应、能应对疾病、充满活力和修复能力的。Orem 认为人是整体的，其功能包括生理的、心理的、人际间的和社会的；人有学习和发展的潜力，是通过学习来达到自理的。Roy 认为接受护理的对象可以是个人、家庭、集体、社区和社会，这些都可视为一个整体的适应系统。Neuman 也认为人是一个系统，是整体的及多维的，由生理、心理、社会文化、发展及精神五方面构成的综合体。

2. 环境　环境包括内在、外在或二者其中之一的环境。外在环境多指所处周围的一切，包括人、事、物等；内在环境指内在的反应，包括人与外在环境交互作用所产生的内在影响和反应。环境是南丁格尔理论的核心概念，指能影响个体生长、发育及生命的所有外在情况，如通风、温度、气味、噪音等重要因素。Orem 则认为环境是人以外的所有因素，可分为理化环境和社会、文化环境。根据 Roy 模式，环境则主要指来自人内部和环绕于人周围的刺激。

3. 健康　健康有很多不同的解释。南丁格尔指出健康是发挥个人力量到最高点，以维持祥和安宁的状态。Orem 支持 WHO 关于健康的定义，即健康不只是没有疾病和衰弱，而是身体、心理和社会方面的完好状态，并指出健康是多方面的，包括身体、心理、人际关系和社会方面的健康。Roy 则认为健康是处于一个完整的和全面的人的状态和过程。

4. 护理　护理是指护理的活动和护理的行为。南丁格尔认为护理是把病人置于最佳环境中，通过改变环境使机体的本能发挥作用。Orem 认为护理是一种服务，是克服和预防自理缺陷发展的活动，或为不能满足自理需求的个体提供帮助。Roy 认为护理的目的是促进人的适应性反应，通过护理活动达到护理目的。Neuman 则认为护理的主要目标是帮助系统获得、保持和恢复系统的稳定，通过有目的地干预以减少应激原和不利情况，帮助个体、家庭和群体获得和保持一个高水平的整体最佳状态。

护理理论的研究源于西方，经过百余年的发展已形成一系列的护理理论和模式。目前用于指导我国护理实践和研究的理论大部分来自西方。由于东西方文化、环境及社会发展的差异，对护理实践中的问题、现象或概念的诠释也不尽相同。近来，中国的护理学者也开始探索基于中国文化的护理理论构建。

作为护理实践的一部分，高级护理实践过程应体现出对上述四个核心概念的理解。高级护理实践发展中形成的一些 APN 自身理论及概念模式对上述四个概念也进行了清晰的阐述。如 Shuler 在高级全科护士（NP）实践模式中阐述，人是一个整体，和不断变化的环境相互作用，并努力保持稳定；环境对人和健康有重要意义，包括地理、食物的获得、热量、有害物质和其他因素；健康是动态的，与个体的生理、心理、社会、精神及文化有关；有效的应对和适应能力

阅读笔记

对健康有益，是个人和社会的责任；护理是以科学为基础的目标，是自然的人际关系。护士评估、诊断和治疗现存及潜在的健康问题，并促进健康。

三、高级护理实践发展的相关理论及作用

任何一个实践领域的稳步发展都需要一些共同的概念框架来沟通、指导并评价。虽然这样的理论基础在当前高级护理实践的发展过程中非常重要，但是对高级护理实践的实质目前尚存在争议，如高级护理实践的性质是什么？高级护理实践与其他注册护士的护理实践，尤其与那些有着丰富临床经验，而没有研究生学位的护士的实践活动有什么区别？高级护理实践和医疗行为的区别是什么？高级护理实践的目的和范畴是什么？高级护理实践需要什么样的知识和技能？高级护理实践的场所在哪里？针对诸如上述问题，在 APN 的发展过程中，形成了不同的概念模式，期望对 APN 的一些相关概念性问题进行探讨。这些概念模式对高级护理实践的作用主要体现在以下几个方面。

（一）界定高级护理实践范畴及明确 APN 的角色

为明确 APN 的角色和实践范畴，一些学术机构颁布了 APN 相关概念模式。如在 APN 发展相对成熟的美国，肿瘤护理学会（Oncology Nursing Society）、危重病护士学会（American Association of Critical-care Nurses，AACN）等机构在相关专业领域逐渐形成高级护理实践概念。为了加强对 APN 的认证和统一管理，相关学术机构（包括 AACN，NCSBN 和其他 APN 代表机构）于 2008 年联合发布了 APN 管理（advanced practice registered nurse，APRN）模式（Consensus model for APRN regulation）。该模式界定了 APN 的定义、角色和名称以及服务的人群，并提出了 APN 的标准。该模式中，明确 APN 的四个角色是：高级麻醉护士（CRNA）、高级助产护士（CNM）、高级专科护士（clinical nurse specialist，CNS）和高级全科护士（certified nurse practitioner）。APN 的执业证书需明确说明其角色类型和服务人群，这四个角色也是受法律保护的。APN 的六个服务群体包括：整个生命周期的个体和家庭、成年 - 老年人、新生儿、儿童、妇女健康 / 性专科、精神和心理健康人群。APN 是经注册具有独立工作能力的实践者，为个体提供直接的护理是所有 APN 角色的突出特点。APN 的教育、注册和认证应与其角色和服务的群体一致，见图 3-1。APN 的认证有别于其他专科认证，如肿瘤或危重症专科护士，应基于 APN 的教育背景和服务人群。在 APN 四个角色以外，他们可以基于某专业领域对其能力的认可而拥有专业头衔，表明 APN 在某一专业领域具有额外的知识和专业能力，这些专业能力可以靠教育或经验的积累获得，通过专业认证机制来评估。

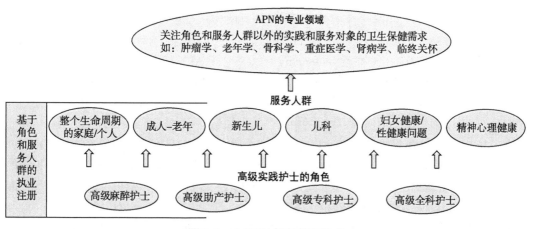

图 3-1　APRN 规范共识模式

（资料来源：Consensus Model for APRN Regulation（2008）. http://www.aacn.nche.edu/education-resources/APRNReport.pdf）

阅读笔记

（二）帮助 APN 清楚自身的专业角色和功能，为知识的进一步发展提供理论基础

这种类型的概念模式主要探讨了 APN 的特性。

1. Brown 的 APN 概念框架（Brown's framework for advanced practice nursing）　Brown 于1998 年发展形成了适用于所有高级护理实践领域的概念框架。框架中包括四个主要概念：环境（environment）、角色的合法性（role legitimacy）、高级护理实践（advanced practice nursing）和结局（outcome）。这四个主要概念由 17 个特定的概念构成，见图 3-2。

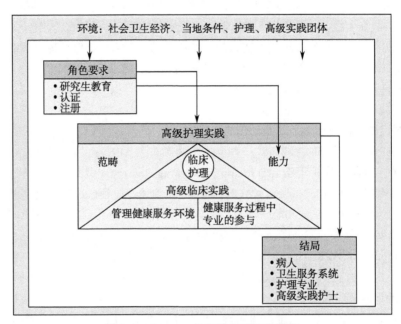

图 3-2　Brown 的高级实践护理框架

（资料来源：Brown S J. A framework for advanced practice nursing. Journal of Professional Nursing，1998，14：157-164.）

高级护理实践是该模式的核心概念。Brown 认为高级护理实践是专业的照护活动，表现在：①关注护士与病人相互影响的临床服务；②强调护理的主导作用；③实践范围明确，但又是动态的和不断演变的；④通过研究生教育获得的能力是实践的基础。高级护理实践包括 5 个元素，即核心、定位、活动的领域、实践范围及能力，其核心是对病人的临床照护（clinical care）。以护理为主导的定位体现在：①整体观的运用；②和病人形成伙伴关系；③专家型临床推理的运用；④循证护理实践；⑤多元化的护理。活动的领域（domains）包括高级临床实践（advanced clinical practice）、管理健康服务环境及健康服务过程中专业的参与，其实践范畴（scope）包含专业化、服务的扩展及工作自主性（autonomy）。专业化指 APN 的实践特点是针对和关注护理实践领域的某一部分，它可能是疾病的种类，服务对象的年龄，服务场所的不同或以上各因素的交叉。服务的扩展则包含对一些较复杂的健康服务的管理责任，或传统上由医疗专业处理的问题，因此需要更深入的知识，如疾病相关的基础知识、人对健康和疾病的反应以及相关的社会背景等，也需具备将研究成果、理论在实践中运用的能力。工作自主性是指在合法范围内工作的独立性，同时也应承担临床决策和执行的责任。能力（competency）是实践者在特定的临床专科领域提供健康服务时所需要的知识和技能，建立在与特定人群的健康问题相关的深厚知识的基础上。与基本护理实践相比，高级护理实践需要更深入、更宽广的能力，也可能与其他专业人员的能力有交叉。Brown 认为 APN 的核心能力包括：①为病人和家庭提供专家指导和咨询；②评价、利用和实施科研能力；③团队合作能力。

阅读笔记　　在 Brown 的概念框架中，环境由社会、卫生经济、当地条件、专业化护理和高级实践团体

组成，APN 的实践活动与上述因素有密切关系。APN 角色的合法性体现在必须经过研究生教育、资格认证和注册，这是对 APN 能力的认可和专业赋予的权利。APN 实践的结局则从高级护理实践对病人个人、卫生服务系统、护理专业及 APN 自身四方面的作用来体现。如：高级护理实践对病人结局的影响可体现在病人的健康行为、功能状态、疾病预防及对服务的满意度几个方面；而对卫生服务系统的影响则体现在服务的便利性、较低的医疗花费及多种医疗服务的获得等方面；对 APN 自身的影响体现在职业的发展和提升机会、APN 的角色示范和指导作用，以及与其他专业人员的合作等方面。该模式比较全面的介绍了高级护理实践的特点及与实践相关的背景。Brown 特别强调高级护理实践中以护理为主导的定位的重要性，尤其当 APN 从事一些过去可能由医生所承担的工作时更应该思考两者的区别。该模式可以用于指导实践，设计课程及评价高级护理实践的结局。

2. Hamric 的 APN 模式（Hamric's model of advanced practice nursing）　1996 年，Hamric 发展形成了适合所有高级护理实践角色的综合性概念模式。Hamric 在早期关于高级专科护士（CNS）的角色模式中，提出了对高级护理实践核心的完整理解。这个早期的模式经过进一步的修订而成为目前的模式（图 3-3）。Hamric 对高级护理实践进行了定义，并明确了高级护理实践的特点。她认为高级护理实践是在拓展的护理学科领域中的某一特殊临床范畴内，将以实践、理论和研究为基础的能力扩展应用在解决病人的问题中。Hamric 的模式的主要内容包括：APN 应具备的基本条件（primary criteria），APN 的核心能力（core competencies）及影响 APN 实践的因素。

（1）APN 应具备的基本条件包括：高级护理实践方向的研究生教育背景（硕士或博士学位）、专业资格认证及为病人 / 家庭提供直接的护理。

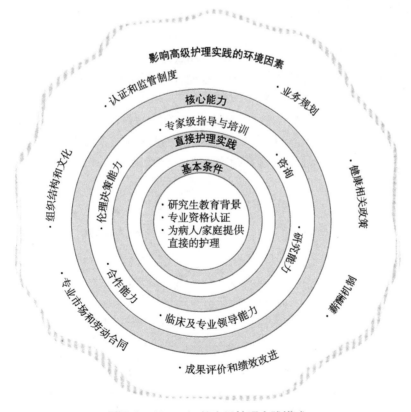

图 3-3　Hamric 的高级护理实践模式

（资料来源：Hamric A B，Spross J A & Hanson C M. Advanced Practice Nursing（3rd）. St.Louis: Elsevier Inc. 2005.

阅读笔记

（2）APN 的核心能力包括七个方面，即直接的护理实践能力、专家层次的指导和培训能力、提供咨询能力、研究能力、临床及专业领导能力、合作能力及伦理决策能力。特别需要强调的是，直接的护理实践是七个核心能力的中心，即中心能力（central competency），其他六个能力基于这一能力而存在。上述这些能力并非 APN 所特有，一些有经验的护士可以在实践中获得其中的某些能力，也有一些能力是其他护理专业角色所具备，如合作、咨询及领导能力是护理管理者的重要能力。但是，在对病人和家庭直接的临床实践中，上述能力有机结合及相互作用是 APN 的重要特点。

（3）影响高级护理实践的环境因素包括七方面因素，即薪酬机制、专业市场和劳动合同、认证和监管制度、健康相关政策、组织结构和文化、业务规划、成果评价和绩效改进。这些因素是随着不断改变的医疗环境而改变的。APN 需在实践中意识到这些因素的存在，这些因素可能会改变 APN 的实践。为了自身的生存和发展，APN 应有意识地在实践中管理这些因素。

Hamric 的模式是在最初用于 CNS 角色模式的基础上，在实践中逐渐发展和完善起来的。这种变化也体现了概念模式形成的动态特点，是基于理论、研究和实践随时间的变化而演变的。

（三）有助于区分不同层次的护理实践

ANA 提出护士应该应对个体或群体对现存或潜在健康问题的反应。由于个体的适应性、自我护理能力或其他因素的不同，其对于现存或潜在健康问题的反应可能不同，表现为从非常消极反应到非常积极反应的连续变化，如大面积烧伤病人对疼痛的反应可能从消极反应，如不活动或完全拒绝治疗到积极反应，如维持活动及寻求帮助。这里所指的消极反应与积极反应仅仅指对病人的健康或康复是否有帮助，而无好坏之分。人群对于现存或潜在健康问题的反应呈正态分布。Calkin（1984）基于上述观点提出 APN 的相关概念模式（Calkin's model of advanced practice nursing）。

在 Calkin 的模式中包括三条正态分布的曲线，分别代表病人对健康问题的反应、护士的技能水平和知识水平，观察这三条曲线的吻合程度，可提示新护士、有经验的护士及 APN 所具备的知识和技能与满足病人需求所需要的知识和技能之间的关系，见图 3-4。由于缺乏临床护理工作经验，且从学校教育中获得的专科知识和技能有限，新护士在实践中主要应对个体或群体的常见问题，其知识和技能是有限的，而知识往往优于技能（图 3-4A）。有经验的护士具有分析和洞察能力，尽管他们可能不清楚所采取行动的认知和思维过程，但是可以应对一些更复杂的问题，其技能往往优于知识，但是其知识和技能并不能满足病人的需求（图 3-4B）。图 3-4C 描述了 APN 的一些特点：与新护士和有经验的护士比较，APN 具有的知识和技能更接近人群

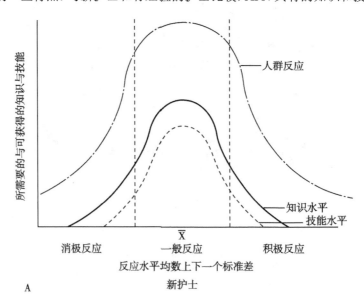

A
新护士

阅读笔记

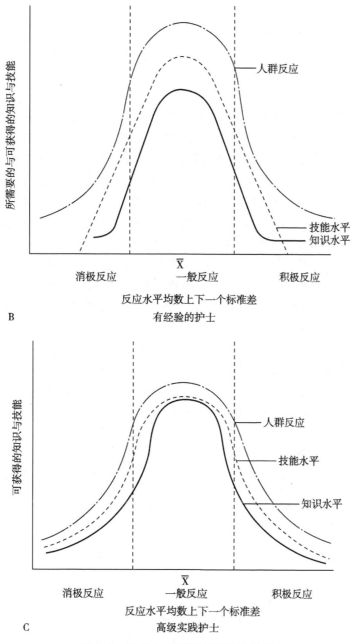

图3-4　Calkin 的高级护理实践模式

（资料来源：Calkin J D. A model for advanced nursing practice. Journal of Nursing Administration，1984，14：24-30.）

的需求，APN 的意识和知识水平能更好地应对人群对于现存或潜在健康问题的异常反应（曲线的两侧）。Calkin 模式的主要优点是提出护士需要的知识、技能和教育应基于病人的需求。它为其他学者研究不同工作情境下 APN 的功能提供了一个框架，也为管理者在有效利用人力方面提供了理论支持，可以帮助护理管理者在政策上明确高级护理实践与其他水平的临床实践的区别。

（四）帮助 APN 提供全面和整体的护理

护理概念模式是通过帮助护士关注整体的人来指导高级护理实践的。如当护理一位慢性阻塞性肺疾病的病人时，护士开始可能只是关注病人呼吸方面的问题，但运用护理的概念模式可以促使护士去关注病人的整体问题及其家庭情况。概念模式可在不同情况下为护理实践

阅读笔记

提供帮助。护士在繁忙的工作中要应对很多问题,护理概念模式有助于护士为病人提供最佳的护理。如 Neuman 系统模式在实践中应用非常广泛,该模式会指导护士从生理、心理、发展、社会文化及精神几个方面评估病人。而医疗模式往往更注重医疗诊断过程。因此,概念模式可促进高级护理实践的自主性,这也是专业化的体现。

1. Shuler 的 NP 实践模式(The Shuler Nurse Practitioner Practice Model, SNPPM)　NP 将护士的角色进一步扩展,将诊断和处理健康问题的能力融入 APN 的角色功能中。Shuler 将护理和医疗的基本知识和技能进行整合,为 NP 的整体护理实践提出该模式(Shuler 和 Davis,1993)。Shuler 的实践模式是建立在整体观和健康观的基础上,是一个较为复杂的系统。该模式的理论基础包括整体的病人需求、护士 - 病人的互动、自理、健康促进、疾病预防及健康行为等。为体现实践中医疗和护理的结合,该模式包含一些其他学科的概念,如心理学。该模式综合了下列内容:护理的四个基本概念(人、健康、护理和环境)、护理程序、人文思想以及以理论为基础的实践模式。该模式可指导 NP 在实践中将病人看作一个整体,是生物的、心理的、精神的、社会的、环境的和经济生活的统一体,这些因素相互影响,并影响健康促进、健康维持及疾病转归的过程。Shuler 的模式是建立在丰富理论基础上实践模式的范例,希望能够在理论、临床、教育和科研四方面影响 NP 的活动。由于该模式包含的内容较多,将该模式运用到护理实践中是一个挑战,尤其对于初学者而言。教师可以运用该完整的模式帮助 APN 学生理解护理及医学知识和技能是如何在 APN 角色中有机统一的。

2. 美国危重病护士协会的协同模式(The American Association of Critical Care Nurses' Synergy Model, AACN Synergy Model)　AACN 的协同模式(Hardin 和 Kaplow, 2005)描述了病人与护士之间的关系,护理应基于病人及家属需求,并将护理实践和病人的结果联系起来,可指导在危重病领域工作的 APN(ACNP、CNS)的实践活动。该模式基于下面五个假设:①病人是不同发展阶段的整体,包括生理、社会和精神等方面;②病人、家庭和社区对护患关系有影响;③病人有很多特征,这些特征相关且相互影响;④护士可有不同层面的表现;⑤护理的目标是维持病人理想水平的健康状况。死亡是可接受的结局,在这个过程中,护理是帮助病人安详去世。

AACN 模式包括八个病人概念及八个护士概念,这些概念用来描述病人和护士的特征。主要组成部分包括:病人的特点、护士的能力、及实践的结果(来自病人、护士和系统三个层面),见图 3-5。

病人的特点反映其普遍的需求,而从事危重症护理的护士能力则认为是保证病人理想结果的必需特质。病人保持健康的能力及对疾病的易感性受生物、基因、心理和社会因素的影响。该模式假定上述因素决定了病人的个体特点,表现为在恢复力(resiliency)、易感性(vulnerability)、稳定性(stability)、复杂性(complexity)、可获得资源(resource availability)、参与护理程度(participation in care)、参与决策程度(participation in decision making)、可预测程度(predictability)八个方面。以上八个特点是构成病人需求的基础。每一个特点从低水平(level 1)到高水平(level 5)分布在一个连续轴的两端,类似健康和疾病关系的轴线,见表 3-1。

基于病人的需求,护士需要具有某些能力为病人和家属提供服务。这些能力包括临床判断(clinical judgment)、支持和代言(advocacy and moral agency)、护理实践(caring practices)、合作(collaboration)、系统思维(systems thinking)、对不同情况的反应(response to diversity)、临床探究(clinical inquiry)及促进学习(facilitator of learning)的能力。这八种能力反映了护士的知识、技能和经验的统一,也从称职(level 1)到熟练(level 5)分布在一个连续轴两端,见表 3-2。AACN 从概念上描述了病人的八个特点及护士的八个能力。病人的需求越高,要求护士具有越高的能力。当病人的特点或需求与护士的能力吻合时,病人的结局是最理想的。

阅读笔记　　　该模式提出实践的结果来自病人、护士和(或)医疗系统三方面。如病人的满意度或照顾

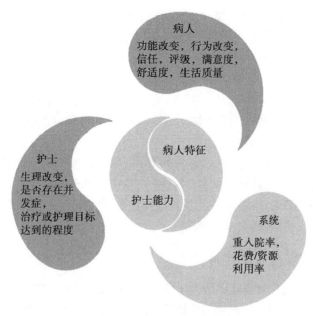

图3-5　AACN协作模式图

（资料来源：Curley M A Q. Patient-nurse synergy：optimizing patient's outcomes. American Journal of Critical Care. 1998，7：64-72.）

者的信任等指标来自病人自身，病人生理指标的改善来自护士（即护士的干预），再入院率、住院天数和医疗花费等指标属于医疗系统水平的指标。

表3-1　病人特点的连续轴

1	2	3	4	5
恢复力最小				恢复力最大
易感性最高				易感性最小
稳定性最差				稳定性最高
复杂性最低				复杂性最高
不能预测				可高度预测
几乎无可获得资源				可获得多种资源
不参与决策和护理				全力参与决策和护理

表3-2　护士特点/能力的连续轴

	1	2	3	4	5
临床判断	称职				熟练
支持和代言	称职				熟练
护理实践	称职				熟练
合作	称职				熟练
系统思维	称职				熟练
对不同情况的反应	称职				熟练
临床探究/创新/评价	称职				熟练
对病人/家属学习的促进	称职				熟练

　　该模式强调护理过程中护患关系和病人信任的重要性，与以病人为中心的服务理念相契合。目前该模式在危重病护理领域得到应用，用来指导APN的临床实践和职业发展（Smith，2013）。Brewer等（2007）基于该协作模式的框架，设计病人报告表在儿童和成人病人中使用。

阅读笔记

结果显示,病人报告表可以用于一般成人和儿童,新护士及有经验的护士都可以使用该报告表对病人的八个特点进行评定,具有较好的内部一致性,可以区分不同病情严重程度的病人,区分效度好。探索性因子分析结果提示,病人的八个特点可分为病人自身因素(恢复力、易感性、稳定性、复杂性、预测性)和人际间互动因素(可获得资源、参与护理程度、参与决策程度)两部分。Swicard 等(2014)根据该模式框架,设计了危重症病人院外转运分类工具,基于对病人转运过程中需求的评估,设计相应的转运方案,满足病人转运过程中的安全需求。

（五）理论对高级护理实践的其他作用

除了上述的几个作用外,护理相关理论和模式还能够帮助其他研究者进行相关概念的研究,进而形成新的理论。在教育领域,护理教师可以在护理理论和模式的指导下进行课程设计,区分重要的概念及概念间关系,决定课程的内容等,如上述 AACN 的协作模式被用来作为危重病护理专业 APN 课程设置的理论框架。

四、高级护理实践中的整体护理

目前有人对 APN 是护理模式还是医疗模式提出疑问。尽管 APN 目前承担了一些以前由医生承担的工作和责任,但以护理为主导是高级护理实践不会改变的内容,也是其重要特点。

1. 高级护理实践的特点 整体护理即运用整体观对病人提供服务或关怀,这个概念与护理过程有直接关系,并最终影响护理质量。简单而言,整体护理强调以整体性的思维来考虑病人的护理问题,以病人的生理、心理、社会和文化需要作为主要思想过程的依据。当护士评估病人的护理问题及提供护理服务时,也必须以病人的整体为根本。目前有研究证据支持高级护理实践活动有五个方面的特点:①应用整体的观念;②与病人建立伙伴关系;③专家型的临床思维过程和技术性操作;④运用科研结果指导实践;⑤运用多种方法进行疾病和健康管理。APN 扩展的实践领域使其在日常工作中能更好地体现这些特点。上述特点是基于护理专业的传统价值观,APN 的职责要求其在平时的工作中提倡这些价值观,而整体观是护理专业价值观的重要体现。

2. 高级护理实践过程体现护理的整体观 整体观认为每一个体都是复杂的和独特的,是社会、生物和环境的完整统一体,个体的思维、身体和精神是密不可分的,任何一方面都不可孤立存在,在生命过程中努力维持最佳状态。基于上述对人的生命和健康的完整认识,当用整体观去帮助病人时,应考虑的因素包括:病人对自己的健康和疾病的看法;身体症状及导致痛苦的程度;疾病对日常活动的影响;病人能接受的症状管理办法;能影响病人身心健康的生活事件,如改变工作、丧失亲人、家庭内部冲突等;病人的生活背景,包括核心家庭状况、社会支持状况、工作责任、经济状况、精神和生活价值观等。

很显然,在目前拥有日趋增多的高技术及健康服务人员的医疗环境中,医务人员往往更多的关注病人的病情或治疗的某一方面。因此,特别需要对病人具有全面、完整认识的人员作为协调者,为病人提供整体的医疗服务。APN 正是具备这种能力的人员。研究表明,在高技术工作环境中,APN 非常强调整体、关怀和健康的概念,对自己的知识和实践技能非常有信心,能清楚的使用护理模式思考问题,在实践中对护理和医疗观点同样重视。也有研究提示,不同的教育背景会影响护士的专业定位,接受研究生教育的护理实践者有更强的护理理念。在 APN 发展过程中形成的一些高级护理实践的概念模式也很好地体现了护理和医疗的统一,如 Shuler 的实践模式即是很好的例子。这些护理模式对高级实践护理活动有很好的指导作用。

第二节 理论在高级护理实践中的应用

阅读笔记

护士需要具有基本的护理信念、价值观及理论知识才能运用护理程序为病人提供专业护理。除基本护理理论知识外,APN 还需要扩大其理论基础,具备与自身护理实践范畴(或专科）相关的学科理论，如医学、心理学及行为科学的中域理论都能帮助护士透视现象，进而指导整体护理干预。病人教育是 APN 一项主要的工作，以下选取四个能应用到病人教育中的中域理论加以描述。每一个理论都从描述定义、解释概念、实例应用几方面描述。

一、赋能

赋能（empowerment），又称为赋权，是一个既抽象但又被广泛地应用于各专业领域的概念。然而，正因为此概念的多导向（multi-dimensional），众学者在使用该概念时都有不同的演绎方法，所以，学界并没有一个共同认可的定义。考虑到护理专业中护士和服务对象之间不是权力的转移和再分配，因此，本书中将其翻译为赋能，希望与以上学科的概念有所区别。现首先介绍赋能的定义，描述社会性赋能及心理性赋能，分析赋能在护理实践中的应用，最后以案例反映 APN 如何应用这个概念。

（一）赋能的定义

广义地说，赋能是一个"使能够"的过程。通过这个过程，个体或群体能获得控制其生活及环境的能力、能量和自信。赋能一词源于希猎字根 passé，包含"权力／能量（power）"及"自由（freedom）"二词。字典定义赋能为"赋予权力／能力（empower）"，给予正式（official）的或合法（legal）的权力或能力，"赋予（endow）"能力或"使能够（to enable）"。赋能是动词也是名词，名词赋能（empowerment）是指一个被赋能的持续状态，是过程的一个结果。动词赋能（to empower）则指赋能的过程，代表个人获取掌控生活能力的过程。学者们对赋能也有类似的定义。Rappaport（1984）把赋能定义为人、组织或社区获得对自己生活的掌握的过程及途径。这个定义包含着赋能需要从个体或群体内部产生变化，而不单只是能量或权力的传递。在护理界，Gibson（1991）则把赋能定义为一个社会性的过程，是识别、促进及提高人们应对需要及解决其本身问题的能力，并且动员所需的资源，使人们自觉地控制其生活。赋能的发生在于参与，赋能的本身也是参与。WHO（1986）定义赋能为"人们获得自己控制、决定及行动去影响自己健康的过程"，并强调建立个人潜能。赋能的结果包括建立自我效能的信念，连贯感及自尊。

（二）社会性赋能及心理性赋能

从历史的发展看，赋能的概念源于 60 年代末至 70 年代初的"自助"及"政治觉察"运动。这类运动强调要在受压抑的社区中及活跃分子间提高他们的政治意识。首先发展的社会性赋能又称为政治性赋能（political empowerment）。社会性赋能最初基于改善社会上受压群体的物质资源分配。有些学者争辩说，只有透过压制者和受压制者之间物资分配的转变从而达到双方权力的均衡才是真正的赋能。社会性赋能深受 Paulo Friere（1970）思想的影响，他强调赋能是"倾听—对话—反思—行动"的连续过程。首先是倾听，其次是参与性对话，透过倾听与对话引发主体性意识，觉察环境压迫因素，最后采取行动，去除受压迫的因素。取得权力是赋能的过程任务，并非获取权力控制他人，而是在权力中与他人合作，以达到有效的改变。除了权力之外，资源与决策在赋能的过程中是共享的，他们强调参与双方在过程中的权力是对等的，在对等关系中促使相互参与，如专业人员与民众，或病人与护理人员之间的关系。

另一赋能的模式——心理性赋能，在医学界广泛应用。学者一般认为这种赋能过程并不是要求转移权力。该模式受 Carl Rogers（1951）的人本主义（humanistic approach）影响很大，着重心理赋能的护理实践很多时会应用到辅导关系和过程，强调自我意识，个人成长及有效处理复杂的人际关系作为被赋能者（empowered individual）的先决条件或后果。学者们提倡心理赋能应基于三个先决条件：彼此信任和尊重的关系建立，参与及承担义务，教育与支持。而在实践中要达到这三项条件：鼓励坦诚沟通、诚恳及开放的照顾环境是很重要的。

（三）赋能与护理

众多学者认同赋能是护理学一个重要概念。赋能为护理功能的核心部分，护理一直以尊重个性及自主权为目标,所以护士就顺理成章地成为赋能的促进者。

Chandler(1992)定义"赋能"是"使病人能够"的过程,护士能让病人感觉自己是有效的进而可成功地执行所要达成的任务。Fahlberg 等(1991)着重心理赋能是以辅导技巧作为干预,提高服务对象的动机及协助他们有效地进行促进健康的行为改变。另外,Lorig(2006)提倡通过提高慢性病病人的自我效能感及对疾病的自我管理能力去达到病人赋能,如向关节炎、慢性呼吸病及糖尿病等病人提供慢性疾病自我管理培训课程,使他们更积极参与管理自己的疾病及生活。

Rodwell(1996)从护理的教育实践、研究及健康促进几个范畴分析赋能概念而总结出以下三点:①赋能为一个"帮助"的过程。在该过程中,个体或群体被赋能者授予能量、能力、机会、资源及技能去改变一个特定的处境;②赋能是一个"伙伴关系"。在此关系中,赋能者及被赋能者同样被尊重及被视为有价值,目的是使个人对自己及将来发展出一个正面的看法;③"使能"(Enablement)源于自尊。自尊使个体产生动力和力量,改变力量的本质及分布。若个体愿意,他应被赋予力量及自由去做决定,并承担行动后的责任。

此外,Rodwell(1996)认为赋能也包括伙伴关系及共同选择。基于以上分析,Rodwell 定义赋能是一种帮助的伙伴关系,促使个体能选择并控制自己的生活。Rodwell 认为赋能的三个先决条件是:①彼此信任与尊重:护士需意识到并尊重个人信念及其命运,护士与被服务者间需建立互相信任关系。赋能者需信任个体有能力自己做决定,能为自己做出的行动承担责任;②教育与支持:教育为赋能重要的工具,情绪则为赋能最重要的先决条件;③参与和承担:医护人员不能赋能给个体,只有个体才能自我赋能。然而,医护人员可为个体提供资源,教授技巧及机会,使个体建立自控感。所以给予个体参与的机会,承担后果,都是赋能过程的重要元素。而赋能的结果包括:①正面的自尊心;②拥有制定目标及达到目标的能力;③对于生活及转变过程,感觉到有控制的能力;④对将来感觉到有希望和期盼。

Ellis-Stoll 和 Popkess-Vawter(1998)分析"赋能过程"的概念,把赋能定义为"护士与病人共同参与"的过程,目的是协助病人改变不健康的行为。他认为赋能的过程包括:①共同参与;②主动聆听;③护士与被服务者共同获得个体化的知识。赋能过程的先决条件包括:①受助者把其适应不良的问题带进医疗体制;②改变不良适应行为的动机;③解决问题的能力;④意识到个人对行为转变的重要性;⑤继续其不良行为或进行行为改变的决定。最后,正面的赋能后果包括自觉及独立促进健康的行为。

(四)密歇根赋能模式的核心概念与糖尿病教育

90 年代初期,医护人员不满当时存在已久的依从性模式(The compliance model),赋能的思想开始进入糖尿病护理领域。依从性模式是从急救护理发展起来的,已经存在持续了几十年,它假定医护人员能控制病人健康,期望病人依从他们所发出的指令,并以病人是否遵循医嘱或成功执行治疗计划来判别病人和医护人员成功与否。教育工作者不赞同这个标准,因为假设似乎并不反映慢性病病人的真实生活,采用的方法又不能够指导护理教育者激励病人依从医嘱。意识到依从性模式的局限性,同时基于他们照顾糖尿病病人的经验和成功的教育项目的文献,密歇根州糖尿病研究与培训中心教育委员会创立了以病人为中心的密歇根病人赋能模式(Michigan Diabetes Empowerment Model)(Funnell,1991)。

密歇根病人赋能模式的核心理念反映了病人的自主性,病人有权力和义务为自己的健康做出抉择(Funnell 和 Anderson,2003),不能转让和回避这项权责。采用这个概念意味着重新定义病人及医护人员的角色和责任,实行以病人为中心的糖尿病护理。赋能的过程被定义为帮助病人发掘和发展其内在潜能,使他们有能力承担生活的责任及控制糖尿病。一个被赋能者就是指病人有足够的知识做出合理的决定,有足够的控制力,并能充分利用资源去实施他们的决定,又能以经验去评价决定是否有效。被赋能者能够影响自己及别人的行为以改善其生

阅读笔记

活质量。因此,赋能不单包括使病人改变行为依从治疗建议的干预和策略,它也是一个使人获得对自身健康的控制过程和结局。

密歇根病人赋能模式的核心模式(Anderson 等,2000)确立以下四大概念:

概念一:病人对疾病的控制。病人要为自己的糖尿病负责,有责任做出自我管理决策,执行健康行为,如自我监测血糖,健康饮食,运动,预防低血糖等,并且承担决策带来的后果。

概念二:糖尿教育工作者的角色。教育工作者的角色是提供糖尿病教育及心理支持。在日常生活的糖尿病管理中,协助病人自己做出决定,并且在护理和教育过程中与病人地位是平等的。

概念三:糖尿病病人教育。教育对增强病人能力至关重要,教育使病人学会如何有效管理糖尿病,尽可能去掌管决定健康的因素。教育的目的不单包括为病人提供相关的知识和技能,还有提高自我认知,如个人价值观,需求,目标和期望,便于病人利用赋能的权利,实现自己所订立的糖尿病控制目标。

概念四:糖尿病自我管理。自我管理是病人终身的事务,除了知识外,价值观及个人承担构成病人的自我管理行为。糖尿病病人个人或家庭与疾病共存可以看作是行为体验。自我管理决定不分对错,病人只在其中学习。

(五)赋能概念应用的实例一

1. 实例介绍　实例 3-1 说明如何应用密歇根病人赋能模式,为 2 型糖尿病病人发展一个结构化的糖尿病自我管理教育项目,实现新护士和病人的赋能(structured diabetes self-management education program),简称 ABC 教育项目:A 代表糖化血红蛋白(hemoglobin A1C),B 代表血压(blood pressure),C 代表胆固醇(cholesterol)。

实例 3-1

一个结构化的糖尿病自我管理教育项目

2008 年,香港缺乏 2 型糖尿病病人优质糖尿病自我管理教育项目,一组糖尿病 APN 合力发展 ABC 教育专案,方便新手糖尿病护士开展高质量小组形式的糖尿病病人教育。

1. 确定项目理念　理念是教育项目的灵魂,决定项目设计。理念包含的观点和价值观会影响专业行为、态度、满意度及有效性(Funnell,1991)。经讨论后,APN 小组首先同意教育过程为一赋能过程,赋能亦作为教育的结果。小组曾考虑过两个流行的慢性疾病管理的赋能模式:斯坦福的慢性疾病自我管理项目(Lorig 等,2006)及密歇根赋能模式(Faste 和 Anderson,1995)。在深入分析赋能四个核心价值观:病人、教育者、糖尿病自我管理和糖尿病教育后,小组决定采用密歇根赋能模式。原因是该模式与整体护理及作者们对糖尿病教育的理念一致,而其中的两个观点:①与慢性病共存是一个终身行为体验的过程;②强调自我管理是临床的组成部分,对指导计划糖尿病自我管理项目尤为重要。

2. 确定项目目标　基于赋能模式,项目的目标如下:

(1)提供病人所需的知识和技能,使病人能承担自我管理糖尿病的责任,能够自己做出决定,从而维持自己的健康。

(2)促使病人向更有利的健康生活方式和自我控制方向转变,进而提高糖尿病控制与改善病人生活质量。

(3)提供病人环境及设施,使病人体验并回馈自身糖尿病自我管理方式,向小组成员及护士沟通、学习。

3. 确定项目内容　小组针对 2 型糖尿病病人(略受教育,没有严重的慢性并发症)自我管理所需的技能,制定了 8 项主要内容。这些内容在近 2 个月中,分 3 次教授,每次150 分钟。内容包括:① ABC 生理指标;②自我监测血糖;③健康饮食;④运动;⑤药物;⑥低血糖;⑦慢性并发症;⑧与医护人员沟通。

4. 确定教育策略　确定内容后,下一步就是在循证的基础上选取与本土教育文化相适应的教育策略进行教授。常用的教学方法有:

(1) 参与式教学法:适用于通过鼓励病人思考、与小组成员表达及交换意见,进而达到最好的学习效果的题目。

(2) 分享式教学法:适用于病人乐于通过与其他糖尿病病人分享、交流生活经验获益最大的题目。

(3) 教导式教学法:适用于对理论知识的讲解,澄清和示范。

(4) 家庭作业式教学法:适用于病人只有通过日常生活经验才能获益最大的课题。

接着 APN 就按教学内容安排学习活动。事实上,教授一个课题通常会用到多种方法,如图 3-6 所示。图 3-6 列举了针对不同题目所采用的最主要和最常用的两个方法。

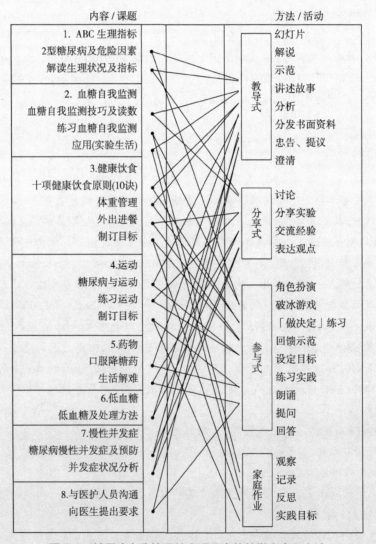

图 3-6　糖尿病自我管理教育项目中的教学内容和方法

(资料来源:黄金月主编. 高级护理实践导论(第 2 版). 北京:人民卫生出版社,2012.)

阅读笔记

教学策略和教学活动的选择是为了促进病人参与和互动，鼓励病人在小组中向护士及组员学习。讨论每一个课题时，护士可用提问的方式促使病人参与学习活动中，并鼓励病人提出他们认为相关和关心的问题。

5. 编写资料及底稿　为使新护士能达到赋能目标，APN 把要教授的内容按顺序做了 180 张幻灯片。并为每一张幻灯片编写底稿，底稿内容包括：①演说要点；②提议对话；③学习活动；④时间分配；⑤要强调的重点。另外，除编写幻灯片教材以外，还制作了一本手册，用以记录病人健康状况及控制目标，相关资源及自我管理评估指导。另一本工作簿则载有课堂需用的数据，包括病人所用药物的记录，饮食情况及给病人记录生活经历（包括：自我血糖监测值、饮食、运动的观察与记录以及反思页）及目标计划的工作表。

2. 实例分析　所有病人教育项目都包括知识教育和技巧传授。以赋能理念为指导设计的教育项目尤其强调帮助病人巩固所学到的知识和技巧，鼓励病人自发、主动地将所学到的知识技巧应用到日常生活中。教育过程中要提供便利的环境及条件使病人通过自己的或别人的成功经验，提高其自信和自控感。

（1）医护人员赋能：通过模仿学习　倘若医护人员本身不是一个被赋能者，那么也不可能对病人实施赋能。如果想要通过这个教育项目为病人赋能，护士要首先接受赋能教育。传统的教育课程着重教导护士有关病人教育理论，策略和方法及基本技巧。然而多数新护士并不能把知识应用于实践，亦只流于以教导模式指导病人。ABC 教育项目制作的幻灯片底稿是为了让初学护士从实例中学习如何使用不同的自我管理教育项目内容及教授策略，从而领略如何促进赋能。通过底稿，护士就能了解在对糖尿病病人进行自我管理教育时要涉及的主题和采用的教学方法。每张幻灯片的底稿包括教育内容和所采用的方法，新护士可通过模仿来学习。这个首次的模仿经验是为了建立护士的能力和信心，为将来实施以理论为基础的教育项目做准备。

（2）自我血糖监测教育：从实践中学习　传统的自我血糖监测教育强调教授病人测试技巧，记录和分析血糖结果。病人进行自我血糖监测主要是为应付医护人员的检查而不是为了自己的学习，血糖结果也主要用于判断病人自我管理做得好不好，如一个病人由于摄入甜食或额外的食物导致血糖值的升高，医护人员会告诫他由于犯错误妨碍了血糖的控制。上述情况会导致有些病人可能在预料自己血糖较高时就避免检测，或者伪造读数以取悦医护人员，同时安慰自己。

为达到赋能的效果，自我血糖监测的教育侧重点是不同的。在 ABC 教育项目中，病人在第一节除了通过例子学习如何操作血糖仪，监测频率及分析结果外，导师建议他们观察及记录血糖结果及所有可能影响血糖的因素（如运动，饮食，及备注事项），并记录于功课簿，以帮助病人反思及在下一次课堂讨论。导师亦向病人解释行为实验的概念，强调自我管理行为（如饮食，服药和运动）没有对与错之分，亦无所谓成功与失败，但这些行为肯定会导致相应的行为后果，并影响血糖。导师应尝试打消病人被批判的疑虑，鼓励他们用心观察影响血糖的因素，并根据需要做出适当的改变。

在第二、三次讲座的开始部分，应安排充分的时间让病人讨论他们期间所作的观察，反思与学习。这种教学方式中，护士不会指令病人该做什么，而是促进病人之间的经验学习和交流，鼓励病人根据他们对血糖影响因素的观察选择合适的行为。

（3）饮食教育：学会如何选择食物　单纯的知识往往不能使人改变行为，不过知识是病人决策、赋能和行为改变的基础。在 ABC 项目中，APN 根据 10 项健康饮食原则串成 10 段具有

阅读笔记

节奏感的歌谣，导师向组员解释每一段歌谣，同时留给组员一定的时间提问及分享感受。为促成病人改变行为，导师引导病人反思该饮食原则做得怎么样，鼓励病人设定一个自己可以实现的目标。个体化目标的设定是为了提高病人自我决策（self-determination）的意识，进而提高病人的成就感和控制感。

对于糖尿病病人来说，在外就餐时选择食物是一个重要又复杂的决定。为提高病人决策能力，项目组设计了一个"做决定"练习。学习活动开始，护士拿出四种类型的餐厅的四种菜单，每2～3个病人分成一个小组，并且要求病人考虑健康、价格、便利性和味道等四个因素决定选择食物。护士反复强调病人做出决策没有对错之分，但是每项选择会出现不同的结果。这个活动的目的在于增加病人决策的原则意识，通过角色扮演和分享感受提高教育的效果。护士的角色不是指导病人做出选择，而是清楚地解释每项决策的前因后果。

（4）药物教育：学习如何解决问题　坚持服药是控制糖尿病的重要行为。传统的教育认为，向病人灌输相关药物知识和药物作用，他们便会依从服药。然而，即使病人认识到药物的重要性，还是有很多因素妨碍病人的服药依从性，常见的障碍包括他们不懂得某些情况的处理方式及对西药的误解。为了消除这些障碍，项目特设计一连串的生活场景及常见误解内容，以问题形式鼓励病人思考，讨论看法和分享想法。如护士会问他们"当我服用中药时，是否应该继续服用治疗糖尿病的药？""如果我服用的糖尿病药没货了怎么办？"护士的角色就是鼓励病人重新考虑处理方式，阐明不清楚的地方和指出不同选择的利弊，最终让病人为自己的问题找到解决方案。

（六）赋能概念应用的实例二

1. 实例介绍　实例3-2介绍一位糖尿病APN以"赋能辅导对话"协助糖尿病病人饮食调节的实例。

实例3-2

———— 赋能辅导对话 ————

病人：我最讨厌饮食有这么多的限制。

护士：您好像很不喜欢这些限制，可以举些例子吗？

病人：我曾经尽力按照营养师的吩咐烹调，但我丈夫不但拒绝我的清淡烹调，而且还取笑我胖，医生又责备我，没有按指导节制饮食，以致减肥失败。我已经很长时间没有吃可口的食物了，但依然肥胖。

护士：哦，原来是这样，你已经尽了努力，但未有成果，难怪你这样不开心和沮丧。

病人：是的，护士小姐，为何节制饮食这么困难呢？

护士：你觉得哪方面有困难？

病人：我中午吃饭是没问题的，但我丈夫晚上回家要吃得丰富，分量多。然后他要我陪他看电视，照顾他吃雪糕，那我就陪他一起吃啰！

护士：按这个情况，你认为该怎样做，会感觉好一点？

病人：你先说啦……我最想可以减肥，不单是因为不想被医生责备，最主要是我想自己好看一点，现在这么胖，我工作都较费劲，真不想再这样了。

护士：如果你不改变现在的情况，你想过一段时间后情况会怎样呢？

病人：我不知道呀！或者再继续肥胖，健康和我的糖尿情况都变更差，我想是有这可能吧！

护士：如果真的到了这个情况你会觉得怎样？

阅读笔记

> 病人：如果是这样便糟糕了，越来越胖，就越难减肥成功，越难减，心里便更不开心，越有挫败感，到时可能会影响工作，我一定会非常烦躁，我烦躁就会对子女发脾气。
>
> 护士：那你会接受自己变成这样子吗？
>
> 病人：当然不能，我还是想先减一点点肥！
>
> 护士：那你可以想到一个行动现在可以做，开始去改变现状吗？
>
> 病人：我回家向我丈夫说出我的感受，我要向他说我现在好难受，我想他会理解我的；如果他可以理解，接受我的情况，就可以改变现状，一切都容易办得多了。
>
> 护士：你打算什么时候和他谈这件事？
>
> 病人：今天晚上，等他下班回来对他说。

2. 实例分析　对糖尿病病人来说，每天都需要作一系列的生活调整，如饮食调节。这绝对不是病人个人的事，它影响着病人的家人。为了使血糖控制更理想，有些糖尿病病人需要做很大的改变。在现实生活中，改变是困难的，绝不是一朝一夕的事，"赋能"的概念让 APN 明白，要病人改变，就一定使病人对改变抱有信心、主动积极地参与和坚持不懈地努力。

在上述病人教育过程中，APN 以"赋能"的形式为病人提供辅导，在彼此的交谈中引导病人做出改变。资深的 APN 的信念是通过"赋能"方式，帮助病人面对糖尿病并做好管理，主导者是病人而非护士，所以她不会像传统形式那样要求病人按指示做事。反之，在辅导过程中她扮演"协作者"和"伙伴"的角色，积极聆听病人的问题、困难及感受。通过开放式的问题，有系统地帮助病人重新思考自己在饮食调节上的困难所在。当病人清楚自己的问题后，APN 便引导病人设定目标和行动，逐一实践。在辅导过程中，APN 会尊重病人、理解病人的困难、相信病人的自主性、相信病人有能力处理问题和付诸实践。当病人流露挫败感、失败事例和面对的困难时，APN 让她发泄心中的不快，而且小心翼翼地避免加入个人判断，只提供情感上的支持和表达同情心。对于病人在饮食调节上曾做出的努力，她表示欣赏，也没有急于提供建议和解决方法。病人最终通过上述的交流模式，按她的能力和生活情况为自己订下目标和可行的计划。会谈最后病人出现了"我做得到"这种良好的感觉，对未来的改变及管理自己的疾病建立了信心。

二、跨理论行为转变模式

Prochaska 和 DiClemente（1983）在研究吸烟者的戒烟过程中观察到，在不同的行为阶段，戒烟者对于"戒烟"会有不同的处理方式，由此得出行为的改变确实须经过一系列的过程，进而在 1982 年发展出跨理论行为转变模式（Transtheoretical Model of Change）。Prochaska（1979）在起初发展这个模式时，比较、分析了 300 多个经过心理治疗的案例及行为改变的理论，整合了行为改变的方法、原则，所以称为"跨理论行为转变模式"。此模式解释了人会在何时发生行为改变、如何改变，以及影响行为改变的因素，为教育者提供了行为分析及干预策略的良好参考模式。跨理论行为转变模式的独特之处在于它不仅包括了多重连续的转变阶段，还注重个体的转变，承认个体的准备和意图是行为转变的决定性因素。该模式建议要帮助个体转变行为，就必须根据个体在不同阶段的需要，提供与本阶段相匹配的个体化干预及教育。

跨理论行为转变模式包含了四个概念：①改变阶段；②权衡决定；③自我效能；④改变方法（Prochaska 等，2002）。以下对这四个概念加以说明，并以一个 APN 的教育干预过程来讨论理论的应用。

（一）改变阶段

改变是经过时间才发生的现象，所以"改变阶段"是一个过程，包含时间的因素。该模式提出，个体所经历的改变过程通常包括六个阶段：即无意图期、意图期、准备期、行动期、维持期及终止期。要帮助个体改变，干预者需先掌握其所处的阶段，根据其需要，给予合适的干预或教育。

根据理论推测，处于"无意图期"的人，在短期内（如未来六个月）并无改变行为的打算，他们可能尚未意识到自己的行为是有问题的，也可能是之前曾尝试过改变，但因失败的挫折感使其避免去思考改变，甚至不愿意提及自己目前的行为问题。

进入"意图期"的人，开始意识到自己行为上的问题，并打算在短期内采取行为改变。处于此阶段的人已经感到改变后的好处，但也明白会遭遇一些困难与阻碍，这两者之间的矛盾可能会使其停留在这个阶段，无法继续前进。

如果个体已进入"准备期"，就表示他们将于不久的将来（如1个月）开始采取行为改变。他们通常在过去一年中已经采取了一些零星的行动，并对所采取的行动已有计划，如参加一些相关课程或购买需要的书籍等。

进入了"行动期"的个体会产生一些规律的行为，对自己的生活型态已经有所改变，但这种改变还未超过6个月。

到了"维持期"的人，即已经维持改变后的新行为长达六个月以上，甚至五年者。处于此期的人，为了防止旧行为复发付出了许多努力，他们不再像处于行动期时频繁的运用行为改变的方法，而是变得比较自信，不易再受到诱惑而使旧行为复发。

最后一个阶段是"终止期"，在此阶段个体可以完全抵抗诱惑，有绝对的自我效能信念。不论他们的情绪如何低落、紧张、沉闷、孤单、愤怒或感激，他们肯定不会走回头路，不会再恢复不良习惯。

虽然跨理论行为转变模式将行为的改变分成上述六个阶段，但其变化并非只在这六个阶段间直线移动。很多人在达到目标前，往往尝试过很多次，在不同的阶段前进或倒退，也有不少人长期停滞于无意图期，全无改变的动机。

（二）权衡决定

人们在决定是否要采取行为改变时，会先权衡这项改变对自己与他人会造成的利弊得失。在跨理论模式中，这个概念简单地包括利益（pros）与代价（cons）的衡量。倘若个体经权衡后认为采取行为改变的利益大于代价，他采取行为改变的可能性则较大；反之，若采取行为改变要付出的代价大于利益，个体改变行为的可能性则较低。如运动的行为：从事运动的利益是运动带给个体的愉快、压力的缓解、疾病的预防等；而代价则是付出时间、金钱、牺牲休息等。最后个体对利益和代价两者之间的权衡便产生了他是否要从事运动的决定和行为。

（三）自我效能

跨理论行为转变模式融合了班杜拉（Bandura, 1982）的社会认知理论中的核心概念"自我效能"。自我效能感或自我效能是指个体以自身为思考对象的一种形式，是个体的自我把握和感受，是个体对自己能否在一定层面上完成某些影响自己人生的活动所具备的能力判断或信念。个体不一定要拥有某些技能，而是他怎样判断所拥有的技能。这个解释指出人的自我效能并非是固定不变的，而是与特定的情境和事件有关的，它不等同于自尊、自信和控制点等相关的概念。因此，自我效能不是个性特色，而是短暂的、受特定的情境和事件所影响的。如一个人能判断自己在某一范畴是非常能干的，如写作；但在另一范畴却并不那么能干，如公开演说。

理论承认行为受个体和环境特征的影响，但其中心思想也同时假设人能影响自己的行为。自我效能理论指出自我效能感是行为表现的决定因素，个体对采取该行为的自我效能预期和行为结果的预期，能预测他是否采取该项行为。结果的预期是一个人对某一行为结果的信念。这些结果可以是生理、社会或自我评价的形式。结果预期很大程度上取决于对自我效能的预期，所以自我效能比预期结果更能预测其表现。自我效能感是个体对自己行为表现的自信。

自我效能感受四个方面的信息影响：实践的成功经验、替代经验、言语劝导和生理状况。

1. 实践的成功经验　实践是获取自我效能的最重要途径,源自个人的经验。掌握经验是产生强烈自我效能感的最佳途径。成功能提高自我效能感,失败则削弱自我效能感,这种情况特别是在当自我效能感的基础尚未坚固地建立时尤其明显。如果一个人只经历过轻易获取的成功,便会期望迅速获得效果,结果容易被意想不到的挫折所击倒。坚定的自我效能感是要经过不断克服障碍的努力。人生的挫败与困难都使人懂得成功是要经过不断努力的。当一个人掌握成功的要诀后,便能面对逆境,很快重新开始,且比以前更坚强。

2. 替代经验　观察他人获得成功是提升自我效能的重要途径。替代经验是通过观察社会示范行为而获得的,并能提升自我效能感。当一个人看到与自己水平差不多的人经过努力获得成功时,便会相信自己处于类似活动情境时也能获得成功,从而提升自我效能感。相反,当看到别人付出很大的努力,最终仍遭失败时,便会降低自我效能感,并削弱他们的努力程度。观察者受示范者的影响程度在于两者的相似程度。两者愈是接近,示范者的成败得失越能影响观察者。如果一个人对自己和别人持不同的评价观点,便不会轻易受他人的影响。

3. 言语劝导　言语劝导比较容易运用,是最为广泛使用的一种提高自我效能的措施。专业医务人员指导、建议、劝告,说服他人相信自己有能力完成某项困难的任务,劝导者的诚信、专业、可靠、权威是关键所在。因为言语劝导与自身经验关系不大,所以对自我效能影响也不大。

4. 生理状况　人会用生理和情绪方面的自我评估来判断自己的能力。生理状况对处理压力、身体健康方面的问题尤为重要。一个人对自己生理状况的评估会使他避开某些行为。如一个老年人害怕注射器,这种恐惧的情绪会影响他的表现,并认定自己无法为自己进行注射。同样,如果康复活动使他感到疲劳、痛苦、呼吸困难,而这些症状被理解为身体上的问题,使老年人认为自己没有能力从事此项康复活动。情绪、生理反应的程度并不是最重要的,最重要的是他们如何判断与评价自己。自我效能感高的人会视这些情绪反应为激发表现的动力;相反,自我效能感低的人会认为这些情绪反应会困扰自己,从而怀疑自己的能力。

（四）改变方法

跨理论模式描述了多个有效帮助行为转变的干预方法,以下简单介绍其中最具实证支持的10项:

1. 意识觉醒　这项干预目标是要提高个体对特定问题行为的原因、结果及治疗的警觉。有效的干预方法包括反馈、比较、解释、参考数据、教育、说明及大众媒体传播等策略。

2. 情感唤起　这项干预方法主要是让个体更强烈地感受到应该采取适当的行动去减少问题行为所带来的影响,如让个体感受到戒烟可减低恐惧、罪恶等感觉。心理剧、个人陈述、悲伤法、角色扮演或大众媒体传播等,都是唤起情感的技巧。

3. 自我再评价　这项干预方法是使个体在认知与情感两方面对自己不健康的行为习惯作自我评价,如让个体评价并感觉自己吸烟的行为,可用的策略包括澄清价值、健康榜样的角色及意象等技巧。

4. 环境再评价　这项干预方法是使个体在认知与情感两方面评价自己不健康的行为习惯对社会环境所产生的影响。如评价自己吸烟的行为习惯对其他人及环境的影响。评价也包括使个体认识到自己的行为可能会对其他人起一个正面或负面的健康榜样的作用。能使个体做出这方面评价的干预包括同情心训练和家庭干预等。

5. 自我解放　这项干预方法是使个体相信自己有能力改变并对自己承诺愿意去改变。如在新年时利用下决心、公开宣誓及提供多项的选择来加强自我解放和磨炼意志。

6. 社会解放　这项干预方法是要在社会上创造一个尊重人权、有利健康的社会环境,为个体提供更多的机会和选择,这对于社会上弱势群体、少数民族尤为适用。拥护、赋能和政策制定都是帮助弱势群体转变行为、增进健康的有效方法。

7. 情景替代　这项干预方法是帮助个体学习一种较健康的行为去取代问题行为,如学习

阅读笔记

放松以减轻压力、以自我主张去应对来自不同方面的压力，对自己正面肯定等。

8. 增强管理   这项干预方法是应用行为科学的概念，以行为的后果去强化或处罚某种行为。当个体改变健康行为时，可由他人或自己提供奖赏去强化个体重复该行为。反之，当个体重复不健康行为时则可实施处罚去减低该不良行为的再发生。

9. 控制刺激   这项干预方法一方面移除个体不健康习惯的诱因，另一方面增加个体健康行为改变的提示。避免诱因、重建环境及建立互助小组等策略都能有效支持改变、减低再发生不良习惯的风险。

10. 帮助性的人际关系   这项干预方法包括对个体提供关怀、信任、宽容、接纳及对健康行为改变的支持。而信赖关系的建立、治疗性结盟关系、辅助性的提醒及病人俱乐部等，都是社会支持的来源。

Prochaska 等学者（2002）建议将上述的改变方法与改变阶段整合，在适当的时候使用适当的方法，如要帮助个体由无意图期进入意图期，应使用意识觉醒、情感唤起及环境再评价；对于已处于行动期者，则应使用增强管理、帮助性的人际关系、控制刺激等来促使其将行为维持下去。

（五）跨理论模式概念应用的实例

1. 实例介绍   实例 3-3 是跨理论行为转变模式的应用实例。

实例 3-3

跨理论行为转变模式的应用

　　王先生，58 岁，无烟酒嗜好，曾受过五年教育，是货车司机，与三个分别是 15 岁、13 岁和 8 岁的子女同住经济适用房。妻子在 4 年前死于癌症，他是家中的经济支柱。最近他被转诊到糖尿病专科中心学习自己注射胰岛素。王先生患糖尿病已经 13 年，血糖控制良好，但去年开始转差。HbA1c 一直高于 10%。最近的空腹血糖值是 16mmol/L，一年前开始出现血管增生性的视网膜病变和肾功能衰退（血浆肌酐值 150mmol/L）。最近 3 个月他经常出现口渴、尿频、疲倦的症状，体重下降了近 5kg。目前口服的药物是格列本脲（Daonil）10mg 和二甲双胍（Metformin）1000mg，2 次 / 天。收到转诊后，高级专科护士（CNS）为王先生订下两个短期的治疗目标：①病人要认识自身糖尿病的控制现况，明白并接受每日注射两次胰岛素以取代目前的口服降糖药；②病人要掌握自我注射胰岛素和血糖测试的技能，认识相关的急性并发症。长期的目标是要使 HbA1c 降至 7%。

第一次面谈

　　高级专科护士（CNS）评估王先生对糖尿病的态度，觉得他不仅能够很好地处理目前日常生活中的一连串变化，而且重视个人健康，在饮食调节和按时服药方面处理得很好。对话中，CNS 首先让王先生明白他现在控制病情的意义，向他详细解释 HbA1c、空腹血糖值和血浆肌酐值这几个重要的病情控制指标的意义。其次着重与他讨论口渴、尿频、体重减轻及显示血糖偏高的意义，指出他需要开始注射胰岛素，并强调他要加强控制血糖以减慢肾功能衰退和视网膜病变。经过一番解释后，王先生表示他明白自己的健康状况和需要注射胰岛素的重要性，但他告诉 CNS，他暂时不愿意每日注射两次胰岛素，只愿意晚上注射一次。CNS 于是与他心平气和地讨论每日注射两次胰岛素的好处和缺点，王先生说出他在经济上的困难和日间注射胰岛素的不便。CNS 显示很理解他的看法和困难。但药物治疗计划还是要执行，便教他注射技巧，最后让他用生理盐水作注射练习以确保他真正掌握注射技巧，并增强对回家后单独注射的信心。在学习的当天晚上，王先生便要开始每晚注射 10U 中效胰岛素。CNS 再向他介绍检测血糖的重要性，但他以经济理由拒绝了 CNS，说他暂时不愿意进行自我血糖测试。

第二次面谈

四个星期后，王先生再次面见该高级专科护士（CNS），经评估显示他的注射技巧和自我信心都不错，空腹血糖值 12mmol/L。CNS 询问高血糖症状有无改善，王先生说尿频情况已有明显改善。CNS 解释通过空腹血糖已显示出胰岛素治疗的效果，症状因此改善。CNS 对王先生说要有更好的血糖控制结果，就应该每日注射两次胰岛素。但王先生直截了当地拒绝了，表示不愿再改变了，感觉太麻烦并企图转移话题。然后，CNS 把话题重新引到自我监测血糖上去，让王先生明白调整药量困难的原因是他此刻不愿意自我监测血糖及记录。王先生解释了他目前做不了血糖监测的原因，但会认真考虑。CNS 接受王先生的解释，平心静气地向王先生重申自我测试血糖的重要性。最后，CNS 增加睡前胰岛素的药量至 14U，并安排下次复诊时再作空腹血糖测试，看是否有改善。

第三次面谈

六个星期后，王先生再次面见高级专科护士（CNS），他的空腹血糖继续有改善，已下降至 9.5mmol/L。CNS 向王先生解释虽然结果有改善，但距离理想血糖水平尚远。王先生表示自己愿意每日注射两次胰岛素替代口服降糖药，并开始自己测试血糖。经过一番讨论后，王先生答应每周两次血糖测试。CNS 于是提议他可每星期作空腹及餐后两小时的血糖测试，并教导他有关技巧。谈论到每日注射两次胰岛素，王先生起初仍以不方便及经济理由，拒绝这个治疗，但再经探讨后，他开始说出另一个害怕日间注射胰岛素的重要原因，是因为两年前他的同事曾在注射胰岛素后血糖过低而造成严重的交通意外。王先生强调："他就是注射胰岛素而出意外的"。CNS 先让王先生表达心中的恐惧和忧虑，然后向他强调如果在肾功能衰退的情况下持续再应用降糖药，反而会增加严重低血糖的风险，胰岛素治疗正好可有效地控制血糖并能降低血糖过低的危险，随后再跟王先生分析导致低血糖的各种原因。CNS 又向王先生解释胰岛素的作用和特性，邀请他共同参与制定胰岛素的剂量，讨论如何计划治疗方案、如何调整胰岛素的剂量去避免低血糖等，让他全面认识低血糖的症状及其处理方法，以及如何预防这个严重的意外。经此详细而有针对性的解释后，王先生终于打消了他的疑惑和困扰。CNS 又调整了王先生的口服药量，强调了以 2U 调整胰岛素药量的原则，从此王先生开始了每日两次的胰岛素治疗。

第四次面谈

八个星期后，王先生再跟高级专科护士（CNS）会面，这次他带回了自我测试血糖的记录簿，记录显示空腹血糖维持在 7～8mmol/L，而餐后 2h 的血糖大约在 10～14mmol/L 之间。这次会面王先生主动向 CNS 分享他经历过的一次低血糖和他所做出的两次胰岛素药量调整。CNS 于是对王先生的经历加以讨论和分析，称赞和肯定了王先生正确的做法，同时也矫正和提醒了其错误之处。

2. 实例分析　　从接受改变至新的治疗方案付诸行动并非一蹴而就。实例 3-3，CNS 在帮助病人接受注射胰岛素治疗及自我测试血糖两项改变的过程中，她首先掌握病人的需要及其所处的改变阶段，然后按需要作调整，为个人制定符合该阶段的干预和教育，有效地帮助病人成功地经过了"改变"过程。

以王先生接受进行自我测试血糖的过程为例，在未详细认识自我测试血糖前，王先生当然没有意图执行此项自我管理行为，于是 CNS 采取了意识觉醒的策略，首先向王先生解释进

阅读笔记

行自我测试血糖的好处及重要性,以提高他进行该项行为的动机。但王先生因经济关系和怕麻烦的原因,未马上接受。CNS 明白他的困难,理解他是一家四口的唯一经济支柱,接受新治疗方案的同时,他还要额外的承担买注射器、胰岛素、血糖测试仪器和试纸的费用,一时很难负担,因此王先生不能立即接受两项新的治疗方案。虽然 CNS 明白新治疗方案不能一拖再拖,但她仍然允许王先生有时间来考虑这些改变,不一定要按她期望的速度进行。CNS 只是有目的地提高王先生的认知,让他客观及理性地衡量自己的决定。在前三次会谈中,虽然王先生多次拒绝 CNS 的建议,但 CNS 并不强迫他,反而用心聆听,表示理解他的困难,给以支持,并通过解释、重申、再次强调利害关系等方法,强调自我测试的重要性,直至他确定行动的意图,才教给他测试的方法。

在跨理论模式的几个重要概念引导下,CNS 指导王先生逐步接受并掌握两次胰岛素注射的治疗,使王先生接受改变口服药治疗为胰岛素注射治疗。在第一次见面,王先生处于意图期的阶段,CNS 采取意识觉醒和言语劝导等策略,首先向王先生解释其治疗需要,为说服病人,CNS 应用生理状况的信息,即详细向王先生解释多个糖尿病病情控制相关的指标,分析口渴、尿频、体重减轻症状是显示血糖偏高的症状的意义,让他具体地明白自己的病情,用这些重要的数据去衡量和考虑接受胰岛素治疗的决定,并以此作为日后治疗成效的客观指标。在王先生开始接受自我注射胰岛素并看到血糖控制得到改善时,说明王先生已经进入行动期。CNS及时采取增强管理的策略,在对王先生进行肯定和表扬的同时,进一步评估其拒绝接受检测血糖的原因。当 CNS 得知王先生对日间注射胰岛素的心理障碍是源于他那位同事因注射胰岛素而引起的血糖过低,最终造成严重的交通意外的替代经验后,她首先接纳他朋友的经历带给他的恐惧和忧虑,然后针对性地向他解释,使他明白并参与一起制定治疗计划。最后,CNS 帮助王先生掌握注射胰岛素技巧时,耐心指导每一个细节,让王先生在她的督促下作自我注射,使王先生经历实践的成功经验以增强对注射的自我效能感。在同王先生相处的整个过程中,CNS 始终运用帮助性的人际关系策略,用关怀、宽容、接纳和提供支持的态度,最终成功地帮助王先生达到了预定的目标。

三、健康信念模式

(一)健康信念模式(Health Belief Model)的发展

20 世纪 50 年代初期,美国公共卫生行政部门着重开展疾病预防的课题,在各地为民众提供不同疾病的筛检服务。政府为了提倡筛检,不惜采用低廉收费甚至免费的方式,但实行多年却成效甚微,最终以失败而告终。筛检计划失败以后,学者们开始研究计划失败的原因。1952年初,Hochbaum(1958)通过对 1200 多名成人进行结核病 X 光筛检,调查其自愿参与的意愿,发现个人特定疾病筛检行为与自我感觉的疾病易感性和自我感觉的行动效益有显著关联。Hochbaum 的研究发表以后,其他学者开始试图理清健康信念模式的概念,并将其延伸。健康行为的研究不应该只局限于预防筛检,应该拓展到更全面的研究和解释预防行动、疾病行为、病人角色行为等范畴(Becker,1974;Kirscht,1974;Rosenstock,1974;Janz 和 Becker,1984)。健康信念模式解释了为什么有些无病的人会采取一些有针对性的健康行为避免某种疾病的发生,而有些已经患病的人反倒没有采取特定的行为去控制疾病;强调了有健康信念时人们采取健康行为的基础。健康信念模式现已成为一个被医疗界广泛应用的理论框架,其概念常用于解释健康相关行为改变及维持,并指导医护人员策划健康行为的干预和教育。

(二)健康信念模式的核心概念

健康信念模式基于认知理论。认知理论强调个人主观的假设和期望是推动行为的重要动力。认知理论认为,是否采取或采取什么行动与个人对结果的主观价值和期望有关,期望促使个人执行特定行动以达到结果。该理论概念随后衍生为价值期望理论(value-expectancy

阅读笔记

theory)，可以把健康信念模式视为一种价值期望理论。

健康信念模式认为健康信念是健康行动的主要决定性因素。信念的产生依赖于个人对健康行为和健康所持有的心理，包括态度、价值、期望、认识和观念等。健康信念模式主要由三个部分组成：个人感知、修正因素和行为的可能性。

1. 个人感知　个人感知包括两个主要概念，即自觉疾病易感性和自觉疾病严重性。是指个体对特定疾病的易感性的认识和对疾病严重性的认识。

（1）对疾病易感性的认识是个体主观评估自己患某种疾病的可能性或风险，当个体知道某种疾病的发病率、流行情况后，会对自己是否会患此病做出判断；应用在疾病行为时，一般指个人对诊断的信任和接受程度。

（2）自觉疾病严重性是指个人主观评估某种疾病及其后果的严重程度，指个人对患有某种疾病或不接受治疗的感受，此感受不仅包含医疗和临床上可能的结果，如死亡、失能、生理疼痛等，同时也包括个人患病后在社会上可能发生的结果，如影响工作、家庭生活、人际关系等。

自觉疾病易感性与自觉疾病严重性构成了个人自我感觉的疾病威胁，而个人对疾病威胁的估计能预测其采取健康行为的可能性。

2. 修正因素　修正因素是指影响和修正个体对疾病感知的因素，包括人口学变量，如年龄、性别、种族等；社会心理学变量，如人格、社会地位、同事或团体的压力等；结构性变量，如个人所掌握的疾病知识、疾病经验等因素。这些因素会影响个体对疾病威胁的感知。

行为线索和提示因素也是构成修正因素的重要部分，即健康行为的诱发因素，如家人和朋友的劝告、大众媒体对疾病防治的宣传、医护人员的警告和提示等。这些因素也会影响个体对疾病威胁的感知，从而影响其采取健康行为的动机和倾向。

3. 行为的可能性　个体是否采取健康行为取决于个体自觉的行动效益和自觉的行动障碍。

（1）自觉行动效益：是指个体自我感知的采取健康行动带来的好处。当个体感到某种疾病的易感性与严重性对自身有很大的威胁时，会考虑采取行动以消除威胁；个体会主观评估采取这种行动的益处，包括与健康相关的（如个人觉得可减少疾病发生或促进健康）、与健康无关的（如戒烟可节省开支，接受某项检查可以取悦家人，令他们放心等）的益处。另外，个体也会衡量各种可以采取的行动中，哪一项对自身最有好处，然后才去执行行动。

（2）自觉行动障碍：是个体主观评估实施某项行动要付出的代价，包括生理上或身体上要为行动所付出的代价，以及自觉行动所带来的负面影响。这些对个人执行行动所造成的负面影响为自觉行动障碍。自觉行动障碍很广泛，包括巨大的费用开支、可能带来的危险、使人不愉快的感觉、不方便、费时等。

健康信念模式认为，个体首先会衡量行动所需付出的代价与效益，然后才决定是否采取行动。自觉疾病易感性与自觉疾病严重性为个体的行动提供动力，个体分析、衡量付出代价后换来的效益价值何在？如果效益大于代价，个体采取行动的机会就很大。相反，个体采取行动的机会就很小。所以自觉行动效益与自觉行动障碍会影响个人选择最佳行动的可能性。

（三）健康信念模式的应用实例

1. 实例介绍　实例3-4是健康信念模式的应用实例。

实例 3-4

───── 健康信念模式的应用 ─────

陈先生，30岁，新婚不久，和妻子同住，中学文化，在酒厂工作，每天工作10~12h。喜欢吸烟、与朋友一起喝酒。初次诊断为糖尿病和高血压。属于肥胖体形（体重70kg，

阅读笔记

身高 160cm，体重指数 27.3），空腹血糖 13mmol/L。医生的处方是口服降糖药二甲双胍500mg、格列本脲 5mg，2 次 / 日。随后，他参加了两次小组学习，学习有关糖尿病的基本知识，认识小组成员以便相互支持，学习自我监测血糖。一年以后，陈先生被转诊见高级专科护士（CNS），医生在其病历上的评语为："不合作""缺乏糖尿病的基本知识"，需要得到糖尿病专科护士的辅导和再教育。妻子陪同他一起去见 CNS，探讨他的问题和困难。CNS 向陈先生解释其糖尿病控制状况及控制理想血糖的重要性，并建议其首先学习自我监测血糖，但是他却表示不想尝试，说：

"我的糖尿病很轻微，不用那么着急。"

"我的同乡也患有糖尿病，他照样大吃大喝，现在还挺健康，他告诉我服用一半的药量也可以，我只会在轻微不舒服时才会服药。"

"哈哈……从未想过有并发症。"

"自己监测血糖又要学操作血糖仪，又要买昂贵的血糖试纸，太麻烦了，复诊时检测一次就够了。"

"血糖高低没有什么了不起。"

CNS 听完他的话后，意识到陈先生由于对糖尿病及其慢性并发症的错误认识导致他不着急的态度，对自己的健康不在意。于是她重新向陈先生澄清以下几项重点：①无症状出现并不等于健康，或糖尿病控制得好；②高血压和糖尿病的慢性并发症可能全无症状；③长期血糖过高对血管和器官的损害；④介绍两个权威研究机构随机抽样的临床研究报告的结果，都确定血糖控制差会增加慢性并发症的机会，尤其会加剧小血管并发症；⑤要及时找出风险因素，以阻止长期并发症的出现；⑥制定短期和长期治疗糖尿病的计划。

通过详细的解释，陈先生夫妇加深了对糖尿病的理解，意识到糖尿病的严重在于慢性并发症对身体的长期威胁。CNS 举了一些真实的案例，表明一些患糖尿病多年的病人由于没有及早控制血糖，目前深受糖尿病的伤害。陈先生逐渐加深了对糖尿病的认识，护士开始和他讨论自我检测血糖的花费、痛楚、麻烦，以及给他带来的效益，根据血糖值制定有效的药物治疗方案，增加了他对未来的把握和控制感。

2. 案例分析   单靠知识不会引起健康行为的改变，陈先生已经参加了两次小组学习，但其自我管理行为未发生改变，为何他会不珍惜自己的健康？按照健康信念模式的观点，不难明白健康信念成为其自我管理行为的阻碍。

在面谈过程中，CNS 发现陈先生并不认为自己的糖尿病很严重，没有意识到糖尿病对目前健康的威胁，因此对疾病不在意；况且自我监测血糖很不方便，他担心失去和朋友大吃大喝的乐趣，从而失去生活的乐趣；他认为糖尿病是小毛病，犯不着为此而努力改变目前的生活习惯；况且他的糖尿病朋友不认真治疗却看起来挺健康的，这促进他忽视糖尿病的严重性；对于糖尿病慢性并发症，对他来说似乎是未来可能发生的问题，没有任何体验，反正目前还挺健康，所以不用担心。在这种自觉严重性和自觉易感性都很薄弱的情况下，上述因素成为他学习自我照顾和积极行动的主要障碍。

针对陈先生对糖尿病自觉易感性的意识较薄弱问题，CNS 选择在认知层面介入教育，解释糖尿病及其并发症的特点，集中讲解并发症的发展阶段，制定教育目标，加强糖尿病的治疗管理，预防并发症的发生，增强陈先生对治疗计划的信心。通过介绍临床研究结果，指出血糖控制不良与糖尿病并发症的关系，最后通过个案教育，提醒陈先生积极采取健康行动，控制血糖。

对于陈先生的自觉行动障碍和自觉行动利益，CNS 首先承认自我照顾和自我监测血糖是要付出代价的。帮助陈先生分析自我检测血糖、定时服药的利益和代价，以及对他未来健康的意义。最终，陈先生能准确地掌握疾病的知识及治疗重点，答应会定时服药和监测血糖。CNS 教他监测血糖的详细过程，并建议使用简易血糖仪，使他觉得自己可以胜任这项任务，也避免以后遇到问题后逃避。在这个过程中，CNS 指导陈先生分析血糖值，对糖尿病进行自我监测，根据血糖值调整自己的生活方式，帮助他认识到即使花钱，学好监测血糖也是值得的。

四、社会支持

（一）社会支持的基本概念

社会支持（social support）是阐述人际关系的结构和相互作用的中域理论概念。在传统观念中，社会支持是社会网络（非专业人士）向个体提供的援助。支持可以来自家庭、朋友、邻居、同事、社会领袖、非专业或专业人士、义工和自助互惠小组等。专业人士提供的支持一般属于代理支持的范畴，是服务网络的扩展或补充，不可以取代社会支持。

社会支持的概念一直是多个学科的焦点，尤其是社会心理学和健康科学。关于社会支持与健康的关系研究很多都是基于缓冲理论（buffer theory）及依附理论（attachment theory）。20 世纪 70 年代，有关社会支持的研究得出结论，社会支持能减轻压力带来的负面影响。缓冲理论认为社会支持对个体所面临的压力能起一定的保护作用。约翰鲍比（Bowlby）的依附理论认为，个体在童年所形成的安全依附感对其以后能否与他人建立互相支持的关系有很大的影响。70 年代中期到 80 年代早期，学者们把社会支持作为一具体的概念，很多文献用人际互动、人、关系等名词来描述这一概念。近年来，学者们用认知、支持的质和量、行为、社会系统等越来越抽象的概念来描述社会支持。虽然社会支持是一个很流行的概念，但是学术界对它的理论和操作性定义仍未达成共识。研究者从不同的观点来定义社会支持，但是大部分定义都包含正面的人际互动或帮助性行为，大部分社会支持理论均假设援助来自于社会网络成员的互相馈赠和接受，带来社会整合或归属感，也有学者认为社会支持是至少两个人为了对方的益处而交换资源。

广义地说，文献中对社会支持的定义是"给他人援助与保护"。援助可以是有形的帮助，如经济援助；或是无形的帮助，如情感支持。保护则是保护别人不受压力的负面影响。

（二）社会支持内容的构成

在对社会支持元素的不同描述中，House（1981）提倡的四个概念受到其他学者接受和肯定，也是在文献中被参考和应用最多的理论。这四个内容包括：情感上、信息上、物质上和价值观上的支持。

1. 价值观上的支持　价值观上的支持涉及帮助个人去评估其与环境的关系，或环境对其的影响，如帮助个人去分析一件事对其构成的威胁，或其可用来面对压力的资源。

2. 信息上的支持　信息支持涉及向个人提供面对和解决难题所需的信息，包括提议个人从哪里（或如何）得到更多的建议。

3. 物质上的支持　物质上的支持涉及向个人提供有形的资源，以移除或大幅度的减轻个人正经历的紧张环境。可以包括分担工作的压力、提供物品、提供服务或经济援助。

4. 情感上的支持　情感上的支持被定义为提供情感上的协助。Moss 认为情感支持的目的是建立一种"主观归属感，被接纳、被爱、被需要的情感，都是为人本身而提供，而非为事情而做。"

Stewart（1989）在他的社会支持理论框架中提出，可以从五个层面将这个理论应用于临床，包括：①个人层面：改变个人对寻找支持或对别人提供支持的看法；②两人层面：加强重要网络成员的支持或引入局外人的支持；③小组层面：扩大现存的非正式网络，提高辅助支持人

阅读笔记

员的技巧,转诊或建立支持小组;④社区层面:促进社会支持和社会网络中相邻之间、机构间和社群间的互动;⑤社会系统层面:促进政策和结构上的转变,增强对社会支持的提供,以达到帮助人们改善健康状况的最终目标。

(三)社会支持的先决条件

Langford 等(1997)分析社会支持的概念时指出,倘若没有一个由人组成的结构(网络)和很好的参与度,以及产生的帮助和保护氛围(社会风气),社会支持的行为是不可能发生的。他指出,社会支持的先决条件和意义为:①社会网络:文献中对社会网络的定义是提供社会支持的载体。社会网络与社会支持不同,社会网络是一个互动的结构,而社会支持则是功能。一个庞大的网络不代表一定可以提供大量的支持,即有机构并不一定有功能;②社会植入:社会植入是指个体在自己的社会网络中与重要人物的联系,形容一个人与社会网络中其他人关系的深度与强度,个人必须拥有某种程度的联系才可使其从环境中获得支持;③社会风气:社会风气是指一个环境的风格,社会上乐于助人和彼此呵护的气氛能促进社会支持。

(四)社会支持的结果

社会支持能带来正面的结果,也能带来负面的结果。正面结果有提高个人应对压力的能力、稳定感、自我价值、对生活的满足和完整感、自重,降低焦虑和抑郁等。社会支持对健康的效益有:促进个人或群体维持健康行为、促进健康服务的利用、参与治疗、适应慢性病、帮助从急性病中康复,降低传染病的发生率,降低患抑郁和癌症复发的可能性等。学者们推测这可能是因为较大的社会网络把人们放在较佳的位置来接受社会支持,削弱了压力带来的有害影响。社会支持的负面结果包括有压力或矛盾的人际网络、误导或缺乏支持、不适当的忠告、逃避以及争吵与分歧。

(五)两个解释社会支持的理论模型

Cohen 等(2001)学者用两个理论模型(缓冲模型和主要作用模型)来解释社会支持如何影响健康。

1. 压力缓冲模型　适用于解释社会支持帮助承受压力的个体建立促进健康的行为。社会支持资源提高了个人的认知能力,以应对充满压力的环境。这些信念使人在紧张的环境中能以较平静的心理和生理反应来面对,减少负面行为。在这种情况下,一个人更有可能适应压力环境,避免不良适应,减少对健康的不利影响。

2. 主要作用模型　提出社会支持直接影响生理和心理健康,不论个体是否经历充满压力的环境。相对于孤立而言,与社会网络的整合能提供社会管理和分担压力,使人参与促进健康的行为,并领略到正面的心理状态,如可预测性、稳定、有目标、归属感和安全感。除此以外,社会网络能提供多个关于健康服务的信息来源,并提供可预防疾病恶化的非正式健康护理。

(六)社会支持和护理

根据社会支持理论的框架,人们尝试解释互助关系可能发生和已经发生的事情。通过和不同资源、病人及家属的沟通,护士能随时在使用、介入、促进或强化社会资源上扮演重要角色,从而改善健康和个人状况。通过确定服务对象所需要的社会支持,并将之与可用的社会支持相比,可以评估他的社会支持环境。如果缺乏社会支持,应该开展增加社会支持的工作。如果提供介入服务,应该集中于加强对现存的社会支持的框架和作用,或在危机时提供直接的社会支持。通过"网络疗法",护士能评定社会支持是否足够、是否使用现存的社会支持措施,护士要决定专业人员和非专业人员在提供社会支持中的角色,组织和评估社区中的支持小组,最终提高服务对象的自理能力。

(七)社会支持概念的应用实例

阅读笔记

1. 实例介绍　实例3-5是社会支持概念理论的应用实例。

实例3-5

社会支持概念理论的应用

陈女士今年52岁，5年前丈夫死于肺癌。由于其丈夫生前是政府公务员，目前陈女士靠政府发放的工资足以维持生活。陈女士乐于助人，常为贫苦老人缝补衣服鞋物等，所以很受爱戴。她喜欢和伙伴一起唱粤曲，和街坊的交情非常好，社交活动让她感到生活充实。她目前独自居住在一幢无电梯的五层楼房的四楼，居住面积约50m^2，两个女儿已婚，住在邻近的大厦。陈女士每天都做5个小时的临时洗碗工，她打算在女儿分娩后全时间照顾外孙。

陈女士自觉健康良好，很少因为身体不适去邻近的医院或门诊看病。最近5~6年来她得了高血压，但她一直不以为然。直到某天中午，她在洗碗时感到强烈的头痛，随后身体右半部分由面孔到手、脚都突然软弱。她顿时失去平衡，从小椅子上跌倒，随之出现言语不清、失语等症状，伴有3~5次的短暂抽搐，最后失去知觉。同事马上将其送往医院，最后转到内科急性脑卒中病房，经过全面的化验、MRI、神经反射检查，诊断结果显示陈女士颅内大动脉粥样硬化造成右脑急性出血，导致脑卒中的发生。脑卒中造成陈女士左侧偏瘫（面部、上肢和下肢均受影响）、步履不稳、小便失禁、言语表达困难（只能发出单字音，较长的语句无法表达）、专注能力差（只能短暂集中精力）、情绪不稳且混杂着愤怒、抑郁、退缩、忧虑和疏离感。

作为个案管理者，高级专科护士（CNS）了解了陈女士的情况后，便召集有关的医护人员开会，讨论病人的目前状况，评估各方面的需要，策划治疗方案。小组成员包括医生、物理治疗师、医疗社工、营养师和该病房的责任护士。各项评估显示，陈女士及其家人最迫切的需要是帮助她在半身不遂、活动不便的情况下维持一定的生活质量。要达到这个目标，有赖于医疗小组中各成员为病人制订康复计划，并付诸实施，让陈女士和她的两个女儿得到足够的训练和物质支持，以积极面对和适应脑卒中后遗症。

患病之后，陈女士的行动不便给她的心理和社交都带来了困扰，整个家庭的生活方式和计划都随之发生了改变，她和家人完全没有心理准备。对陈女士而言，一侧身体失去感觉、无法活动非常可怕，家人也一时无法接受。得知诊断为脑卒中，有可能失去部分或全部活动能力时，对陈女士简直是晴天霹雳，无法相信这不幸竟发生在自己身上。自己只有52岁，脑卒中不是老年才发生吗？她一直无法相信和接受这个事实。入院后第三、四天，陈女士感到一侧身体失去活动能力，说话能力也丧失，觉得很不开心，抑郁症状一一表现出来，变得对周围事物很冷漠，物理治疗师安排的运动锻炼也被迫延迟。

于是医疗小组各成员着重为其提供心理、情绪上的支持和鼓励，并将此情况和陈女士的两个女儿进行讨论，鼓励她们采用聆听和表达积极情绪的方式帮助陈女士度过抑郁期。此外，CNS还邀请了病人支持小组中一位病友探望陈女士，与她交流当时的情况和现在的状况，中间经历的挣扎和心路历程，如何重新面对现实等。这位"病友"每星期都会扶着学行架探望陈女士两次，她们的谈话增加了陈女士对疾病和未来生活的了解，鼓励她告别抑郁，鼓起勇气开始一系列的康复练习。

言语不清是对陈女士打击最大的脑卒中后遗症，为了帮助她度过这一心理和表现障碍时期，CNS鼓励陈女士的两个女儿尽量抽空陪其母亲一起参加训练活动，同时训练两位女儿如何协助陈女士跟随语言治疗师学习单词和短语。通过不断的练习和鼓励，陈女士渐渐对自己建立起信心，能在CNS和女儿面前慢慢谈话了，不再害怕和探望

阅读笔记

她的朋友谈话。有义工"病友"和家人的有力支持,陈女士慢慢接受她体力和行动的不便,重新建立了信心,以积极的态度参加活动训练,取得了明显的进步。

完成第二周的康复治疗后,家人决定让陈女士出院和她姐妹同住。出院前为了预备好家居,以方便其活动,CNS 帮助家人先评估家居环境及支持,包括在床边加装扶手以方便起床,浴室和洗手间改装,以便能让轮椅和便椅进入等等。

陈女士和家人在康复期间需要多方面的支持教育,主管医师帮助她们了解有关病情和预后状况,CNS 帮助陈女士了解症状的由来和对活动能力的影响,并让其了解病人的积极投入和参与对疾病的好转和康复的重要性。整个康复过程中,病人和家人的经历和感受都备受重视。通过深入的沟通和信息分享,陈女士和家人对疾病的期望和价值观都有了新的领悟,对未来生活的把握和控制能力都增加了。整个康复过程中,不同的康复小组成员为病人及其家人提供不同的教育和训练,CNS 主要集中于帮助病人理解知识,并将知识和康复活动融会贯通。CNS 将医疗小组成员提供的数据进行整合,指导病人明白并记住重点,根据病人的能力深入浅出的进行解释,除了教会陈女士最需要的知识及未来生活技能外,CNS 也强调健康生活方式,包括正确的饮食、一般活动、定时服药和如何降低再次脑卒中的风险等。

四周的康复治疗完成后,陈女士出院了。她需要每周三天回院接受物理治疗,继续训练活动能力。虽然她不能像以前一样练太极、唱粤剧,但出院那天,她的好朋友为了给她一个惊喜,一齐唱欢迎曲鼓励她。

2. 案例分析　脑卒中对病人和家人的影响很大,对疾病不了解、多种治疗计划、预后情况的不确定等似乎都使人感到无法完全掌握。除治疗外,医疗小组的重要功能是提供教育和支持,指导病人和家属学习更多的知识。支持理论所描述的在情感上、信息上、物质上和价值观上的支持,能帮助 CNS 根据病人不同角度的需要,提供适当的干预。信息的支持包括增加对疾病和治疗过程的认识,重新适应新生活的技巧训练,教育预防再次发生脑卒中的知识。医疗小组在技术和情感上的支持,并不能完全帮助病人和家人应对来自疾病的打击,还要有来自家人、病人互动小组成员和陈女士好友的情感支持。在病人接受现实,学习如何适应时,情绪支持尤其重要,因为情绪支持能让病人在康复和训练过程中,获得自信、自爱、减少焦虑和抑郁。情绪支持包括细心聆听,让病人表达感受,加强自强不息的信心。对病人的尊重和积极协助可以增加病人对未来的盼望和力量。物质上的支持,如家居设计也是病人适应新生活的重要事项。

以上描述的四个中域理论,从赋能概念用于指导一组 APN 设计糖尿病教育项目和辅导病人获得自我意识,到 APN 应用跨理论模式辅导病人从没有意图打算更改到接受治疗并参与自我管理,以及应用健康信念模式,有效使用相关策略使病人采取健康行动,到最后社会支持的理论模型引导 APN 帮助脑卒中病人和家庭得到支持和勇气,重整生活康复回家的应用实例,显示了各个理论对 APN 实践的指导作用。这些理论赋予 APN 灵感去洞察病人及其需要,并引导 APN 制定合适的干预。然而为了能够实践以理论为基础的护理,APN 首先需要认识和理解适用于他们照顾的个体或群体的理论。而且,APN 也需要以谦虚的态度,运用临床判断选择合适的理论指导制定干预方案。

小结

理论是护理实践的基础,高级护理实践能使护理更规范、深入地发展,更离不开相关理论的指导。本章探讨了高级护理实践相关概念模式对 APN 实践的作用,包括帮助 APN 明确自

阅读笔记

身实践的特征和专业角色及功能,区分不同层次护理实践者的特点,帮助 APN 提供全面和整体护理,并分析了高级护理实践中的整体护理思想。结合实例,介绍了四个中域理论在实践中应用,阐述如何应用这些理论制定干预措施。尽管中域理论在护理实践有广泛的应用前景,但是应该看到理论和实践的差距,诸多因素可能影响理论在临床的应用,如临床工作繁忙,缺乏理论与实践相结合的教育训练,临床环境不认可基于理论的实践的价值,缺少获得和使用理论的信息等。诚言,知识及科学每天都在发展和更新,护理学也须与时俱进,APN 作为护士团队的典范也必须不断吸收护理学及其他相关科学的理论知识,并运用这些知识去指导实践,同时不断在临床实践中验证相关理论,发展更适合护理的理论,强化专业的理论基础及专业自主性。

(郭爱敏)

思考题

　　1. 理论对高级护理实践的意义是什么?

　　2. 选取一个概念或理论,讨论如何将其应用于 APN 护理实践。

参考文献

1. 李杨,邹海欧,张华梁,等. 西方护理理论构建对我国护理理论研究的启示. 中华护理杂志,2015,50: 986-990.

2. Anderson R M, Funnell M M, Carlson A, et al. Facilitating self-care through empowerment. In Snoek F J & Skinner T C(eds)Psychology in Diabetes Care(pp 69-97). John Wiley & Sons. 2000.

3. Bandura A. Self-efficacy mechanism in human agency. American Psychologist, 1982, 37: 122-47.

4. Becker M H. The health belief model and personal health behavior. Health Education Monographs, 1974, 2: entire issue.

5. Brewer B, Wojner-Alexandrov A W, Triola N, et al. AACN synergy model's characteristics of patients: psychometric analyses in a tertiary care health system. American Journal of Critical Care, 2007, 16(2): 158-167.

6. Brown S J. A famework for advanced practice nursing. Journal of Professional Nursing, 1998, 14(3): 157-164.

7. Calkin J D. A model for advanced nursing practice. Journal of Nursing Administration, 1984, 14(1): 24-30.

8. Chandler G E. The source and process of empowerment. Nursing Administration Quarterly, 1992, 3: 65-71.

9. Cohen S, Gottlieb B H, Underwood L G. Social relationship and health: Challenges for measurement and intervention. Advances in Mind-Body Medicine, 2001, 17: 129-41.

10. Collopy K. The synergy model in practice: advanced practice nurses guiding families through system. Critical Care Nurse, 1999, 19(5): 80-85

11. Consensus Model for APRN Regulation: Licensure, Accreditation, Certification & Education. Retrieved October, 2016 from http://www.aacn.nche.edu/education-resources/APRNReport.pdf.

12. Curley M A Q. Patient-nurse synergy: optimizing patient's outcomes. American Journal of Critical Care, 1998, 7: 64-72.

13. Ellis-Stoll C C, Popkess-Vawter S. A concept analysis on the process of empowerment. Advances in Nursing Science, 1998, 21(2): 62-68.

14. Fahlberg L L, Poulin A L, Girdano D A, et al. Empowerment as an emerging approach in health education. Journal of Health Education, 1991, 22: 185-93.

15. Faste C, Anderson R M. Empowerment: from philosophy to practice. Patient Education and Counseling, 1995, 26: 139-44.

阅读笔记

16. Friere P. Pedagogy of the Oppressed. New York, Seabury Press. 1970.

17. Funnell M M, Anderson R M, Arnold M S, et al. Empowerment: an idea whose time has come in diabetes education. Diabetes Educator, 1991, 17: 37-41.

18. Funnell M M, Anderson R M. Patient empowerment: a look back, a look ahead. Diabetes Educator, 2003, 29(3): 454-8, 460, 462.

19. Gibson C. A concept analysis of empowerment. Journal of Advanced Nursing, 1991, 16: 354-61.

20. Hamric A B, Hanson C M, Tracy M F, et al. Advanced Practice Nursing: an integrative approach(5th Eds.). St. Louis: Elsevier Inc. 2014.

21. Hardin S & Hussey L. AACN synergy model for patient care case study of a CHF patient. Critical Care Nurse, 2003, 23(1): 73-76.

22. Hardin S R, Kaplow R. Synergy for clinical excellence: the AACN synergy model for patient care. MA: Jones and Bartlett. 2005.

23. Hochbaum G M. Public participation in medical screening programs: a sociopsychological study. PHS publication no. 572, Washington, D.C.: Government Printing Office. 1958.

24. House J S. Work stress and social support. MA: Addison-Wesley, Reading. 1981.

25. Janz N K, Becker M H. The health belief model: a decade later. Health Education Quarterly, 1984, 11(1): 1-47.

26. Kirscht J P. The health belief model and illness behavior. Health Education Monographs, 1974, 2: 2387-2408.

27. Langford C P H, Bowsher J, Maloney J P, et al. Social support: a concept analysis. Journal of Advanced Nursing, 1997, 25(1): 95-100.

28. Lorig, K H, Holman H, Sobel D, et al. Living a Healthy Life with Chronic Conditions: Self-Management of Heart Disease, Arthritis, Diabetes, Asthma, Bronchitis, Emphysema, and Others. San Francisco, Bull Publishing. 2006.

29. Mishel M H. Uncertainty in illness. Image: Journal of Nursing Scholarship, 1988, 20(4): 225-32.

30. Prochaska J O, DiClemente C C. Stages and processes of self-change of smoking: toward an integrated model of change. Journal of Consulting and Clinical Psychology, 1983, 51: 390-95.

31. Prochaska J O, Redding C A, Evers K E. The transtheoretical model and stages of change(p99-120). In K Glanz, B. Rimer & F. M. Lewis(eds.)Health behavior and health education: theory, research and practice. San Francisco: Jossey-Bass. 2002.

32. Prochaska J O. Systems of Psychotherapy: A Transtheoretical Analysis. Pacific Grove, CA: Brooks-Cole. 1979.

33. Rappaport J. Studies in empowerment: introduction to the issue. Prevention in Human Services, 1984, 3: 1-7.

34. Rodwell C. An analysis of the concept empowerment. Journal of Advanced Nursing, 1996, 23: 305-13.

35. Rogers C. Client-centered therapy: Its current practice, implications, and theory. Boston: Houghton Mifflin. 1951.

36. Rosenstock I M. Historical origin of the health belief model. Health Education Monographs, 1974, 2: 328-35.

37. Shuler P A, Davis J E. The Shuler Nurse Practitioner Practice Model: a theoretical framework for the nurse practitioner clinicians, educators, and researchers part 1. Journal of the American Academy of Nurse Practitioners, 1993, 5(1): 11-18.

38. Smith A C. Larew C. Strengthening role clarity in acute care nurse case managers: application of the synergy model in staff development. Prof Case Manag, 2013, 18: 190-198.

39. Stewart M J. Social support intervention studies: A review and prospectus of nursing contributions.

阅读笔记

International Journal of Nursing Studies，1989，26（2）：93-114.

40. Swicard S，Swickard W，Reimer A，et al. Adaptation of the AACN Synergy Model for patient care to critical care transport. Critical Care Nurse，2014，34（1）：16-28.

41. WHO. Ottawa charter for health promotion：Conference on Health Promotion，17-21 November 1986. Copenhagen，WHO Regional Office for Europe.

阅读笔记

第四章　APN 的培养

04章

学习目标

1. 解释 APN 教育的理念、培养目标及基本要求。
2. 描述 APN 在高级护理实践中应具备的核心知识和能力。
3. 阐述 APN 教育课程的主要内容及安排。
4. 归纳培养 APN 课程的临床实践安排。
5. 编写及设计符合地方护理服务及教育需求的 APN 课程。

在全球推进高级护理实践的同时，2010 年我国开设了护理学硕士专业学位研究生培养课程，2011 年 8 月批准了首批护理学博士授予点后，护理教育发展迅速，到 2016 年底全国已有护理学一级学科博士学位授予点 26 个、学术学位硕士授予点 66 个及专业硕士学位授予点 85 个，给我国 APN 的培养和发展带来了更大的机遇。本章将介绍 APN 培养的基本要求，以课程体系的目标、结构、实施和评价等四个构成要素为框架，阐述 APN 教育的课程体系并结合相关实例，为我国开展高级护理实践和积蓄护理人力资源奠定坚实的基础，进一步推进护理学科的可持续性发展。

第一节　APN 培养的基本要求

阅读笔记

随着过去 10~20 年 APN 在全球推进，相关的教育课程也建立起来。现在大部分有 APN 教育的地区，包括美国、英国、澳大利亚、韩国和新加坡等都将 APN 课程设在研究生层次。但在发展初期，各个护理院校的硕士教育计划差异很大，教育质量参差不齐。美国比较早地把护理教育提升至本科，硕士学位护理教育亦始于 20 世纪 20 年代，在 70 年代得到快速发展。1990 年，美国高等护理教育学会（American Association of Colleges of Nursing, AACN）发表的"护理硕士教育数据总结报告"中指出健康系统和公众对 APN 的期望和需求越来越多；1993 年，Conrad 等对全美的高等护理教育进行了分类，阐述了硕士研究生教育在培养高级专业人员中的重要作用。同年，美国研究生院委员会（The Council of Graduate Schools，CGS）提出培养 APN 的硕士学位护理教育，学生毕业后通过考试可以成为相应领域的 APN。但在 2004 年，AACN 把护理实务学位提升至博士级别，并在 2015 年全面推行。目前在美国开设了近 300 个 Doctorate of Nursing Practice（DNP）的课程。

1992 年，我国护理专业作为学科专业目录中的临床医学二级学科，开始了护理学术型硕士研究生教育，为我国护理院校培养了一批科研型、教学型人才，加强了护理师资队伍建设，也推进了护理专业的发展。随着社会经济、医学科学的快速发展，依托于医学教育下的护理专业学术型硕士研究生，其培养方向、培养类型及医学学位授予等已不能适应现代护理学科和实践的发展。经过护理同仁多方努力，为适应我国医学事业发展对护理专门人才的迫切需求，2010 年 1 月，我国国务院学位委员会通过了护理硕士专业学位（Master of Nursing，MN）设置方案，以创新护理专科人才的培养模式，为我国设立 APN 和开展高级实践护理奠定了基础。

APN 培养标志着我国护理研究生人才的培养分型走出了第一步。APN 肩负着为社会民众健康服务的责任，教育机构所培养的未来的 APN，必须掌握最新的科技、医学和护理知识、技能，具备敏锐的观察力、批判性思维能力和临床思维能力，了解并满足病人及人群对健康的需求，能提供高质量的专科护理服务。根据 APN 发展价值、角色与任务，APN 教育应满足以下基本要求。

1. 硕士研究生教育　APN 是护理专业经过高等教育的专门人才。目前美国对 APN 的基本条件是研究生教育背景（硕士或博士），从学科发展和实践研究的角度而言，研究生教育是 APN 与普通专科护士的重要区别，也是培养 APN 的主要途径。因为硕士研究生教育为学生提出了较全面的培养目标和具体要求，培养了学生全方位的教学、科研、管理、决策和专科护理实践等综合能力，为学生成为 APN 奠定了扎实的基础；而普通护士在专科工作的实践能力主要是通过临床实践或由医院组织的教育项目获得的，并且通过继续教育不断地提高。虽然部分普通护士经过长时间的临床实践也可能在其专科达到 APN 的护理实践能力，但是在决策、科研等其他方面的能力则无法同时具备。因此，APN 教育推荐以硕士研究生教育为最低标准。按照硕士研究生培养的要求，学生必须完成相应的理论课程、临床实践和科学研究并获得硕士学位。

2. 跨专业教育模式　2011 年我国护理学科已从医学的二级学科跨跃为一级学科，但由于护理学科的特殊性，其与医学、人文社科和公共卫生管理等有着十分密切、相辅相成的联系。因此，跨学科、跨专业的融合教育，已发展成为解决未来愈加复杂的医疗保健系统问题的有效途经。跨专业的教育及研究不同于单纯的多专业并行的教育。APN 的跨专业教育模式包括共同策划、判断及制定教育目标。应根据各专业在医疗保健体系中所承担的角色及任务，加强跨专业学科教育的协调。在跨专业的教育环境中，应互相理解与尊重，更好地提高各专业的实践及服务质量。

3. 具有教学和临床经验的师资队伍　护理临床教师的综合素质直接影响 APN 的培养，故其最好能同时具备教师资格证书和护士执业证书。承担 APN 教育的教师不仅应掌握相应护理专科丰富的理论知识，具备较高的临床护理核心能力、教育教学能力和科研能力，而且应具有丰富的临床实践经验。对具备不同临床经验的 APN 学生，都需要加强 APN 核心知识和核心能力的培养，尤其是直接的临床实践能力。通过多学科间的临床实践，培养 APN 学生达到专家型的能力。

4. 整合理论与实践　直接的护理实践是 APN 最重要的核心能力，也是 APN 的首要特点。因此，APN 教育必须包括理论教学与临床实践。APN 不仅必须具备所从事领域的深厚理论知识，而且必须具备丰富的临床实践经验，能够处理临床各种复杂问题，比较全面地考虑服务对象——个体、家庭与社区所有的影响健康的因素。这些系统的、扎实的理论基础以及积累的直接的临床实践经验，是 APN 具备其他能力的重要基础。因此，所有不直接从事临床护理实践

阅读笔记

的其他专业人员,如护理管理者或护理教育者都不能被称为 APN。APN 的硕士教育课程中,很多国家包括美国,都规定了不少于 500 小时的临床实践。

5. 丰富的临床实践资源　承担 APN 研究生教育的大学,必须具备医疗与护理资源丰富的附属医院或稳定的实践基地,可以提供 APN 进行临床实践和服务的对象,并通过循证护理方法,以该专业的护理问题为研究内容,不断积累实践经验,收集和分析科研数据,并将科研结果不断用于临床实践,提升 APN 的各种能力,提高临床护理服务水平。

第二节　APN 教育的培养目标

一、APN 的教育理念

APN 培养的根本目的在于提高临床专科护理质量。应以培养创新型高级护理临床实用型护理人才为主导,通过更系统全面的健康评估、临床诊断以及临床护理实践,拓宽护士的工作服务范畴,增加临床护理专业工作的自主权,提升护理服务质量,促进护理专业的发展。

APN 培养的唯一途径是在先进的理论知识指导下进行临床实践,并在实践中应用和深化理论。因此,APN 最好是经过研究生层次的系统教育(包括实践训练),并且能不断地对护理实践中出现的问题进行科学研究。

APN 的培养是以护理为导向的。APN 不是要替代医生或其专业的工作,而是要透过护理手段去解决临床各种复杂的问题,更全面地考虑服务对象—个体、家庭、群体和社区的健康需要,使其能够获得适宜的、便捷的、可负担的、经济的和高质量的健康服务。

二、APN 的培养目标

APN 的培养目标和人才规格反映了护理研究生教育的本质特征。APN 的总体培养目标是:培养德、智、体、美全面发展,具备良好的思想素质和职业道德素养,具有护理学科坚实的基础理论和系统的专科知识、较强的临床分析和思维能力,能独立解决学科领域内的复杂护理问题,并具有较强的研究、教学能力的专科应用型的护理高水平人才。APN 人才的基本规格包括思想素质、知识素质、能力素质和身心素质,具体描述如下。

1. 有理想　具有为护理事业做贡献的崇高理想,具有良好的职业道德,品行端正,团结协作,遵纪守法,具有高度的职业认同感和专科护理信念。

2. 厚理论　掌握护理学科较宽厚的基础理论、专科实践知识,相关学科知识及与临床研究相关的方法论知识。

3. 硬技术　具有较强的实际工作能力,包括分析、决策和思维能力,以及临床教学能力等,能独立担当护理本学科领域内的常见病、多发病病人及其家属的护理,掌握解决复杂问题的护理和专科技术,能对普通护士进行业务指导。

4. 懂科研　能以循证护理为指导,具备查阅和评价护理研究文献的能力,学习并掌握临床科学研究的基本方法,促进科研成果在临床的应用。

5. 善沟通　善于与病人及其家属沟通交流,强化与医技人员、社团组织沟通合作,运用现代信息手段进行健康教育与管理。

6. 强胜任　掌握一门外国语,能较熟练地阅读护理学科的外文资料。熟练运用电子信息技术收集和分析日常护理工作中的数据。

三、APN 的硕士教育课程目标

阅读笔记

课程目标是培养目标的具体化表现。在高等护理专门人才的培养中,课程是教学活动中内容和实施过程（或方式）的统一，因而课程目标成为使学生达到教育目的的手段。本节从态度、知识和能力三个基本维度对我国护理 APN 课程目标进行探讨。

（一）态度目标

APN 学生不仅要具有与人有关的生理、心理和社会学的智力品质，更应具备职业道德、爱心、责任心和奉献精神。在培养学习者对自然科学、人文科学、医疗护理科学等知识的学习积极性和主动性的同时，帮助和培养 APN 热爱护理专业，具有良好的职业情感；培养热爱科学，勇于探索，不断进取的精神；养成对生活的热爱、认真求实的科学态度、乐于奉献的价值观、世界观和人生观；使学习者的社会发展和个性发展达到和谐，推动护理学科的专业发展。

（二）知识目标

APN 培养的是护理专科人才，需要在本科教育以及具备基本护理工作经验的基础上进行。因此，知识目标既要强调护理专业知识，又要注重培养学生的跨学科知识和方法学知识。

首先，对于护理专业知识，不仅掌握比较精、专的护理理论，基础、专科知识和技能，还需要熟悉护理领域内的前沿知识，通过学习与实践，能胜任 APN 的护理专科工作。其次，注重学科知识的交叉性和融合性，除系统化、专门化的护理学科知识外，要加强学习卫生政策、组织管理、卫生经济和社会科学等知识。跨学科知识并不是简单地将不同学科的知识进行相加或是层状结构的上升，而是强调知识的重新建构，强调对知识的融合性、问题的探究性及对实践的综合性。因此，跨学科知识的学习更注重对学科知识的综合运用和能力的培养。最后，研究方法知识是关于学习者获得知识和技能的方法等相关知识。"授之以鱼，不如授之以渔"，APN 硕士教育需要在理论学习与临床实践中形成临床思维力、判断力和解决护理复杂问题的能力。

（三）能力目标

随着人民大众知识水平的提高，人们对医疗服务质量及其经济效益的要求日益提高，APN 正是为适应社会经济需求、医学科学的快速变化而产生的，且 APN 的服务范畴很广泛，所承担的角色也很多元化。APN 的直接服务对象是个人，但 APN 必须将每个人或病人视为家庭和社会的一个成员来制定计划及提供服务。为了使 APN 能够胜任，包括疾病预防，健康促进，以及一般急性和慢性病的护理等不同岗位的任务，在 APN 培养目标中，除培养思想素质、知识素质及身心素质外，尤其重要的是必须培养 APN 应该具备的核心能力（core competence）。

1999 年，AACN 提出了 APN 必须具备的六种核心能力（附 4-1），同时美国护理学家 Hamric 等人（2009）提出并修订的 APN 应具备的七种核心能力（附 4-2）。这些能力适用于照顾不同的个体、家庭和社区人群，包括以青少年、中年及老年人为对象的护理服务，也是设置 APN 课程的依据。在借鉴国外 APN 核心能力的基础上，结合我国护理专科发展情况，提出以下六种核心能力作为 APN 硕士研究生教育中能力素质的基本要求。

1. 直接临床实践（direct clinical practice） 直接临床实践能力是首要的中心能力。以循证护理、科研结果为依据，能体现整体与精确的观察能力、严谨与缜密的临床思维和分析能力，进行专家层次的护理临床实践；遵循"以人为中心"的原则，与病人建立良好的合作关系，凭借高技术的熟练操作能力、采用护理程序和合适的护理方法，进行健康和疾病的临床实践护理。

2. 临床指导与咨询（coaching and consultation） 能够不断完善护理教育策略，为病人及家属提供健康教育和指导；能与接受咨询者建立和谐、相互尊重和接纳的关系；准确和清晰地表达对个案及健康问题的专家意见；能够掌握咨询程序和护理专科知识，掌握人际沟通技巧，为人群提供顾问、专家层次的健康咨询。

3. 临床领导（leadership） 具有临床跨专业合作、协调及专业领导能力；能运用准确的观察力、控制人力资源及其时间分配、具有自信心和承担风险的能力；具有出色的人际关系、沟通、合作及自我反思的能力，尊重及接纳多元文化及不同意见与价值观；能协调互补、解决专

阅读笔记

业在临床遇到的矛盾以及能领导和统筹健康服务。能找到服务中的不足之处，提出改善效益的方案，执行并评估成效。

4. 临床伦理决策（ethical decision making）　对临床实践中涉及伦理的矛盾及伦理冲突具有敏感性；在处理临床矛盾中能应用伦理决策的模式，收集文献资料证据，对价值观进行澄清，并能唤起相关专业人员的重视；熟练地运用沟通技巧和选择适当策略以促进临床的伦理决策；指导其他人员进行伦理实践，并通过机制改革来解决伦理实践中存在的障碍和局限性。

5. 临床研究（research）　重视前人的护理科研结果，并在实践中能解释和利用研究结果，评价护理临床实践效益；具备一定的科研能力，能对护理专科领域的问题进行研究和参与他人的合作研究；把科学研究作为 APN 循证实践的依据，提供最先进、科学和合理的服务。

6. 自我发展（self-development）　具备对护理学科的敬业精神、高度的责任心和科学道德；能够不断地提升自我学习的能力和养成终身学习的习惯，提高自己的护理专科才能；坚守职业操守，不断评估个人表现及服务效果；不断推进 APN 的高效率服务，实施多元化护理和体现自我价值，促进护理专业的可持续发展。

以上提到的 APN 应具备的核心能力与其所担任的任务密切相关，表 4-1 是 APN 的实践范围（scope of practice）及应具备核心能力的总结。

表 4-1　APN 的任务及应具备的核心能力

APN 的任务	APN 应具备的核心能力
完成临床高级护理实践	1. 健康状况的评估 2. 健康状况的诊断 3. 制定护理计划及执行 4. 运用电子信息技术
维持 APN 与服务对象间的专业关系	1. 维护专业关系 2. 维护病人及服务对象应有权益（维护个人、家庭和社区利益、发展弱势人群的个人权益维护能力、认识社会文化差异及转变）
进行健康教育与辅导	1. 评估健康教育 / 辅导的需求 2. 制定并执行健康教育与辅导的原则（沟通技巧、商讨改善生活方式、提供健康信息）
促进专业发展	1. 发展和执行 APN 多元化的角色任务 2. 指挥健康服务，能提供国际化标准的综合健康服务 3. 领导健康服务、建立及维持跨专业服务队伍
管理及协调健康医疗服务机构	1. 管理及执行的能力 2. 谈判和协商的能力
监督和保证专业服务的质量	1. 保证个人服务质量 2. 监督和控制服务质量
多元化服务	1. 消除文化偏见 2. 提供多元文化护理

四、APN 临床学习的专业实践目标

临床实习是培养 APN 最基本和最重要的环节。无论 APN 专修的是哪一门专科，临床实践学习具有共同的最终要达到的专业要求。

1. 为各种健康状况的人群提供护理服务　APN 为病人或社区服务对象在健康－疾病连续体上的每个阶段，提供完善的和高质量的护理服务。

（1）在能聘用及承认 APN 角色的机构服务；为各种不同的健康服务机构及社区提供服务；服务对象应包括不同的社区，不同年龄、性别、肤色种族、不同健康状况或急慢性疾病病人。

阅读笔记

（2）跟随导师或已具有资格的 APN 进行临床学习；与同行及其他专业人员合作，统筹提供所需要的健康服务；运用管理技巧，适当地赋能给其他健康专业人士。

（3）实施个案管理，为病人提供个性化、有针对性的健康服务；处理病人有关的健康资料，包括收集、整理和统计资料，作为健康决策的参考依据；运用快速发展的信息科技，提供现代化的护理服务。

（4）积极进行护理研究以评估服务效益，进行循证研究以改善服务质量，并证实和发展 APN 的现实价值。

（5）从事管理财务与人力资源分配；实践 APN 多元化的角色工作。

2．为病人提供直接的临床护理服务

（1）以实证为本，为病人进行护理照顾。

（2）运用缜密的评判性思维，为病人进行健康评估、制定护理计划、实施护理措施及评价。

（3）以熟练的技巧收集病人的病史，进行身体评估、化验检查、鉴别诊断以及提供处方和治疗方法。

（4）以群体和社区的健康为出发点，运用促进与维持社区健康的策略。

（5）清晰阐述 APN 在国际的医疗保健系统中所扮演的角色。

（6）直接为社区、家庭提供健康管理和多点执业，运用电子信息技术收集、分析健康资料和改进工作流程。

五、APN 核心能力实例

由于全球各地的护理学都在研究与实践 APN，香港护理专科学院教育和认证委员会根据美国护理学院协会（1996）和香港医院管理局（2002）关于高级护理实践硕士教育的要点，制定了高级护理实践的通用能力框架。以下为香港 APN 能力框架的主要领域能力的描述（实例 4-1）。

实例 4-1

———　香港 APN 的通用能力框架　———

领域一　处理病人复杂的健康问题

领域二　提升护患间的治疗关系

领域三　有效的领导和团队合作

领域四　加强和改进质量保证

领域五　管理和商讨护理服务的创新和有效的方法

领域六　强化通用专业素质和高级实践

领域七　增强个人素质

（以上七个领域相关能力的具体描述见附 4-3）

下面介绍关于上海市乳腺专科护士的能力标准及其相关能力的描述（实例 4-2），作为 APN 能力要求过程中的参考。

实例 4-2

———　上海市乳腺专科护士的能力标准　———

在文献回顾基础上，专家预测小组及来自上海市四家医院的乳腺外科相关专家进行讨论，采用 AACN 对专科护士提出的六种核心能力框架。运用目的抽样法，对上海市

阅读笔记

医院乳腺外科工作的 5 名护士进行了 30～60 分钟的半结构式访谈。访谈结束后将资料进行分析和整理,得到乳腺癌专科护士能力标准的若干条指标。同时,研究者在上海市一家医院乳腺外科进行 3 个月的参与性、结构性观察研究。记录病房中护理岗位的工作内容,并以此推断该工作内容需要具备的能力指标,形成了若干条能力标准指标。随后经过两轮 Delphi 专家征询,最终形成上海市乳腺癌专科护士的条件以及三级能力标准的指标体系,其中,一级指标六个,二级指标 13 个,三级指标 44 个(详见附 4-4)。

（资料来源:徐志晶,方琼,裘佳佳,等. 乳腺专科护士能力标准的研究. 中华护理杂志,2011,46（6）:617-619.）

第三节　APN 教育的课程与实践教学

本节讨论 APN 课程的原则性安排,在形式上可以有全日制二年、业余约三年等不同课程,或其他全脱产理论学习再穿插半脱产临床学习,按不同情况弹性处理。总的来说是要满足理论课在研究生层次,有研究生必修课、APN 及其专科内容,而临床实践一般不少于 500 小时。

APN 教育课程（APN curriculum）体系的结构要素包括课程与实践的教学内容。硕士课程是针对 APN 在不同的实践领域需要的多方面专业知识和技能设计的。由于护理专科众多,难以按每个专科独立提供个别课程。AACN（1996）对课程设置有比较详细描述,基本代表了目前 APN 教育的发展趋势。一般来说,APN 的硕士课程包含三方面基本内容,分别是护理硕士专业必修课程、APN 核心课程和专科课程。必修课程与核心课程是所有 APN 硕士学生,不分所修专科或岗位都必须学习的。必修课程是 APN 应具有的至关重要的基础知识,核心课程是针对 APN 最基本的核心能力——高级临床护理所需要的知识、专科课程是由各专科护理学会组织指定的、该专科所必读的所属专科理论知识及专科临床实习。以上三方面基本内容缺一不可、相互补充,是 APN 课程设置的最基本框架。其他方面的课程,大学的护理学院可以根据其不同的环境、学生特征、独特的任务和社区健康需求而进行补充。

一、APN 教育的课程教学

（一）护理硕士专业必修课程

必修课程的内容应包括 APN 具备的所有基本知识。为培养 APN 学生的批判性思维能力和临床技能,提升 APN 对个体、家庭、群体和社区的健康问题进行护理评估、护理计划、护理措施和护理评价的能力,护理硕士专业必修课程包括:医疗保健体系政策、运行体制与财务、伦理学、专业角色发展、护理实践的理论基础、人类多样性与社会问题、健康促进及疾病预防、科学研究七个方面。这些内容,除了一般课堂学习,还需要通过多方面的学习经验(包括研讨会和自修)及临床经验。以下是学生必修课程所要学习的基础知识概述。

1. 医疗保健体系政策、运行体制与财务　在快速变化的医疗保健体系下,APN 毕业生需要了解其政策、体制与财政运行情况,包括如何提供经济有效的、高质量的护理服务,参与不同医疗保健体系的设计与实践,承担领导的角色并善于管理人事、财务以及物质资源;同时,也涉及 WHO 特别指出的基层健康问题,关注贫穷及公共卫生健康。对这些问题的关系的认识,可以提高卫生保健服务和病人服务的质量。课程内容主要有健康及医疗政策、医疗保健机构与体制、医疗机构的组织财务管理三个部分。

（1）健康及医疗政策:课程内容包括认识社会公共医疗政策是如何制定的、如何有效参与及影响政策的形成过程、如何在临床工作和医疗机构内发挥影响等。课程学习应提供学生以

阅读笔记

下的知识与能力：

1）分析有关医疗保健体系的政策研究。

2）清楚描述及区别立法与执法管理的过程。

3）清晰描述医疗保健体系内的监管控制与质量控制的相互影响。

4）评价省、市及国家的社会经济及健康政策问题与发展趋势。

5）清晰描述有关健康热点问题，以引起决策者及医疗保健消费者的关注。

6）参与权威性的卫生保健体系政策制定委员会或专门小组的服务。

7）为医疗保健决策者及消费者解释保健体系的研究结果。

8）在备受关注或存在争议的健康政策上，维护社会人士及消费者的权益。

9）向决策者、其他健康工作者及消费者清晰地描述和分析 APN 的服务角色、意义及重要性。

（2）医疗保健机构与体制：学生需要明确健康及医疗体制与运作，包括机构整体的运作、管理及服务链，在管理机构中成为领导者。在日益注重综合性和延续性的医疗保健体系里，无论学生主修的是急性还是慢性病护理，都应该对社区的健康及医疗体系的工作有明确的认识。因此，社区的概念、社区评估的方法与社区健康机构管理运作的方式等也是所有学生必须学习的内容。同样，主修社区护理的学生，也应对急性病的医疗系统、运作和功能有相当的认识。此课程的学习应使学生获得下列的知识与能力：

1）理解医疗保健机构的组织结构，包括以群体为本的社区组织体系。

2）在多元化的医疗保健机构内参与管理及提供护理服务。

3）在医疗保健体系和医疗机构中扮演领导者的角色。

（3）医疗机构的财务管理：课程内容主要让 APN 学生了解和熟悉医疗服务机构的财务及管理概要，这是医疗机构的重要基础。APN 不必要具备高层次的经济及会计知识能力，但当参与管理及建设医疗机构时，应知道什么时候及何种情况下寻求经济或财会专家的意见。此课程学习应使学生获得下列的知识与能力：

1）了解医疗保健计划所涉及的经济问题、人力资源的编制、缴费系统及健康服务的经济效益分析和权衡得失。

2）运用经济学、财务管理及预算的基本知识及原则。

3）分析及监控临床服务的经济效益，提供可以提高经济效益的建议。

4）利用并选择高质量及效益良好的医疗保健资源。

5）保证自己的临床工作能提供优质的服务并有合理的经济效益。

6）制定财务预算方案及资源管理制度，包括了解何时及何种情况下应寻求律师或经济顾问的意见。

2. 伦理学 伦理道德决策在科研、服务评价、临床实践及管理上都具有重要的作用。随着医疗科技的快速发展及资源管理需要的增加，医护工作人员必须做出符合伦理道德的临床决策，这是医护工作人员必须具备的核心能力之一。在伦理道德观念存在争议的情况下，APN 应能为病人或服务对象提供合理的忠告，积极参与有关社会及健康领域伦理道德的讨论。

APN 硕士教育应让学生认识以伦理观、个人价值观及信念等为基础形成的护理工作原则。学生应先探究个人的价值观，分析这些价值观是如何影响或支持个人的临床实践工作和决策的。此课程学习应提供学生下列的知识与能力：

（1）识别及分析常见的、有争议性的伦理道德难题及其对病人护理的影响。

（2）衡量伦理道德的决策方法，参与伦理道德决策的过程。

（3）从个人及组织的角度去评价伦理道德的决策，探讨两者间可能出现的矛盾。

（4）探究伦理道德与个人价值出现的矛盾，提出解决矛盾的建议或行动。

（5）理解健康保健体系中伦理道德委员会的角色与宗旨，参与委员会的工作。

阅读笔记

（6）对个人的临床实践与质量负责。

3. 专业角色发展　由于 APN 需要具有独特的个人特质及专业行为，如判断力、专业责任感及与时俱进的进取精神等。护理专业的前景，有赖于曾接受硕士教育的 APN 在专业及医疗保健机构内发挥领导才能，所以 APN 硕士教育必须促进其专业角色的发展，使其具备领导医疗保健机构运作的能力和动力。专业角色发展课程是 APN 临床工作的理论及操作的精髓。该课程所涉及的理论知识不仅在课堂上要讲解，同时必须融入到学生的临床实习中。APN 学生自身的专业角色演变及发展，应该贯穿在整个硕士课程学习中，并日趋成熟。

专业角色发展课程包含帮助学生清楚地认识护理专业及高级护理角色，了解其必要条件、资格及管理条例。这个课程的目的在于培养和促进 APN 角色演变，把 APN 的功能及职责贯穿到硕士课程教育中。专业角色的演变就是能处理角色的不明确，把已有的角色范畴或局限性都视为不固定的和可变化的因素，努力促进角色及服务范畴的扩展。同时 APN 也要与其他专业的工作者建立共同合作的伙伴关系，识别其独特性或相类同的各种角色。此课程学习应提供学生下列的知识与能力：

（1）与其他专业工作者沟通，建立伙伴关系，共同合作。

（2）承担维护服务对象利益及促进保健体系改进的责任。

（3）实践及履行 APN 的多种角色，如教育者、研究者、病人权益维护者、临床工作者、临床顾问、健康服务合作伙伴及管理领导者。

（4）商讨及确定个人在系统中所扮演的角色。

（5）不仅对他人提出的建议做出适当反应，而且能主动倡议以促进和监控保健体系的改革，改善所提供的服务和增进健康效益。

（6）能向其他健康工作者、政策决策者及消费者清晰地解释和区别 APN 的角色分类。

（7）维护和拥戴护理专业，积极鼓励有志者加入护理专业队伍。

4. 护理实践的理论基础　APN 的显著特点之一就是实施以理论为指导的临床实践。本课程为 APN 学生提供其实践工作的理论基础，包括护理理论和其他相关学科的理论。护理理论的重点集中在理解和解释病人及服务对象的健康与疾病体系，而其他相关学科的理论包括自然科学、社会学、心理学、管理学、生物学等。APN 学生应该不仅能够评价和运用与自己临床工作相关的护理理论，而且能综合运用以上理论指导其临床实践，因此这门课程为 APN 工作奠定了扎实的理论基础。此课程学习应提供学生下列的知识与能力：

（1）评论及评价护理及其相关的理论。

（2）运用相关理论为服务对象提供高质量的服务。

（3）通过相关理论的应用，明确临床工作的保健体系。

5. 人类多样性与社会问题　人口增长模式，不同肤色种族的文化差异，都与医疗保健服务有密切的关系。医疗保健及教育人员应充分了解不同社区的特殊健康需要。因为只有对世界文化的差异有足够的敏感和认识，才能有意识地提供适当的服务。本课程的内容可以让学生认识人类文化的差异，了解不同人群健康与疾病的体验，以求达到适合个人特色的医疗保健服务。

在整个学习过程中，要通过多种多样的学习经历及临床实习，亲身体验不同种族文化以及民族习性对人的行为的影响，包括不同的性别、年龄和个人价值取向的影响。本课程还关注现今社会及个人的健康问题，如社会及家庭暴力、性暴力及药物滥用等。因为目前的健康问题，大多是由社会问题及生活方式而引发，对此 APN 应能有所认识，并能灵活地提出整体的健康计划。此课程学习应提供学生下列的知识与能力：

（1）执行社区健康评估，适当运用流行病学的原则。

（2）充分识别及比较不同种族及社区的文化与健康习性。

（3）明确界定、计划及执行适宜文化的健康服务。

（4）确保医疗保健体系能满足不同人种及文化的健康需求。

（5）根据不同种族、文化、年龄及性别的健康状况及生理差异，进行适当健康评估及护理服务。

（6）与其他文化的专业人员共同工作、计划和执行健康服务。

6. 健康促进及疾病预防　健康促进及疾病预防是综合个人、家庭、群体及社区健康的广泛而全面的服务，其中要灵活地运用有关健康的社会政策，以达到全民健康的理想目的。APN应以基层人群健康为己任，着重健康促进及疾病预防，辨别和鉴定影响健康的环境因素。APN应掌握为服务对象提供健康 - 疾病连续体的健康促进、疾病预防及功能维持的基本理论。健康促进及疾病预防是护理服务不可缺少的内容，也是 APN 在临床工作中的一个核心问题。本课程的主要概念包括健康生活方式、自我照料、整体健康、疾病风险的减除以及生活质量提高等。此课程学习应提供学生下列的知识与能力：

（1）运用流行病学、社会及环境所得到的资料，确认和判断个人、家庭、群体、社区及全民的健康状况。

（2）发展及监督为社区人群健康促进及疾病预防而制定的广泛而全面的服务。

（3）结合科研及理论，制定教育及辅导应用策略，促进及维持人群的健康与健康生活方式。

（4）建立和推行跨专业的途径，整合资源，共同教育和指导全民，使之达到及维持身体机能的最佳状态。

（5）运用专业的影响力，促使政府及私人机构制定有关条例、法律及公共政策，促进及维护人群健康。

7. 护理科研　护理科研的知识，是让 APN 学生懂得如何运用所得的新知识，提供高质量的健康服务，创新与完善护理的临床工作。科学研究课程旨在训练 APN 能熟练运用科研，包括研究评价、设计临床实践的研究课题、发掘及认识临床研究结果及效益等方面。护理科研是硕士课程的基本内容，而其他学科及临床学习也必须综合科研的元素。要达到以上的目标，科研应为学生提供以下知识及基本能力：

（1）能检索最新的相关文献资料，解决护理临床实践中所遇到的问题。

（2）运用最新的理论知识去分析护理干预的效果，从而改进和推进护理实践。

（3）使用计算机及适合的软件，进行研究资料的统计。

（4）使用资料系统处理、存放及翻查有关资料。

（5）建立和探究系统的数据库，以便将研究结果应用于护理临床实践。

（6）能有效地书写及发表研究报告，明确提出临床问题，用实例说明相关问题的科研思路与结果，运用评判性思维能力分析问题，将所得到的最新知识和科研结果纳入护理治疗方案。

关于学位论文，并不是 APN 硕士课程中必需的要求，要根据学院的相应机构或学院的哲理宗旨而定。学生如有计划继续修读博士课程，应该完成硕士学位论文。但硕士论文并不要求是独立或原创的研究，应该侧重创新思维在临床实践工作的应用。美国研究生院委员会（1994）提出"在研究项目及论文写作的过程中，让学生积累科研经验，学习如何分析别人的研究，并培养学生书写及发表其科研结果的基本能力"。个别 APN 硕士学生在运用所得的新知识于临床实务之余，有志和有能力通过科研设计创新服务，并以循证验证其成效，应予以鼓励及提供学习机会。

（二）APN 核心课程

APN 硕士研究生教育的核心课程（core curriculum），是在本科护理课程的基础上，加深对生理及病理学、药理学及健康评估课程的学习。课程目标是为了让 APN 毕业生更好地承担社会责任及义务，进行健康评估、护理诊断及对病人直接的护理（包括可以在其专科范围内开处

阅读笔记

方),促进开展人群的健康活动。在整个课程中,强调的是提高临床的正确决策能力,包括诊断和推理能力。

APN 核心课程必须涵盖三个核心课程:高级健康评估、高级生理及病理学及高级药理学,并将其知识和技能融会贯通于护理学科及其方向中。

1．高级健康评估   高级健康评估课程包括评估病人个人病史,生理、病理或心理改变。评估应包括病人所在家庭及社区的环境情况、成长过程与文化特点、病人所表达的健康需求等。高级健康评估的目的在于详细地了解病人情况,从而制定合适及有效的健康服务及促进健康的策略。

每一位 APN 都必须修学本课程。NP 和 CNS 更需要掌握本专科的健康及身体评估,如妇女、儿童健康及精神科等,包括生理、心理和社会各方面内容。高级健康评估的核心能力必须依赖十分熟练的会谈访问技巧,因此 APN 学生也需要提高沟通、观察能力和健康教育技能。此课程学习应提供学生下列的知识与能力:

(1) 显示出正确且合乎逻辑的评判性思维及临床决策能力。

(2) 开发全面及综合的数据库,包括整体身体机能的评估、体格检查、病历及恰当的诊断性测试的数据。

(3) 对病人进行健康风险评估,包含生活方式及其他疾病诱因。

(4) 辨别常见精神或心理疾病的症状及体征。

(5) 进行基本的实验室检查,分析相关的辅助诊断资料。

(6) 把评估结果与潜在的生理或病理变化联系起来。

(7) 基于评估所得到的数据,确立及鉴别诊断。

(8) 为病人制定合适有效的护理计划,包括考虑及关注病人的环境、文化、种族及成长经历。

2．高级生理学及病理学   APN 应该掌握人体生理及病理发生机制,并以此作为临床评估、临床决策及个案管理的主要基础。APN 毕业生能应用有关知识来理解由于疾病所导致的症状、体征及其发病机制,同时能评价病人对药物治疗的反应。每一位学生都必须学习以系统为重点的生理及病理课程,同时各专科还要掌握本专科的生理及病理知识。此课程学习应提供学生下列的知识与能力:

(1) 能比较生命过程中的生理改变。

(2) 分析比较不同年龄的生理改变和病理改变的关系。

(3) 综合有关疾病及病理转变的研究结果的新知识。

(4) 概述常见病病人的生理学、病原学、病理学及其临床表现。

(5) 分析疾病的生理反应及治疗模式。

3．高级药理学   每一位 APN 都应具备扎实的药理学知识,包括身体甚至是细胞对药物的反应。本课程的核心内容包含一般常用药物的药理特性及治疗作用。药理学虽然是一门独立的学科,但与 APN 其他核心知识,如健康评估、生理学、病理学及临床工作都密不可分。在 APN 专科课程中,更要增加该专科的专门药物的学习。APN 学生应具有药理学的相关知识及能力进行评估、诊断,为病人提供安全、高质量及节约成本的药物处方。此课程学习应提供学生下列的知识与能力:

(1) 能了解常用药物的分类及治疗范畴。

(2) 分析辨别身体对药物的生理和病理反应。

(3) 明确常用药物的药理特性、原理及作用。

(4) 辨别病人寻求处方的动机及评估服用药物的依从性。

(5) 按病人的病情选择适当、安全及合乎经济原则的药物治疗及处理方法。

阅读笔记

(6) 提供全面及适当的处方药物使用的教育。

（7）辨别单一药物及多种药物对病人的影响。

（8）阐述 APN 在当地的药物处方的认可资格及职权。

（9）遵守当地对 APN 处方的法律指引及要求。

（三）APN 专科课程

所有 APN 硕士教育的基本目标，是培养学生严谨的评判性思维和决策能力。只有拥有严谨的评判性思考，才能具有准确的评估、计划、实施及评价服务对象的健康或疾病的能力。此外，APN 必须具备促进卫生保健、提高护理效益的能力和有效的交流能力，包括口头表达和文字书写。

根据 APN 的不同专业和专科，AACN 具体描述了专科教育课程的学习目标。以 NP 为例，尽管有很多不同领域工作的 NP，如成人护理、成人心理和精神卫生、全科护理、家庭护理、家庭心理和精神卫生护理、老年护理以及儿科护理等专科培养，除了各专科的重点要求有所不同外，要求每个专科的 NP 都必须达到共同的培养目标，即全面综合地进行健康评估、发展和执行健康和卫生政策、参与和利用科学研究成果、具备领导和教育能力、进行个案管理和提供咨询等。家庭护理的 NP 和家庭心理和精神卫生 NP，除了要学习包括所有儿科、青少年、成人和老年护理的课程外，还需要学习家庭运作机制、个人成长过程、行为问题和心理状况及其对健康的影响等课程。

CNS 的专科类别一般以疾病为依据进行分类。常见的护理专科有：糖尿病专科、造口专科、压疮伤口专科、失禁专科等等。每个独特的专科课程，都包含所含疾病的病理、发病机制、症状与体征、治疗与原则、护理及复康计划措施等。这些课程都是建立在本科的生理及病理学、药理学及健康评估的基础上。

综上所述，APN 的培养目标主要是通过教育（包括必需的实践培训），学生在高级护理实践、教育和指导、科学研究、领导和管理、咨询和设计等方面具备较高的理论水平和实践能力。

总之，硕士研究生课程提供了 APN 作为临床工作者的主要和基本的核心知识。在目前社会经济及医疗保健体系下，APN 必须在各种临床工作环境中，能独立自主地及互相依存地为人群提供广泛的健康服务，包括健康评估、病情诊断、妥善处理病人现有的和潜在的健康问题，以及健康促进。在培养 APN 直接护理病人的能力时，应让 APN 认识到在诊断及处方管理的职责上，必须承担临床服务的职业责任。同时，APN 教育课程应为学生提供范围广泛的临床实习机会，以深刻理解健康知识及熟练掌握临床技巧。

随着医疗服务体系的不断发展，APN 角色也在不断发展和改变，其职责和岗位也随之有所改变。APN 要随时做好准备，以便能在社会及医疗保健体系的不断演变中、在不同的健康机构中，提供适当、高质量且有经济效益的服务，符合社会的要求。上述所描述的 APN 硕士课程大纲及内容，是最基本的核心要素，而核心课程是培养 APN 在日趋进步、不断演变的保健体系中提供服务的理论基础。护理教育者应根据各地区及各学校的特色及使命，编制其所需的独特课程，或根据相应的临床实践专科所需要的知识，附加新的课程。

二、APN 教育的临床实践

（一）APN 实践的基本要求

所有 APN 的专科组织及认证机构都明确规定了 APN 教育中关于临床实习的内容和时数要求。美国国家高级护理教育组织，曾就 APN 教育的课程标准，发布了必修课程指南，并清楚地列出 APN 学生要达到至少 500 小时临床实习的基本要求。因为 APN 服务的范围比较广泛，服务对象包括不同年龄的健康人和病人，不论在哪种临床服务机构工作，APN 学生都需要较长时间的临床实习。

关于设立 APN 临床实习的时间，应该考虑该专科的内容及复杂性、临床实习的内容与质

阅读笔记

量要求、是否有足够时间来熟练地掌握和发展所必备的能力等因素。在临床实习培养过程中，APN 学生（以下简称学生）需跟随 APN 临床导师在其所选修的专科部门、基层诊所或其他有关医疗机构进行临床实习。以上海交通大学护理专业学位硕士研究生 18 个月的临床实践为例，要求专业学位硕士生在二级学科范围内和两个辅助学科中完成轮转；同时，学院也形成了完整的临床实践考核形式及运行机制，包括出科考（阶段性考核）和临床技能操作考试（终期考核）。APN 学生无论在什么专科，担任什么角色，都要进行充分的临床实践，以求达到有一定深度的、多元化的专科实习，以培养学生具备 APN 的核心能力，完成临床实践学习时间要求。

（二）APN 临床实习安排

1. 学生按照个人所需要的发展计划，设计个人学习目标，编写培养方案，包括课程学习与临床实践计划。培养方案需得到大学导师与 APN 临床导师或辅导医生的签名同意。

2. 学生在临床第一线的实践中，应直接管理和护理病人。从进行护理评估、确定护理诊断、设立护理目标、开展护理措施和实施护理评价的过程中，发现和解决问题，提出科研选题，并不断提升临床专科实践能力和临床思维能力，以及对病人进行健康教育的能力，完成个人学习目标。

3. 学生应参与定期的临床实习经验分享研讨会和护理专题讨论。研讨内容主要包括有关临床实习个案分析、专业角色及实践、科研能力培养及科研成果发表等。如美国 APN 专科组织、认证机构以及美国国家高级护理教育组织，要求学生参加研讨会或专题讨论，每次最少三小时，能与其他 APN 学生互相分享心得，互相学习，不断提升学生的核心能力。

4. 学生应书写临床实习日志，记录在实习时所接触病人的特殊个案，并于临床实习完成后，写下个人的反思心得。

5. 临床实习专职导师要定期与学生沟通，评估学习进程，随访并分析学生是否达到标准。

6. 临床实习专职导师，与 APN 临床导师或辅导医生在学期中期及期末时，共同评估学生的学习效果，确定学习方面需改正的范围或方向，解决实习中存在的争议或困难的问题，完善临床实习培养方案。

（三）APN 临床实践基地建设

APN 学生所有的临床实习内容、科室和时间安排均应在学校及其导师的指导下完成，且应根据学生选修的专科、专业角色志向和临床学习的需要而定。因此，APN 的临床实践基地建设很重要。

目前，我国尚未制定全国统一的 APN 临床实践基地建设标准、验收规范和认证机制。应借鉴美国、澳大利亚等国家的 APN 培训经验，结合我国国情，选择医学院附属三级医院相关专科作为临床实践基地，该专科医疗护理水平在省内应处于较高水平，有较强的专科特色和临床带教师资力量。学院依据 APN 专科培养方向，定期评估和验收，对临床基地实行动态管理。在一些没有 APN 的医疗机构，学生可跟随该专科有经验的医生进行临床实习，但这些辅导医生需要了解和掌握 APN 的角色要求和工作范畴。经过一段时间的经验积累，逐渐形成我国的 APN 临床实践基地建设认证标准，最终做到只有达到标准要求的临床实践基地，才有资格承担 APN 临床实践基地的相应职责。

个别地区对 APN 培训基地有比较详细的考虑，其中广东省在其专科护士培训管理暂行规定有以下说明：①医院资质：三级综合医院或专科医院，有专科护士或相关岗位和培训；②专科资质：有相关专科教学核心团队，其成员有在核心期刊发表文章，基地有承担相关继续教育项目；③教学条件：能体现课程设置、教育目标，具体理论、临床实践课师资，相关医疗条件、图书以及其他学习资源设备；④组织管理：有专科护士培训管理委员会，统筹和监察执行和标准。

阅读笔记

第四节 APN 教育的实施过程

APN 教育课程体系的实施要素包括课程设计与实践的教学方式。

一、APN 教育的课程教学模式

在理论课程设计时，Wong 等（2010）认为课程可采用聚焦（converging）和散焦（diverging）两个概念相结合的方式进行设计。聚焦是指部分公共课是所有研究生和 APN 都适合的，可采取共同上课的方式。散焦是指部分与专科有关的课程，可让学生在其专科内进行深入学习。公共课理论课程一般安排在入学的第一学期。然后，学生在理论学习的基础上进入临床进行专科实践。

作为 APN 教育的导师，应善于应用多种教育策略。课程不仅要注重理论知识的教学，更重要的是以护理工作任务为主的各学科交叉的综合性知识的教学，注重人的整体性和护理工作的系统性，培养学生在复杂的护理实践中的发现问题、解决问题、决策和创新思维能力，体现 APN 的教育观念。在实施课程教学中，加大学生课外阅读量与作业量，如学生在授课前需要做大量准备，阅读相关资料，预习案例；在课外需要花大量的时间撰写研究报告、综述或小论文等；让学生学会感悟，学会思考，在小组讨论、报告演讲和探究中获取知识和经验，继而运用到实践中获得智慧。

采用多元化学习策略，学生除课堂学习外，还应参与导师或同行间的切磋讨论、研讨会和学术报告会，认真做好反思日志和自我表现评价，积极参与导师的课题研究和发表文章等。通过不同的学习策略，学生要认清角色和服务范围，结合自身的临床实践经验，把所学的核心知识、能力和组织管理、科研循证思维，统筹服务于不同的专科护理领域，体现准确的临床判断力及敏锐的思考能力，成为称职的专业 APN。

二、APN 教育的临床实习方案及模式

（一）临床实习模式

以 APN 的培养目标为指导，学生根据学校的总体安排、临床实践基地及 APN 导师的指导与培养方案，选择不同的临床实习方案及模式进行临床实习。一般临床实习模式有"分布式"和"集中式"两类。以一个学期有 14 周临床实习为计算标准，说明三种临床实习方式。

1. 用三个学期完成临床实习 临床实习的时间平均地分布于三个学期。这种方式要求学生每星期实习一天（八小时），每月定时参与 1～3 次，每次三小时的经验分享研讨会及专题讨论；最后要求 4～5 周不间断地进行临床实习。

2. 用两个学期完成临床实习 临床实习的时间平均地分布于两个学期。要求学生每星期实习两天（16 小时），再每月参与 2～3 次的经验分享研讨会及专题讨论；最后两周作不间断地临床实习。

3. 用一个学期完成临床实习 学生也可选择将临床实践的学习，集中于一个学期内完成。这种方式要求学生每星期实习五天（40 小时），并抽空参与每周的研讨会及专题讨论。对学生来说，这一模式的学习过程比较艰苦，而且不利于对学习内容的理解和技能的掌握。因为学生毕竟需要相对较长的时间，才能慢慢地把所学到的知识和技能消化和熟悉。

当然，临床实习内容及时间的安排，都必须事先得到 APN 临床导师或辅导医生的认可，并经过大学的负责导师的批准。APN 学生的培养，关注其临床综合能力及关怀素养的结合。在校内通过 APN 工作坊研讨和解决疑难复杂个案，到临床结合各自原有的专科背景接受培训，有事半功倍的效果。

阅读笔记

（二）临床实践学习计划及师生双方的责任

在 APN 教育的临床实践学习中，学生需按照个人所选修的专科以及个人所需的发展，设计个人的临床实践学习计划。临床实践学习计划是一份学生的个人学习计划或实习手册，是一份学生与临床实践专职导师间的书面协议书。学生按照学校的培养目标、个人的学习方向、意愿及学习所需，在计划书中清楚记录及表明其学习目标、将采取的学习活动计划。此计划书形成后可以作为学生学习过程、结果评价的标准及根据。

学习计划书与一般课堂练习或课外作业有明显区别。课堂练习或课外作业，是由导师单方面设计或选定的，而学习计划书，则是充满自由度及灵活性的文件及证明。根据双方协议，双方自愿承担决议。如有变动，双方可再作谈判协商，并做出相应改动。对学习计划书灵活和自由的特点应从开始就有清楚的认识。通常学生在首次起草计划书时，总是为如何把计划做得"恰到好处"烦恼很长时间，如果学生能从开始就把计划书看成一份行动指南，而不是被约束的承诺，就可以避免不必要的忧虑。

概括来说，一份经双方商讨的计划书，是学生学习目标的具体计划及约定，也是临床实践专科学术上的要求及准则。既是学生学习手段和计划，也是预期效果的清晰陈述。学习计划书的价值在于其有很强的适用性，能符合学生个人的学习要求。

1. 撰写学习计划书指南　学生首先在课程的学习目标范围内，依据个人兴趣与专长，选定有志发展的专业范畴，再与临床实践专职导师及 APN 临床导师或辅导医生协商，获得三方面的同意。协议书应符合以下条件及编写步骤：

（1）设定个人学习需求，反思过去的临床经验与学习，评价个人的强项与弱点。学生也可咨询同辈、伙伴与同事，听取别人的意见及建议。

（2）重点应放在如何改善及发展个人专长的学习需求上，描述明确具体的行为目标。

（3）根据学习目标选择及识别学习资源与策略。认真考虑借助哪些人、物、地点、文献及其他可利用的资源去达到个人学习目标。

（4）确定学习大纲及评价效果的基本原则。考虑采用多种不同的学习方法或途径达到学习目标。

（5）制订明确具体的衡量标准，确定如何圆满地完成本专科的要求。

（6）重新查阅学习计划书，交给 APN 临床导师或辅导医生，确保所需的学习资源及学习策略方针在该机构是可行的。

（7）与临床实践专职导师一起再次审核计划书内容，确认所列目标及学习大纲能满足专科课程的要求，评价原则合理及可完成。最后取得导师的正式承认及签署批准。

（8）全面审核后将完成的计划书按规定上交相关部门。

2. 学生在临床实习中的角色与责任　学生有责任为自己的学习做好准备，以获得学习的成果。首先学生应根据个人学习志向，请 APN 或辅导医生作为自己临床导师。被聘请导师应明确表示愿意承担监督学生在临床学习期间的学习过程与体验的责任，并有相应的时间指导学生完成全程学习；同意在学生实习的开始与学生研讨临床实习目标，或提供意见修改学习目标，也愿意填写学生评价表。否则就不能认为被聘请导师已经接受了担任临床导师的任务。

在得到初步的同意后，学生需要与被邀请的临床导师商讨计划书内所列的学习目标、学习方法及安排，取得临床导师的同意，再与临床实践专职导师商谈计划书内容，确认所列目标及学习大纲能满足专科课程的要求、评价原则合理及计划的可行性。如有需要可进行修改，最后索取正式承认及签署批准。此后，学生要将两者签订的计划书交给大学相应的负责导师。有关临床 APN 导师或辅导医生的名字、学历、职称、其所工作或管理的专科部门、诊所或机构地址、联络电话号码及电子邮箱地址等，一并提供给大学负责临床实践的专职导师。

阅读笔记

在临床实习期间,学生的责任包括:

(1)努力学习、实践,达到计划书所列目标、内容及标准。

(2)积极思考并虚心接受临床导师所提供的有关学习进程及表现的意见。必要时及时采取措施,改善临床工作能力及表现。

(3)在学习方面如有任何疑难问题,应尽早与临床导师商谈,找出解决方法,以免阻碍学习进程,影响学习目标的实现。

(4)按照预定的时间表,出席所有临床实习及经验分享研讨会。

(5)呈交自我评价书,清楚详细地指出达到每个学习目标的程度及内容。

(6)根据计划书内容,准备中期学习报告,呈交临床导师及大学的专职导师。

(7)每学期至少约见大学的专职导师两次,探讨经验与评价学习收获,解答疑难。

(8)最迟在临床学习完成后三个星期内,约见临床导师,讨论学习表现、成果及评价。准时上交所有(可多于一个)临床导师的评价表。

3. 导师的角色和责任

(1)临床导师的角色与责任:指定的临床导师或辅导医生会给予 APN 临床指导。临床导师在处理复杂情况时会以一对一的形式指导临床工作,作为 APN 学生的角色榜样。但由于APN 学生已是注册护士,导师有时也会在安全情况下让 APN 学生自行按学习目标累积经验。临床指导 APN 或辅导医生的角色与责任如下:

1)首先评价学生过去的临床经验,决定学生的学习需要。

2)与学生一起讨论和制定学习方向与目标、学习内容与形式。

3)协助学生达到学习计划书所列的目标。

4)与学生一起审查所有曾接触病人的病情、诊断及治疗。

5)定期向学生提供临床学习表现的评价意见及进度评价,以及达到学习目标的程度。

6)在临床学习的中期及结束时,填写学生表现评价表。

7)与大学专职导师保持联络,沟通有关学生的学习进程及需求。

(2)大学专职导师的角色与责任

1)引导学生自行解决临床学习上所遇到的难题。

2)如有需要,向学生提供及时且适度的指导及支持。

3)与临床导师保持紧密沟通。

4)在学生开始临床实践学习前,先批准及签署认可计划书及学习目标。

5)与临床导师商议并征得其同意,决定学生应得的评分。

为使学生在与临床导师及专职导师接触过程中获得最大收益,临床导师及专职导师,应与学生保持紧密联络,努力在临床工作上作学生良好的学习榜样;在带教临床学习时,为学生所需的学习选取具有挑战性及指导性的议题,挑选及推荐有关的健康医疗方面的文献;尽量为学生巧妙地安排学习环境,以求创造正面的学习环境,加强病人与学生的良好关系;经常给予鼓励,以降低学生的焦虑。

第五节 APN 教育的评价

一、APN 评价依据

(一)APN 通用能力及健康技能等级

APN 的角色能力发展是一个不断成熟的过程。基于香港护理专科学院提出的 APN 七个通用能力框架,黄金月等研究者提出了 APN 的立体能力框架模型(图 4-1),从宽度和高度综合

阅读笔记

评定 APN 的能力。首先，从宽度上看，领域一、二强调 APN 对病人本身的护理能力，如处理不稳定或复杂的健康护理问题、提供个案管理服务满足病人的多种健康护理需求、运用人际能力，有效提高护患关系等。而领域三、四和五则关注促进护理服务改进和创新的能力，如在群体中发挥领导力、制定和执行护理质量改进的策略、并提出实施循证实践促进改变等。最后，领域六和七则着重个人推进护理专业发展的能力，如树立专业行为的楷模标准、向社会展示护理专业的优势等。其次，从高度上看，借鉴英国健康技能等级。从实例 4-3 描述的健康技能等级来看：专科护士的能力应对应 Level 6，APN 的能力则对应 Level 7，Level 8 则为顾问。该三个等级的护士在知识的运用、管理和领导以及对护理服务和专业发展的责任上不断进阶，他们是行业的带头人、领袖，责任重大，不仅能够研究和分析复杂的问题，而且有责任改善或发展服务，也具有相当的临床和（或）管理责任，负责提供服务或承担主导教育或委托的角色。

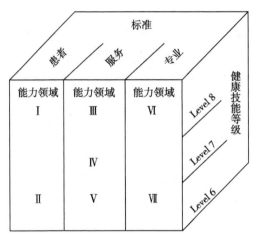

图 4-1　APN 的立体能力框架模型

实例 4-3

英国健康技能等级

分为九个等级的技能要求，每一等级都设立了相应的标准和参考身份，可作为护士在职业生涯发展中的参考。

Level 9：九级员工作为技能等级的最高级，需掌握领域内和不同领域交叉的最先进知识，同时作为组织内的最高层，承担着整个群体的服务实施和发展。参考身份：主管。

Level 8：八级员工需要高度专业化的知识，其中一些是工作领域中的前沿知识，用作原创性思维和（或）研究的基础。他们是领袖，担当相当大的责任，能够研究和分析复杂的问题。他们有责任改善或发展服务。他们可能具有相当的临床和（或）管理责任，负责提供服务或承担主导教育或委托的角色。参考身份：顾问。

Level 7：具有对工作领域与不同交叉领域知识问题的评判意识。他们要创新，并有责任在一个复杂且不可预知的环境中发展或变革实践和（或）服务。参考身份：实践实务者。

Level 6：需要批判性地理解具体理论和实践知识，是一个专家和（或）肩负管理和领导责任的人。表现主动性、创造性地寻找解决问题的方法。在团队绩效和服务发展中承担一定的责任并不断地进行自我发展。参考身份：高级实践者。

阅读笔记

Level 5：五级员工需掌握该工作领域内更综合、更专业的事实和理论性知识，并且明确这些知识的区别。他们能运用知识，创造性的解决问题，能通过分析和整合做出工作中的判断。他们还会承担职工的督导或培训。参考身份：实践者。

Level 4：四级的员工需掌握该工作领域内各种情境下的事实性和理论性知识。他们的工作要以标准操作流程、方案或工作系统为基础，但他们可以做工作判断和工作计划。同时他们可能会承担一定带教新职工的职责。参考身份：助理实践者。

Level 3：进阶至三级的员工需掌握一定工作领域内更多的知识，包括事实、原则、流程和总体概念。他们在指导和带教的情况下，比二级员工承担的工作职责更为广泛，也承担更多的责任。同时，需要关注自身发展。参考身份：高级健康助理/技师。

Level 2：进入二级的员工需掌握一定工作领域内基本的实用知识。他们可能按照规定的方案、步骤或工作系统从事一定临床、技术、科研或者管理工作。参考身份：支持性员工。

Level 1：刚刚进入工作的员工应处于一级阶段，这个阶段需掌握基本的常规知识，要在直接督导（带教）下开展工作，同时工作范畴相对局限。属于工作新手，接下去将直接进阶至二级。参考身份：实习生。

（二）APN 能力表现

基于以上的能力框架，按个别专科的不同要求，在 APN 的临床实习中应有一套完整的学习目标。导师对学员除了有以上所描述宽度和高度的要求以外，考核时亦可在"达到要求"和"未能达到要求"中进行细化。如个别项目中指明要在五个不同场景成功为病人的实验室报告作解说。另外打分亦可有级别，如"4"是常常表现出超卓的 APN 能力，独立、准确及完整地完成工作；"3"是 APN 能力高于一般，很少需要导师提示；"2"是整体能达到 APN 的一般要求，需要导师提醒去加强表现，而"1"是表示学员在能力和知识上都未达标。

二、APN 课程教学评价

课程评价是一种价值判断活动，是课程体系中不可缺少的必要环节。研究生课程应依据课程实施所提供的论据，运用评价方法对其可能性、有效性及其教育价值做出价值判断。在硕士研究生自行选择的专业必修课程、APN 核心课程和专科课程学习过程中，根据课程评价的方向性、客观性、激励性、计划性、实效性和平等性等原则，以学生的身心发展为课程评价的主要目标，不仅应注重关注学习的效果，还应关注学习的情态动机和方式过程，关注评价方式的多样性，将教学实施和评价的重心由教师"教"转移为学生"学"，提供学生更多理论、情境和模拟实践的学习机会，进一步引导和评价护理学生自主地构建认知的水平和探究性能力。

除课程应采用多样化的教学方式外，课程评价方式也应是多元化的。可以采取平时考勤、课堂讨论、口头报告、闭卷考试和撰写综述、论文等综合考核方式。以美国伊利诺伊大学芝加哥分校护理学院的高级社区护理硕士项目为例，很多课程并没有闭卷考试，而是采用多种评价方式。教学评价方式可以表现为授课教师设计几道试题，学生必须在阅读大量材料的基础上，才能在指定的期限内完成任务；学生的出勤率和学习态度占总成绩的一部分；课堂讨论、做口头报告和写文章，更是十分常见，每门课程多次进行课堂讨论，至少要求学生书写一篇文章并据此进行口头汇报。每门课程都会进行多次评价，但每次分数所占的比例都很小，以督促学生不断学习，提升分析问题、解决问题的能力。

阅读笔记

三、APN临床实践评价

临床实践的评价标准应该在学生进行临床实习前告知,以便让学生清楚知道评价的标准,同时也可以使学生在学习时具有方向,保证自己的学习朝着正确的目标进行。

1. 评价学生在临床实习经验分享研讨会或专题讨论会表现　学生在发表议题时能够:

(1) 清楚表达所讨论专题的重要性及其要讨论的重点。

(2) 显示对论题有充分认识,对所讨论议题显示出强烈的兴趣,对相关的文献具有评判性的思维能力。

(3) 有条理地发表意见,前后一致并有较强的提炼和归纳能力。

(4) 有效地运用相应的媒体手段,清晰地陈述意见和报告内容。

(5) 适当及充分地运用时间。

(6) 提炼主要论点,重点、难点清晰,能与同学相互学习和交流。

(7) 强烈地表现出对论题有比较扎实的理论知识,能清楚地回答同学提问。

2. 临床实习报告的评价标准　在临床实习后提交的讨论有关角色及文献查阅报告中,学生必须达到 APN 临床实习计划书所列的学习目标,才能获得合格。所提交的报告,要达到以下的要求:

(1) 文章质量较高,格式安排、文章结构、用字及语法正确,意思表达清楚明确。

(2) 有独特的创新意见,显示出评判性思维及反思的能力。

(3) 能清楚地表明已经查阅及博览了大量有关文献及科研报告。

(4) 能采用多方面来源的信息。

(5) 能把学习或所查阅到的理论与临床实践学习联系起来。

(6) 能提供富有逻辑性的讨论,能认识重要议题的关键问题所在。

(7) 充分表现出该临床学习及报告的学习价值及成效收益。

(8) 报告中能明确而清楚地显示出学习的成果及个人专业的成长。

(9) 能显示出学生对所完成的临床实践学习有满足感及成就感。

在临床学习结束时,大学专职导师、APN 导师或辅导医生,应为学生毫无保留地提出宝贵意见,让学生受益。分数和等级并不是最重要的,最重要的是学生能采取正确的态度,接纳意见及善意的建设性批评并终身学习。

四、APN 教育的评价实例

与发达国家不同的是,我国目前 APN 的发展尚处于萌芽阶段,对 APN 从概念、培养、考核认证、评价、聘用等各方面都在逐渐探索与实践。近年来,我国先后在糖尿病专科、PICC、造口师、急诊急救专科领域进行了专科护理人才培养及使用的有益尝试。但总的说来,目前我国 APN 培养与评价工作都面临着问题与成果并存的局面,有待进一步形成系统的培养模式、实践框架和认证制度。

除我国的专业学位硕士的培养模式外,目前国内专科护士的培训工作多由各省、直辖市卫生厅及护理学会自主开展,护士完成相应课程学习并通过考核,可获得各省、直辖市卫生厅或护理学会颁发的认证证书,也有与国际某专科护理协会联合,培养可取得国际证书的 APN。以国际造口治疗师培养为例,目前我国有 11 所学校有培养资质。2008 年,上海交通大学护理学院与上海市护理学会联合成立“上海国际造口治疗师学校”,培养包含造口护理、伤口护理和失禁护理三个方面专科护士,以本科及以上学历、五年以上临床工作经验,英语基础良好及具有护士执业资格作为入学条件,全脱产培训三个多月,其中理论学习 180 小时(约 6 周),临床实习 9 周,通过专业考核,可获得《世界造口治疗师证书》(国际认证)。“上海国际造口治疗

阅读笔记

师学校"一方面每四年接受"国际造口师协会"评估,另外对培训教师和临床实践基地都需要进行评估与考核,严格把关;2008 年至 2016 年已培养了来自全国 27 个省市的 162 名造口治疗师,部分专科护士已在医院中专职担任造口治疗师岗位工作,负责所在医院相关病人的护理工作,并开设了"造口治疗师"护理门诊,甚至成了所在省市医院相关疑难杂症的护理专家等,充分发挥了专科护士的职责与作用。

浙江省则要求定期或不定期地对专科护士进行评估,评估标准包括每年从事本专科护理实践时间应达到个人临床护理工作总时间的 2/3 以上;每年至少参加一次本专科省级及以上护理继续教育项目的学习;每两年至少在护理专业期刊上发表本专科护理工作论文或综述一篇以上;加强对其他护士的专业指导,并对专科护理有关工作提出完善和改进建议。如连续三次未达到规定要求者,则取消专科护士资格。

北京市 ICU 专科护士资格认证采用考试考评的综合评定方式,考试考评工作由北京护理学会、北京市 ICU 专科护士资格认证委员会统一管理,包括理论考核、临床技能考核和综述论文三大部分,其比例分别为 60%、28% 和 12%,共 250 分,150 分为及格。综合评定合格者颁发《ICU 专科护士资格认证证书》,单科考核不合格者,须进行单科补考;综合考核不合格者,须进行全部项目的补考,凡补考不合格者须重新参加 ICU 专科护士培训。

第六节　按地方需求的 APN 课程安排实例

在本书的前言部分介绍了 APN 可分为五个主要岗位。分别是 NP、CNS、CNM、CRNA 和 CM。下面介绍不同地方 APN 课程的种类及内容。

一、美国的 APN 课程安排实例

在具体课程安排上,NP 与 CNS 的课程设计的核心能力,会因其岗位职责性质的不同,而有不同的要求。CNS 课程中的健康评估课程会先有一个全面的概述,然后集中于某一生理系统的专科评估,而 NP 的课程则着重全面综合的全身评估。临床诊断学是 NP 的重要课程,因为他们要精确地诊断病情,为病人做出相应的治疗计划。同时他们还要有自主的、独立的评判和决策能力,在适当时候转诊病人给医师或其他医疗专业人员。而 CNS 则集中护理某专科的病人,因为这些病人已由医生界定他们的医学诊断,CNS 则需要运用科学的分析,制定护理干预计划。美国的高级全科护士教育工作者联盟(NONPF)从 1974 年开始对 NP 的教育工作进行评估与监管,制定了 NP 教育项目准则,对学生培养、课程规划、教师队伍、教学评价方法、教学和临床实践资源,以及组织管理方面提出了明确要求,列举了每项标准所需的文件材料,并将其形成调查表,方便 NP 教育机构进行自测,有效规范了 NP 教育的开展。

这里介绍的是一个以 APN 应该具备的核心知识为标准而设计的 APN 硕士课程。这是一个两年全脱产的课程。如果需要设计一个半脱产的课程,需要对这个课程进行相应的修改。护理学院还应根据各自学校所采用的一学年两学期制或一学年三学期制,对课程进行修改。

本课程由三个模块构成:必修课、核心知识课、专业课。每个模块由若干门课构成。

(一)硕士生的专业必修课

必修课包括以下的科目:

1. 护理科学研究。

2. 医疗体系、健康政策、医疗财务管理。

3. 伦理学。

4. 专业角色发展与展望。

阅读笔记

5. 护理临床工作伦理与哲理。

6. 社会学与人类学。

7. 公共健康、健康促进与疾病治疗。

（二）APN 核心知识课程

1. 高级综合健康评估。

2. 高级生理学与病理学。

3. 高级药理学。

（三）专业专科课程

这是依据各独立专科评审机构规定的课程。虽然 NP 与 CNS 的课程设计略有不同，但具有共同的原则。NP 与 CNS 一般在成人护理、心理及精神卫生、儿童及青少年及家庭全科等专科工作，所以应设有包含相关能力培养的相关课程。这些能力包括：①掌握病理、体征及症候群；②精确的临床诊断；③处理及治疗疾病与健康需求，包含个人、家庭、群体与社区；④评估及处理临床上复杂的问题。⑤评判及分析科研报告的结果；⑥领导医疗机构系统；⑦管理、沟通及协调；⑧自主决策、独立评判。实例 4-4 是根据这三方面的课程要求而设计的 APN 课程实例。

实例 4-4

————————— 美国的 APN 硕士学位课程 —————————

1. 护理硕士课程核心知识课（共 12 学分）*

（1）研究与结果评价 6 学分。

（2）专业与理论 3 学分（护理及健康理论、角色发展、道德及伦理、环境学等）。

（3）组织机构及政策 3 学分（组织机构 / 领导理论、健康政策、社区为本服务、流行病学、综合健康系统、信息学、护理服务管理、商业原则、赔偿守则及市场推广等）。

2. APN 核心知识课（共 9～15 学分）

（1）药理学 3～6 学分。

（2）高级健康评估 3 学分。

（3）病理学、遗传学等 3～6 学分

3. APN 专业临床核心能力课（12～18 学分）

（1）专业临床理论 6～9 学分。

（2）专业临床实习 6～9 学分：临床决策能力、健康促进及疾病预防、高级治疗学、基层及社区康复护理。

*通常每门课是 3 学分，在 12～14 周的学期内每周上课 3 小时，上课时间总数约 40 小时。

资料来源：American Association of Colleges of Nursing（AACN）. 1996

美国 AACN 于 2006 年出台关于 APN 博士教育要点（The Essentials of Doctoral Education for Advanced Nursing Practice）的相关文件，把 APN 学历提升至护理学博士（Doctor of Nursing Practice，DNP）水平，提升在最高层次履行护理实践的护士的综合能力，以便 APN 能应对日益复杂的医疗处境，积极参与政策制定，为卫生医疗体系提出建议与方案。AACN 提出了 2015年将 APN 的教育层次提高到博士研究生水平的目标，要求取得 DNP 学位的毕业生应具备八项基本能力（附 4-5）。DNP 的课程要求是基于上述硕士课程对学生能力的培养，但对博士人才能力的期望更高，其特色在于所有的 DNP 学生都必须完成一个毕业计划项目。该计划项目有别于研究型的论文，可采用不同的形式去呈现，如实务先导计划、改善服务试验、顾问项目、

阅读笔记

系统回顾等,以展现学生的综合能力,即是兼具学术和实践能力,是学者型的实践者。已获取硕士资格的 APN,可再进修不少于 12 个月的全脱产课程才能取得 DNP 学位。

二、按香港地方需求的 APN 课程安排实例

香港首个 APN 课程,开设于 2002 年的香港理工大学护理学院。该课程根据中国的特点,增加了中医药的基本知识,以适应及满足社区群众的需要。该课程学生全部是全职的有工作经验的护士,以不脱产形式修读。一般情况下,以 3 年时间完成。实例 4-5 是该课程的实例。

实例 4-5

香港的 APN 硕士学位课程
(主修: 社区 / 家庭护理)

1. 护理硕士课程核心知识课 *(共 12 学分,选修 4 门)
(1) 医疗体系、健康政策、医疗财务管理。
(2) 伦理学。
(3) 专业角色发展与前瞻(护理理论与哲理)。
(4) 社会学与人民科学 / 家庭与哲学。
(5) 护理科学研究。
(6) 基层健康实践与管理。
(7) 流行病学。

2. APN 核心知识课 *(共 9 学分,选修 3 门)
(1) 高级护理实践概论。
(2) 高级生理与病理学。
(3) 药理学 / 中医药食疗。
(4) 全面综合健康评估。
(5) 社区健康。
(6) 健康促进与疾病治疗。

3. APN 专业临床核心能力(9~12 学分)
(1) 临床实践与管理 I ~ Ⅲ(讨论研习可选择集中于: 儿科、学龄儿童、青少年与家庭、妇女及老年科)。
(2) 或结业综合笔试或论文。

*还有其他科目没有包括在此

目前香港正积极推行 APN 教育及认证规范化,以香港护理专科学院为首,带领着 14 所专科学院,制定理论及实践要求,包括要求所有成为香港护理专科学院的学校要满足 500 学时的理论课及 500 学时的实践时数。理论课的内容包括三大模块:第一模块是通识课程,包括科研、医疗政策等;第二模块是高级实践课程,建议内容有高级健康评估、病理学等;第三模块是有关专科课程,修读相关的专科领域临床护理知识和技巧。各模块的学时应不少于总学时的 1/3。要满足所有专科服务的培训要求,单依赖大学的学习是不够的,还需要一些专科培训实践。因此,香港护理专科学院容许 APN 成员的学习中可包括不超过 40% 的非研究生课程;临床实践时数须在 4 年内完成,其中导师直接临床督导须占 50% 以上(详见香港专科教育方案的开发与设计)。在专科范畴有卓越领导和贡献的 APN 可通过香港护理专科学院提供的院士考试,得到最高层次——院士的认可。

阅读笔记

────── 香港专科教育方案的开发与设计 ──────

Ⅰ. 500 小时的学术经验

课程	通识课程 （167 小时）	高级实践课程 （167 小时）	专科课程 （167 小时）
研究生课程 （占 60%～100%） 专科培训课程 （占 0～40%）	如： 研究； 医疗政策； 医疗系统组织； 医疗经济； 伦理； 专业角色发展； 护理实践的理论基础； 人际差异和社会问题； 健康促进与疾病预防	如： 高级健康评估； 高级生理学、 心理学、 社会学和病理生理学； 高级药理学； 循证实践； 临床教学与研究； 团队合作与沟通	如： 根据临床核心能力，包 括但不仅限于专科所界 定的： 临床领导能力和病人权 益的维护； 先进的个案管理和病人 护理； 专科干预
合计	占 500 小时的 1/3	占 500 小时的 1/3	占 500 小时的 1/3

Ⅱ. 500 小时的临床实践

- 4 年期限内完成
- 50%～100% 督导实习
- 0～50% 工作实习

三、中国护理硕士专业学位设置方案

为适应我国医学事业发展对护理专门人才的迫切需求，完善护理人才培养体系，创新护理人才培养模式，提高护理人才培养质量，特设置 MN，为我国开展 APN 的培养和实践奠定基础。2010 年 1 月，国务院学位委员会第 27 会议审议通过了护理硕士专业学位设置方案。

1. 护理硕士专业学位培养目标是培养具备良好的政治思想素质和职业道德素养，具有本学科坚实的基础理论和系统的专业知识、较强的临床分析和思维能力，能独立解决本学科领域内的常见护理问题，并具有较强的研究、教学能力的高层次、应用型、专科型护理专门人才。

2. 护理硕士招生对象一般为学士学位获得者或具有同等学力者，并已通过注册护士资格考试。

3. 护理硕士的课程设置要充分反映护理实践领域对专门人才的知识与素质要求，以培养学生的临床护理实践能力为主，同时注重培养研究能力和教学能力。

4. 护理硕士培养模式采用以临床实践为主，辅以一定的课程学习和科研训练。

5. 护理硕士专任教师须具有较强的护理专业实践能力和教育教学水平。

6. 学位论文须与培养临床护理决策能力紧密结合，体现学生运用护理及相关学科理论、知识和方法分析、解决护理实际问题的能力。论文类型可以是研究报告、个案研究等多种形式。学位论文答辩形式可多种多样，答辩成员中须有护理实践领域具有专业技术职务的专家。

7. 临床实践与课程考试合格，并通过学位论文答辩者，授予护理硕士专业学位。

8. 积极推进护理硕士专业学位与专业护士类职业资格考试的有效衔接。

9. 护理硕士专业学位由经国家批准的护理硕士专业学位研究生培养单位授予。

阅读笔记

小结

APN 培养对于护理学科的发展具有深远的理论价值与现实的实践意义。本章通过详述 APN 教育的基本要求，课程体系的目标、结构、实施和评价等四个构成要素及其实例，对我国开展 APN 教育提出了科学的、具体的、可行的培养要求。首先，提出 APN 教育应建立在硕士研究生层次，并对培养师资、教育模式和临床资源等提出了最基本的要求。其次，APN 核心能力的提出，有助于指导 APN 实施以个人、家庭、群体和社区为主体的临床护理实践，明确 APN 任务与工作重点。进一步阐述了 APN 硕士学位课程内容，包括护理硕士专业必修课程、APN 核心课程和专科课程等三个方面，以及理论课堂教学与临床实习实践两个维度；从理论课程的设置、临床实习实践的基本模型、导师与学生的角色以及评价方式等内容，对我国的 APN 培养提供了具体、有价值的参考依据。同时，以美国、中国香港和中国的部分 APN 核心能力及课程设置为实例，进一步说明 APN 在不同国家及地区的发展水平，更在 APN 硕士教育层面的基础上，进一步论述了临床型护理博士的基本能力，对不同层次教育的设立与培养目标指明了方向，将为我国加快开展 APN 硕士与博士教育奠定良好的基础，推进我国研究生护理教育与临床护理水平的不断提高，促进人类的健康与和谐，也为我国护理学科的可持续性发展呈现了更大的空间。

（章雅青　黄金月　李惠玲）

思考题

1. 你认为 APN 对于护理学科的发展有何意义？

2. 你认为 APN 的核心能力是什么？为什么？

3. 目前我国的 APN 教育应如何培养和发展学生的这些核心能力？

4. 你认为目前中国内地 APN 发展现状如何？为什么？APN 对中国的护理教育的发展有什么影响？

5. 你认为我国应如何加快发展 APN 硕士研究生教育？培养计划为什么要理论联系实践？

6. 如何理解美国提出的 2015 年 APN 的教育层次提高到博士研究生水平的要求？你认为我国的 APN 应如何发展？为什么？

参考文献

1. 徐志晶，方琼，裘佳佳，等. 乳腺专科护士能力标准的研究. 中华护理杂志，2012，46（6）：605-607.

2. 章雅青. 我国护理教育的发展与展望. 上海交通大学学报（医学版），2013，33（5）：529-530.

3. Abdellah F G. Establishing the Graduate School of Nursing at the Uniformed Services University of the Health Sciences，Military Medicine，2004，169（6）：vii-x.

4. American Association of Colleges of Nursing. Certification and regulation of advanced practice nurses. Journal of Professional Nursing，1996，12（3）：184-186.

5. American Association of Colleges of Nursing. The essentials of master's education for advanced practice nursing. Washington（DC）：AACN，2011.

6. American Association of Colleges of Nursing. AACN position statement on the practice doctorate in nursing. Washington（DC）：AACN，2004.

7. American Association of Colleges of Nursing. The essentials of doctoral education for advanced practiced nursing. Washington（DC）：AACN，2006.

8. Conrad C F，Haworth J G，Millar S B. A silent success，master's education in the United States. Baltimore，MD：the Johns Hopkins University Press，1993.

9. Hamric A B，Spross J A，Hanson C M，Eds. Advanced practice nursing：an integrative approach（5th ed.）. Philadelphia：Saunders，2014.

10. National Organization of Nurse Practitioner Faculties. Domains and core competencies of nurse practitioner practice. Washington（DC）NONPF，2006.

阅读笔记

11. The Hong Kong Academy of Nursing. 2015. Guidelines for program planning and examination. http://www.hkan.hk/main/en/publications/guidelines-for-program-planning-and-examination.

12. Wong F K Y, Lau A, Ng R, et al.（Submitted）. Impacts of the nurse consultant role on patients, profession and organization. Journal of Advanced Nursing.

13. Wong F K Y, Peng G, Kan E, et al. Description and evaluation of an initiative to develop advanced practice nurses in mainland China. Nurse Education Today, 2010, 30（4）: 344-349.

阅读笔记

附 4-1　AACN 提出的 APN 应具备的核心能力

（一）满足临床护理实践所需的能力

提供高质量的临床护理服务是 APN 最重要的职责。APN 要综合当代护理的理论、科学研究及临床护理的实践知识，才能在为病人的护理中完成健康促进与维持、疾病预防与治疗的任务。APN 临床实践所应具备的最基本的核心能力主要包括健康促进及疾病预防、疾病护理以及 APN 的综合能力。

1. 健康促进与疾病预防的能力

（1）提供有关健康生活模式、疾病诱因及潜在的健康危机的指导及劝告。

（2）提供符合服务对象年龄、成长过程、个人风险、地理环境及文化因素的健康促进与疾病预防服务。

（3）识别急性及慢性病病人需要的促进健康及预防疾病的信息，并提供适当的服务。

（4）制订随访计划，与服务对象保持联系，保存随访记录，确保其能获得应有的及适当的疾病预防服务。

2. 对病人疾病护理的能力

（1）通过综合分析，根据病人以往病历及病情数据，迅速而敏捷地评估病人的症状，做出精确的诊断以及判断病人病情的复杂性和稳定性。

（2）诊断及护理急性与慢性疾病，同时兼顾病人的心理感受与体验。

（3）采用恰当的诊断和治疗方法，关注并综合考虑其安全性、经济效益、侵害性以及疗效，或能考虑采用简单而被接受的处理方法。识别危急情况，启动有效的应急措施。

（4）提供护理干预，帮助急性或慢性病病人维持其最理想的健康，包括营养维持、排泄、皮肤完整、呼吸道通畅、舒适、运动 / 活动、睡眠 / 休息、性 / 生育机能，以及社会、心理的适应与平衡。

（5）为急性及慢性病病人提供有关症状处理的指导及解释；识别并提供适宜的基层服务。充分地评估及运用干预措施，力求帮助病人充分地解除病痛。

（6）诊断复杂及不稳定的病情，结合环境、专科及个人知识和经验，制定并实行诊断及治疗计划，与其他健康专业人员协商合作，帮助病人处理复杂及不稳定的病情，力求恢复健康。

（7）持续并敏锐地评估病人的病情变化和对治疗、护理的反应，从而调整治疗计划，帮助病人达到其最理想的健康状态。

（8）根据不断变化的病情需要，协调和管理人与环境所需的资源。

3. 适用于部分专科的 APN 核心能力　在以上基本能力的基础上，在某些专科工作的 APN，在病人健康与疾病情况的治理方面还需要具备以下能力。

（1）在临床决策上表现出缜密的思考及诊断、论证的能力。

（2）能对病人的健康和疾病进行持续地评估、诊断、监控、协调和护理。

（3）选择、实施常见的体检及实验室检查并解释其结果。

（4）运用恰当的专门名词与格式，以文字或语言传达有关病人的健康状况。

（5）使用并发展基于理论的概念框架，指导临床工作。

（6）在临床工作上，应用流行病学及人口统计学原理，开展基层健康及专业的研究。

（7）指导有关药物的使用，介绍药物的副作用及其相互作用，在相关规定权力容许下为病人开处方。

（8）使用社区健康评估所得资料，确定病人健康的需要，提出转诊和协调服务计划。

（9）使用公认的效果标准评价治疗和护理计划的效果，并对服务计划做出必要的修改、咨询或转诊。

阅读笔记

（10）确定复诊日期，适当监督病人的健康状况及服务质量。

（二）建立和维持专业关系的能力

APN 的服务是以病人利益为出发点的。维护病人个人的权益，让病人参与并自行决定其所接受的治疗方案，才能达到最佳的治疗及护理效果。APN 必须具有与病人建立和维持良好的专业关系的能力，创造有利于恢复健康的环境，最大限度地保证病人应有的权益。在建立和维持与服务对象的专业关系方面，APN 应具备以下基本的核心能力。

1．对服务对象始终保持支持及关怀的态度。向服务对象传达"我与你在一起"的信息。

2．与病人建立良好的关系，认识并能明确说出病人的长处，帮助病人满足个人健康需求。恰当运用触摸技巧，表达关怀及安慰。在适当情况下能小心巧妙地使用幽默感来增进关系。

3．当服务对象面临逆境或危机时，提供安慰和换位思考。为病人与家人提供情绪和信息的支持。

4．宣传、维护病人及服务对象的个人尊严，尊重他们的决策权。引导病人自行做出有关健康及服务的决定。

5．识别、察觉及关注服务对象的谈话内容、直接和间接表达的感受与忧虑，维护服务对象应有的隐私权。

6．应用自我效能和赋能的原则，帮助服务对象进行自助，促进其改变不利于健康的行为。

7．监控、反省自我对服务对象的情感反应及相互影响，作为进一步治疗工作的资料。

8．能清楚地表达个人承担的义务、职责并积极努力去胜任。

（三）承担教育 / 辅导任务所需能力

APN 在提供护理服务时，一个重要的工作内容是对病人的健康教育。因此，APN 应该具备教育、辅导病人及其家庭成员的能力。这个能力具体表现在以下几个方面。

1．适当时刻应表现出的能力

（1）根据服务对象所期望给予的有关成长与发育期的指导、个人护理所需的信息、技巧以及病人对其健康状况的认识，评估其教育 / 辅导的需要。

（2）评估及确定病人是否具备准备学习健康信息的心态。

（3）评估病人认知水平，学习的动机及能否坚持进行有关健康的活动。

（4）创造良好的学习环境，帮助病人对所指导的内容建立学习兴趣。

（5）能够把握病人有强烈认知的适当时机。

2．探求事实所需的能力

（1）能评估及探究病人对健康状况的理解。

（2）在准备提供教育或辅导前，探究病人是否有理解的障碍、支持力量及不确定因素。

（3）探究病人个人学习的风格及特性，能计划及提供有针对性的教育或辅导。

（4）探究可能影响病人学习及认知的文化背景。

3．辅助病人学习的能力

（1）在教导病人如何自我照顾时，能融合心理学和社会学原则，对病人的感受与情绪有适当的敏感度。

（2）设计循序渐进的学习步骤，帮助病人学习有关信息及提高能力。

（3）帮助病人适当利用社区的资源及服务设施。

4．提供信息的能力　为病人提供合乎科学原则且适当的数据，包括健康状况的描述、可能的诱因、恰当的治疗方法、治疗的效果及可能出现的副作用。

5．协调和商议的能力

（1）在教育或辅导时，能运用商议的方式，不断评估病人是否有足够的心理准备、学习动机及学习的需要，从而订立新的目标与期望成果。

阅读笔记

（2）监督和观察病人健康行为及改变，评价服务效果，从而决定是否继续提供现有的教育辅导还是应该改变教育的策略。

6. 引导服务对象学习的能力　在教育和辅导中，善于应用提醒、支持、鼓励以及换位思考等方法，耐心引导病人学习。

（四）促进专业发展的能力

APN 在提供健康服务的同时，也要重视自身的专业发展。他们在工作中往往承担着护理管理的责任，对自己提供的护理服务负责，为护理专业的发展作出贡献。具体的促进专业发展的能力包括：

1. 发展及执行 APN 角色的能力

（1）运用科学原则与理论框架执行 APN 职责。

（2）扮演多元化的角色，即健康工作者、健康顾问、教导者、行政人员和研究员等。

（3）积极支持、教导及协助培训新的 APN 或学生，作为他们的指导者、角色榜样，辅导和教育他们尽快融入角色。

（4）向公众及其他健康服务专业宣传及解释 APN 的角色。

2. 管理健康服务的能力

（1）按重要程度排序，协调和满足不同文化背景病人的各种健康需求。

（2）谨慎地运用判断力，评估对病人重要性的顺序及需求可能存有的争议。

（3）建立及维持管理专业队伍，提供最理想的解决问题方法。

（4）在作为基层健康服务者的同时，为病人争取专家意见及转诊服务。

（5）成为病人权益的维护者。

（6）咨询及与其他机构（公立或私立）的专业健康工作者协商有关的服务。

3. 领导健康服务的能力

（1）具备成为专业组织活跃会员的能力。

（2）评价当地的卫生健康政策对健康工作者及服务对象的关系及其影响。

（3）积极参与有关 APN 的立法及会议等活动。

（五）管理与协调医疗保健服务机构的能力

APN 在很多情况下与其他健康服务人员共同工作。他们往往在其中扮演管理者和协调者的角色。因此，他们需要具备相关的能力。

1. 管理及执行的能力

（1）为病人、家庭及社区提供国际认可的标准的综合性健康服务。

（2）能为不同的病人及社区提供个案管理服务。

（3）参与所服务机构的多方面资料系统的解释及处理。

（4）按岗位应负的责任管理所服务机构的运行及资源。

（5）在管理岗位上，运用商业及管理的策略，有效地应用资源，提供高质量的健康服务。

2. 谈判和协商的能力

（1）在评估、计划、执行及评价健康服务的过程中，与其他健康专业人员携手合作，尊重及认识各自的专长及利益，努力满足病人全面性的健康需求。

（2）能够在跨专业的服务队伍中，通过发展合作创新工作及伙伴关系，扮演领导角色。

（3）在发展、计划及执行公共及社区健康项目时，能作为社区的健康顾问。

（4）积极参与有关健康服务实施的立法会议活动。

（六）监督及保证专业服务质量的能力

APN 不但要对自己所做的工作负责，还要对团队人员的服务质量起保证和监督作用。所以，他们应该具备：

阅读笔记

1. 保证优质服务质量的能力

(1) 了解个人的专业能力、角色及职责范围,同时也让同事和服务对象认识。

(2) 把专业及法律的标准,具体化地体现在临床工作中。

(3) 遵守专业法则,为个人职业道德、操守奠定基础。

(4) 在临床工作中勇于承担重任。

(5) 与健康专业队伍共同研究与商议有关健康成果的变化因素。

(6) 评判性地评价及应用有关病人治疗、护理成果的研究报告。

(7) 建立不断增进知识及提高临床技能的途径。

(8) 保持自身的条件,使之能满足有关证书资格的要求。

(9) 监督和观察健康与疾患的变化因素,为病人健康状况治理计划作评估及调整。

2. 监控服务质量的能力

(1) 对个人的临床表现进行服务质量的监控。

(2) 建立复诊、随访、会诊、转诊及服务效果的数据库。

(3) 以质量保证及质量管理为原则,不断监督和考察个人及同事改进现有的服务。

(4) 监督和考察服务质量,必要时做出更改。

(5) 监督和考察研究报告的质量,以提高服务水平。

（七）文化敏感性护理的能力

在 AACN 提出的六个核心能力的基础上,2006 年 NONPF 认为文化敏感性护理的能力对于 APN 也是很重要的。文化敏感性护理的能力具体包括:

1. 防止个人偏见影响优质护理实施的能力。

2. 为病人提供文化敏感性护理的能力。

3. 为不同文化背景的病人提供优质护理的能力。

4. 将病人的文化背景、价值观、健康信念和行为融入护理管理计划中的能力。

5. 协助病人和家庭满足其精神上的需求的能力。

6. 结合病人的精神信仰为其进行护理的能力。

附 4-2　Hamric 等提出的 APN 应具备的核心能力

除以上 AACN 和 NONPF 提出的 7 项 APN 核心能力外,美国护理学家 Hamric 等(2009)提出并修订了 APN 应具备的 7 种核心能力,它们是:直接的临床实践能力、专家层次的指导和培训能力、提供咨询的能力、科学研究的能力、领导的能力、合作的能力以及伦理决策的能力。Hamric 等(2009)认为,"直接的护理实践能力"是 APN 的核心能力中最重要的部分,也是 APN 的首要特点。

1. 直接的护理实践能力　包括应用整体护理观的能力、和病人建立良好的合作关系的能力、专家层次的临床思维和高技术含量的操作能力、应用自我反思的实践能力、应用研究的证据来指导临床实践的能力以及采用灵活的方法进行健康和疾病管理的能力。

2. 专家层次的指导和培训能力　主要是针对病人及其家属的健康教育和指导的能力。其核心是要具有自我反思的能力,能够不断的反思并调整自己的教育策略。

3. 提供咨询的能力　主要包括人际交流的能力;掌握咨询程序的能力;掌握关于系统、人际关系和改变的有关知识;自省的能力;与咨询者建立和谐的、相互尊重和接纳的关系;确认和清晰表述问题性质的能力。咨询的具体流程如下(图 4-2)。

4. 科学研究的能力　科研能力分为三个部分,分别是在实践中解释和利用研究的能力、评价实践的能力和参与合作性研究的能力。包括应用循证护理的程序、设计和应用程序来评价同个体化高级护理实践相关的结果以及在合作性的探究新知识的科学研究中发挥临床专家和咨询者的作用。

5. 领导能力　主要体现在以下四个领域:临床实践环境、护理专业发展、卫生保健系统和健康相关政策。主要包括具有观察力和控制时间的能力;自信和承担风险的能力;出色的沟通和人际交流能力;自我反思的能力;尊重多元文化、协调解决个人发展和职业生涯的矛盾以及指导和授权的能力。

6. 合作的能力　其合作对象涉及具有共同目标的个体(病人、家庭、同事)、团队、组织及政策制定机构,并注重国际间的合作。包括临床工作中勇于承担责任的能力;建立人际关系和沟通的能力;接纳和尊重不同价值观的能力;进行知识的互补并具有幽默感。

7. 伦理决策的能力　主要包括确认问题的能力;搜集信息的能力;对临床实践中涉及伦理的问题具有敏感性;对价值观进行澄清并对不同角色的冲突具有敏感性;在处理临床问题中能应用伦理决策的模式等能力。

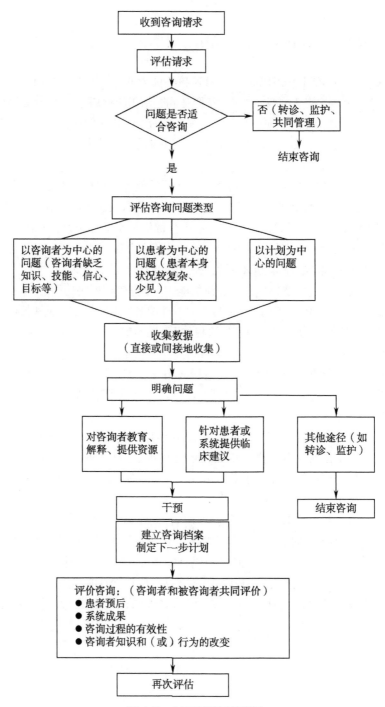

图 4-2　APN 咨询流程图

阅读笔记

附 4-3　香港护理专科学院 APN 能力（2011）

领域 1	处理病人复杂的健康问题
1.	为复杂的健康案例进行完整全程的护理,并转介相关部分护理给其他护士和其他专业人士
2.	提供个案管理服务满足病人的多种健康护理需求
3.	通过和病人及多学科卫生保健团队的合作,计划和实施诊断的策略和治疗的干预,帮助有不稳定和复杂健康照顾问题的病人稳定和恢复健康
4.	对既往的、及立刻得到的数据进行综合和排序,迅速评估病人不稳定的、复杂的健康照顾问题
5.	选择并解释,可能执行常见的筛选和诊断试验
6.	诊断、处理急性和慢性疾病,同时关怀照顾病人的经验
7.	根据环境、专业和个人知识和经验,利用多学科卫生保健团队的合作和协商,诊断不稳定和复杂的健康护理问题
8.	审查药物配方,为病人提供有关药物的方案、副作用和相互作用的咨询
9.	通过监测健康和疾病的变化,评估和调整计划,对病人的健康状态进行连续的管理
10.	作为病人的主要护理提供者,让病人得到专家照顾和转介服务
11.	为随访、咨询、转介和成效,监测病人数据库
领域 2	提升护患间的治疗关系
12.	显示能力,促进治疗的相互作用,有效改变病人的健康行为
13.	提供有关症状管理的指导和咨询
14.	为病人及家属提供情感和信息的支持
15.	运用人际能力,有效提高护患关系
16.	应用自我效能和自我授权的原理促进行为的改变
17.	监察和反思自己在护患关系相互影响下产生的情绪反应,运用该数据进行进一步的治疗互动
18.	帮助员工重新回顾和护患关系有关的过激的反应和悲痛的情绪
19.	给病人传递一种"在场"的感觉
领域 3	有效的领导和团队合作
20.	协调人和环境的资源,处理迅速变化的情况
21.	领导医院或社区的健康教育和推广活动
22.	透过委托、支持、监督,授权同业去承担递增的,复杂病人的护理
23.	通过开发协同实践或创新合作,领导跨学科团队
24.	表现有效的领导能力,并能在群体中发挥影响力
25.	领导专业活动
领域 4	加强和改进质量保证
26.	领导持续制定和修改准则、协议、标准和应急计划的进程
27.	开发一个相关实务内的追踪系统,确保病人接受适当的预防性服务
28.	监察同事、自己和服务系统的质量保证,全面和整体的质量管理作为持续质量改进的一部分
29.	处理投诉和监察渎职
30.	设立各种评定成效的护理项目的基点,对临床管理提出意见或推荐审查干预建议
31.	在和各种健康学科的协作过程中,制订和执行质量改进策略和临床审计
领域 5	管理和商讨找出保健服务的创新和有效的方法
32.	为特定的病人群体使用适当的诊断的和治疗的干预措施和方案,注意措施和方案的安全、成本、可接受性、有效性和成本效益
33.	提出实施循证实践并促进改变

阅读笔记

34. 使用证据和推理平衡上司和他人做决定的行为

35. 说明开发全面病人的护理服务系统,在系统中采用适当的护理模式,以达到最佳成效

36. 重组工作流程

37. 建立详细的实施计划,资源规划,成果指标并监测机制,以支持服务发展策划

38. 预期变化的影响,准备好采取合理的风险促进改革及对创新开放

领域 6	强化通用专业素质和高级实践

39. 在临床实践中应用流行病学和人口统计学的原理

40. 为病人提倡、推动和促进伦理道德实践

41. 应用或发展以理论为基础的概念框架指导实践

42. 通过发起和参与循证实践和研究的活动,达到专业的自我提升

43. 精通高级健康护理技术在特殊领域的应用,并对所发现的证据有认识

44. 批判性的评价和应用有关于病人护理管理和效果的调查研究

45. 应用或进行和基层护理和(或)专业实践管理有关的调查研究

46. 展示护理领域的专业性,在该领域成为转介的咨询人

47. 为同业、所服务对象及其他同事解释自己专业的优势,角色、能力范围

48. 起到榜样的作用,设置专业行为的楷模标准

49. 担当教师,榜样和指导者,以支持初级实践者的社会化、教育和训练

50. 激励和支持员工自我发展,达到更高的专业目标

51. 向公众和其他健康专业人员解释和推销高级实践护士的角色

52. 参与对高级护理实践和卫生服务有影响的立法和决策活动

领域 7	增强个人素质

53. 批判性的分析处境并提取在问题中的关系

54. 积极地参与专业组织

阅读笔记

附 4-4 上海市乳腺癌专科护士能力标准描述的说明

一级指标		具体描述
	二级指标	健康促进与疾病预防的能力
完成临床高级护理实践所需的能力	1	能够向服务对象(普通人群、高危人群、病人)提供与健康生活方式、乳腺癌相关病因及潜在危险因素的评估与指导
	2	能够提供符合服务对象类型、年龄、个人风险、文化因素的健康促进与乳腺癌预防的服务
	3	能够发展及制定随访记录,与服务对象保持联系,确保其能获得应有的、适当的乳腺癌预防、治疗、康复等服务
	二级指标	对服务对象直接护理的能力
	4	充分评估及运用护理干预,帮助服务对象解除疾病相关不适及治疗相关副作用
	5	分析服务对象的病史,综合评估服务对象的病情
	6	制定并执行护理计划,与其他健康专业人员合作,帮助服务对象处理复杂及不稳定的病情
	7	持续并敏锐地评估服务对象的病情变化和对其疾病、治疗、护理的反应,从而调整护理计划,帮助服务对象达到最理想的健康状态
	8	掌握关于乳腺癌的各种治疗方法(手术、化疗、放疗、内分泌治疗、靶向治疗等)的指征、注意事项、副作用及相关应对措施等
	9	能够解释专科体检及实验室检查项目的目的、注意事项以及结果、临床意义
维持乳腺专科护士与服务对象间专业关系的能力	二级指标	维持专业关系的能力
	10	应用自我效能和赋能的原则,帮助服务对象进行自助,促进其改变不利于健康的行为和增加其应对疾病以及各种治疗方案的能力
	二级指标	维护服务对象应有的权益的能力
	11	宣传及维护服务对象的个人尊严,尊重他们的决策权和隐私权
进行健康教育与辅导的能力	二级指标	评估健康教育/辅导的需求的能力
	12	评估服务对象认知水平,学习的动机及持续性的能力
	13	能评估服务对象对健康状况的理解,能够把握服务对象有强烈认知的适当时机
	14	在准备提供教育或辅导前,评估服务对象是否有理解的障碍、支持力量及不确定因素
	15	评估服务对象个人学习的风格及特性,能计划及提供有针对性的教育或辅导
	16	评估可能影响服务对象学习及认知的文化背景
	17	评估服务对象的身心状态
	18	创造良好的学习环境,帮助服务对象培养并建立学习兴趣
	二级指标	制定并执行健康教育与辅导的原则的能力
	19	教导服务对象如何自我照顾时,能融合心理学和社会学原则,对服务对象的感受与情绪有适当的敏感度
	20	帮助服务对象适当利用社区的资源及服务设施
	21	在教育或辅导时,能运用商议的方式,不断评估服务对象是否有足够的心理准备、学习动机及学习的需要及需求,从而订立新的目标与期望成果
	22	监督和观察服务对象健康行为及改变,评价服务结果,根据反馈结果调整教育辅导的策略
	23	在教育和辅导中,善于应用提醒、支持、鼓励以及换位思考等方法,耐心引导服务对象学习

阅读笔记

一级指标		具体描述	
	二级指标	发展和执行乳腺专科护士多元化的角色任务的能力	
	24	扮演多元化的角色，即健康工作者、健康顾问、行政人员、研究员等	
	25	向公众及其他健康服务专业宣传及阐述乳腺癌专科护士的角色	
	26	积极支持、教导及协助培训新的乳腺癌专科护士	
	二级指标	提供综合健康服务的能力	
	27	谨慎地运用判断力，协调和满足不同文化背景服务对象的各种健康需求	
促进专业发展的能力	二级指标	领导健康服务、建立及维持跨专业服务队伍的能力	
	28	建立及维持管理乳腺科专业队伍，提供最理想的解决问题方法	
	29	作为一线健康服务者，为服务对象争取多学科综合治疗小组专家意见及转诊服务	
	30	咨询及与其他医疗机构的专业健康工作者协商有关的服务	
	31	评价现行的健康政策对健康工作者（乳腺癌专科护士）及服务对象的关系的影响	
	32	积极参与有关乳腺癌专科护士的会议、培训等活动	
	二级指标	管理及执行的能力	
	33	为不同的服务对象及社区提供乳腺癌个案管理服务	
	34	为服务对象、家庭及社区提供专科的综合性健康服务	
管理及协调健康医疗服务机构的能力	二级指标	谈判和协商的能力	
	35	在评估、计划、执行及评价健康服务的过程中，与其他健康专业人员携手合作，尊重及认识各自的专长及利益、努力满足服务对象全面性的健康需求	
	36	能够在多学科的服务团队中发展合作创新工作及伙伴关系	
	37	在发展、计划及执行公共及社区健康服务项目时，能成为社区的乳腺专科健康顾问	
	二级指标	保证个人服务质量的能力	
	38	了解个人的专业能力、角色及职责范围，同时也让同事和服务对象了解	
	39	具备相关法律知识及专业道德并用于临床工作	
	40	以循证的思维批判性地评价和应用有关乳腺癌预防、治疗、康复、护理的研究报告	
监督和保证专业服务质量的能力	41	建立不断扩充知识及提高临床技能的途径，同时保持自身能力的持续性发展	
	42	监督和观察健康与疾病的变化因素，为服务对象健康状况治理计划作评估及调整	
	二级指标	监督和控制服务质量的能力	
	43	以质量保证及质量管理为原则，不断监督和考察个人及同事改进现有的服务	
	44	监督和考察相关研究报告的质量，以提高服务水平	

（资料来源：上海交通大学徐志晶老师提供）

阅读笔记

附 4-5　临床型护理博士的基本能力

（一）掌握并运用护理实践相关的基础知识的能力

1. 综合伦理、生物物理、心理社会、分析、组织科学与护理学的知识，为病人提供最高水平的护理。

2. 运用科学的理论和概念：明确健康和卫生保健服务的性质和意义；恰当的描述和评价加强、缓解、改善健康和医疗保健服务现象的措施和先进的战略。

3. 以护理学或其他相关学科理论为基础，制定、评价新的护理实践方法。

（二）具备在医疗系统或组织中的领导能力和系统性思维能力

1. 基于护理学、临床学科以及组织学、政治和经济学，制定和评价护理方法，以满足病人当前和未来的需求。

2. 确保服务人群的护理质量和病人安全

（1）应用良好的沟通技巧，提高护理质量、保证病人安全。

（2）运用商务、金融、经济学以及卫生政策的基本原理来制定和实施实践层面和（或）全系统实践活动的有效方案，以提高护理服务的质量。

（3）制定和（或）监控实践活动的预算。

（4）为降低护理实践的风险，进行成本效益分析，提升护理质量。分析护理实践风险的成本效益，以提升护理效果。

（5）注重病人和健康照顾者的组织文化和人口学上的差异。

3. 制定和（或）评价有效的策略，用以解决在护理病人、医疗服务和研究活动中的伦理问题。

（三）具有循证护理的分析和实践能力

1. 批判性地分析评价现有的文献和其他证据，将寻找到的最佳证据应用在实践中。

2. 根据国家颁布的标准，在执业环境、医疗机构或社区的范围内设计和实施相关流程，以评估实践、实践模式和护理系统的成果，从而判决实践效果的差异和总体的变化趋势。

3. 设计、指导和评估改进质量的方法，以促进安全、及时、有效、高效、公平、以病人为中心的护理。

4. 应用相关的研究结果，完善实践指南，提高实践水平，改善实践环境。

5. 恰当地运用信息技术和研究方法：恰当使用信息技术和研究方法来通知和指导数据库的设计。该数据库主要生成护理执业的有意义根据。

（1）收集恰当和准确的数据，形成护理实践的证据。

（2）为设计数据库提供信息和指导，为护理实践提供有价值的证据。

（3）从实践中分析数据。

（4）根据证据，制定干预方案。

（5）预测和分析结果。

（6）评价干预效果。

（7）识别循证证据与实践之间的差距。

6. 作为理论转化为实践研究中的专家或顾问。

7. 推广循证实践和研究的结果，以提高护理质量。

（四）掌握信息化技术和护理技术以提高医疗水平和促进医疗改革的能力

1. 设计、选择、运用和评估包括健康照护信息系统在内的，能对护理、护理系统和质量改进的结果进行评价和监测的项目计划。

2. 对选择、使用和评价健康照护信息系统和护理技术中的关键点进行分析和交流。

阅读笔记

3．展现在制定和执行评估计划过程中的概念能力和专业技能，包括从实践信息系统和数据库中提取信息的能力。

4．为在使用信息、信息技术，通讯网络以及护理相关技术时产生的伦理和法律问题进行评价，并提供解决办法。

5．准确、及时和恰当的评估病人健康信息的来源。

（五）成为医疗政策的倡议者

1．能从病人、护士、其他医疗人员和利益相关者的角度批判性地分析医疗政策、建议和相关问题。

2．体现制定和实施各级卫生政策的领导能力。

3．通过积极参与管理，努力提升各级卫生保健机构的卫生保健服务和质量，从而影响决策者。

4．对包括各级决策者在内的人员宣传卫生保健政策和护理质量。

5．在政策上和医疗保健内部倡导护理的专业化。

6．进行制定、评价和决策活动，以规范医疗融资，监管和政策。

7．在所有医疗机构中倡导符合社会正义、公平和伦理的政策。

（六）具备医疗团队间的合作能力以促进病人和全民的健康

1．在制定和应用实践模式、同行评议、实践指南、卫生政策、实践标准和（或）其他学术活动时应用有效的沟通和协作能力。

2．带领跨学科的团队分析复杂的实践和组织问题。

3．在学科内部和跨学科团队中担任咨询和领导的角色，对卫生保健和医疗服务系统进行改革。

（七）能实施临床护理干预和人群保健干预以促进全民健康

1．能够分析流行病学、生物统计学、环境等与个体、群体和全民健康相关的数据。

2．综合制定、执行和评价与健康相关的干预方式，包括社会心理和文化多样性，从而促进健康、预防疾病，拓宽信息传播渠道，提高个人、群体乃至全民的健康。

3．运用与社区、环境、职业健康、文化和社会经济相关的概念，评估卫生保健服务的模式与策略。

（八）高级护理实践的能力

1．在复杂情景下，能结合文化的多样性和敏感性，对病人的健康和疾病指标进行全面、系统地评估。

2．运用护理学和相关学科的知识，设计、实施与评价治疗性干预。

3．维持和发展与病人（个体、家庭或团体）以及其他专业人员的关系，以优化护理质量和改善病人的预后。

4．在设计、应用和评价循证护理时，能进行专业的临床判断、系统的思考并具备较强的责任心，从而提高病人的预后。

5．在护理实践中，指导和支持其他的护士，从而达到最佳实践效果。

6．在复杂的健康和环境变化中，教育和引导个体及团体。

7．运用概括和分析技巧，评价实践、组织、人口、经济和政策之间的关系。

阅读笔记

第五章　个体化的高级护理实践

学习目标

1. 分析个体化的高级护理实践中护理评估的特点。
2. 分析个体化的高级护理实践中护理计划的特点。
3. 鉴定有护理疗效的措施。
4. 举例说明评价护理效果常用的五个指标。
5. 执行个体化高级护理实践。

　　高级护理实践是以普通护理实践为基础的，虽然两者都是执行护理实践，但前者所提供的护理比后者更深入、更广阔、更全面。正如第二章所述，随着医疗、社会环境的转变，护理作为一个专业不断自我完善、追求进步是必然和必需的。护理在多专业协作的现代医疗系统中要想占有不可或缺的位置，必须要在团队中有其专业特有的贡献。护理成为一个专业，总要经历一个演化过程，同样护士从普通到高级的护理实践，也是要循序渐进的。本章第一节先探讨普通护理与高级护理实践的关系与区别，说明 APN 的实践必须建立在普通护理基础之上；第二节通过护士常用的护理程序说明个体化高级护理实践的广度、深度和整体性；第三节介绍个体化高级护理实践的建立；第四节简介国际认可的护理标准化语言之一奥马哈系统（Omaha System）在高级护理实践中的应用。

第一节　概　　述

　　APN 的实践是建立在普通护理基础之上，并不是用来填补普通护理的不足。APN 的责任是要把护理发挥得尽善尽美，以惠及所有受照顾者及其家人。本节先让读者初步理解普通护士与 APN 的关系与区别，在第二节详述 APN 的个体化高级护理实践。个体化高级护理实践是指 APN 针对个人和（或）其家庭所提供的护理服务，普通护士与 APN 的实践建立在同一专业框架内，现就其常涉及的三个护士能力范畴作概括的讨论。

阅读笔记

一、管理病人健康能力

管理病人的健康是护士的基本职责,过程包括评估健康、找出健康问题、计划护理、执行护理计划及评价护理效果。护士协助病人控制症状,需要时提供紧急护理,以及提供健康状况稳定后的持续护理。APN 所提供的健康管理应比普通护士提供的更为全面且具整体性。如在病人住院期间已考虑到出院后的居家安排,与家人商量,协调适当的社会资源配合出院计划,让病人安心回家。又如病人屡次受伤住院,APN 会有预见性,不单照顾病人现存的受伤,还会在评估和计划干预中思考如何防止同类情况再次发生。

二、建立护患关系能力

护患关系是具治疗性的,也就是说护士通过与病人交往,能改善病人健康状况。如何才能达致这种关系呢?首先护士本身是一个健康照顾者,他的言语、态度和行为的适宜性和专业性会影响病人疗效。现今科技发达,很多医疗程序可用机器替代,甚至效果比人手操作好,微创手术就是一个例子。但当病人在进入手术室前,护士能肯定其感受,并给予适当的安慰和鼓励,可使病人减低手术前的焦虑,有助术后的康复。有些复杂的手术,需要有经验和专科知识的 APN 给予病人更详细的术前准备。

三、教育及训练能力

护士肩负一项很重要的健康工作,就是在医疗程序中全程为病人进行健康教育,及在病人康复期间训练其自我照顾的能力。在各专科工作的普通护士是有能力在其相应专科范围内教导病人,提升他们自我健康照顾能力。比较复杂的个案可以转介给 APN 处理。如有些病人通过屡次指导,仍然不能达到健康行为的标准要求,这个时候 APN 要运用进一步的干预手段,如借用社会学习理论来提升病人自我效能,并制订跟进计划,以求教育成效能持久及达到临床效果。

除了以上的能力区别外,Wong 和 Chung(2006)的研究显示 APN 的实践在以下几方面有别于普通护士:

1. 决策能力　APN 有权主动为病人制定疗程,改变处方。相对而言,普通护士比较被动,其工作性质主要围绕着医嘱的执行。

2. 处理疑难个案能力　APN 往往要处理较复杂的个案,或普通护士不容易处理的症状及并发症等情况。

3. 高级临床实践能力　由于要处理较为艰难的处境及案例,APN 要具备高级的临床实践能力,能够执行全面健康检查,作出准确的临床判断,以及实践整体护理概念,除关怀照顾患病的个体外,也顾及病人的家庭,有时还要动员其他专业团队一起参与。

4. 专家能力　APN 不仅仅是护理同仁的一个咨询者,对其他医疗专业包括医生、理疗师等也会提出护理专业意见,是一个护理专家顾问。

5. 督导能力　由于 APN 是临床实践领导人,通常会负责撰写病人及护士守则,监控并保持质量。

6. 了解政策能力　APN 通过了解医疗服务政策及发展方向来推动创新服务,配合和满足医疗需求。

第二节　个体化高级护理实践与护理程序

本节将通过普通护理实践中常用的护理程序(nursing process)模式,即护理评估、护理问题、护理计划、护理干预和护理评价说明个体化高级护理实践的特点及范畴。

阅读笔记

响膀胱的条件反射。如果病人晚上上厕所 20 次左右,哪会睡得好? 倘若病人睡得好,就用不着频频上厕所了。忧郁与尿频是有一定关系的。但不确定王太太的情况是忧郁导致尿频,还是尿频导致忧郁;所以,CNS 决定要做一个全面的病人评估,不仅仅要应用生理指标,还要用心理和社会指标。

(资料来源:香港医院管理局护士诊所研究报告)

(二)护理评估的方法以循证为依据

现有的临床评估记录有些是开放式的,让护士按照自己的专业判断书写评估结果;有些是选择式的,有既定的选择项目,让护士在相应的栏目填写或注明选择。无论是应用开放式的或选择式的记录去进行护理评估,都需要有一个以循证为依据的完整评估方案。以循证为依据进行评估是 APN 的工作特色。严谨的研究过程及历年的成果积累,能提示重要的评估范围,提供具有信度和效度的测量工具。通过已建立的标准测量工具,不同的临床中心可去收集病人的资料,以扩大数据库。而且,这些临床中心之间的资料也可用作比较,有助于了解有关疾病群体的健康问题及进展。

不同专科有不同的评估范围及评估工具,在这里以一个伤口评估的例子说明 APN 与普通护士在评估同一情况时所采用的不同方法。对伤口进行评估时,伤口的位置、大小、是否有感染等,这是普通护士都会考虑的。但 APN 所采用的伤口评估方法却比较具体和精细,每一评估项目都有主要的参考标准,APN 会用一些客观的指标去进行伤口评估。其中一套伤口评估指标是由 Strauss 和 Aksenov(2005)参考了不同的伤口评估指标,并通过严谨的效度和信度测试而建立的。该套指标包括五个方面:外貌、大小、深度、生物积聚和周围循环状况,每项指标评分尺度由“最好”到“最坏”,评分标准也有清晰的注明,为伤口打分赋予清楚而明确的分数。这个评估工具,有利于临床护士通过比较来了解同一病人的伤口进展情况并采取恰当的护理措施。如持续评估糖尿病病人足部伤口的进展可为预防糖尿病足部病变的发生或治疗干预提供临床决策的依据。在科研方面,有利于积累同一病种的研究数据及进行比较。APN 还会利用摄影机录下伤口的进展情况。

同一的健康状况有不同的测量指标可供使用,但值得注意的是要选择适用的。尤其是一些国外建立和发展的评估工具在中国使用时会有文化上的差异,使用前需要在中国人群中确立其效度和信度。

(三)护理评估具有专科性

APN 的护理评估是具针对性的。这里举两个例子说明不同领域的专科护士的评估内容有不同的侧重点。理遗科 CNS 为尿失禁的病人制订护理计划前,需要进行一个全面的临床评估,评估尿失禁的症状对心理及社交生活的影响,结合体格检查,包括血压、身高、体重、尿液分析、中段尿检查、膀胱扫描检查等,女病人还需要接受阴道检查。所有病人需要完成三天的排尿记录,准确记录出入量,包括遗尿量,若病人使用尿布,就要测量尿布的重量。糖尿科 CNS 在进行健康教育时,会对受照顾者进行以下特定范围的需要评估:健康史、现病史、药物使用记录、营养状况、精神健康状况、家庭及社会支持系统、曾接受的糖尿病相关教育、实际的知识及处理技能(如胰岛素注射技能)、自我管理行为(如自我监测及记录血糖习惯)、使用医疗服务的方式、生活习惯(如运动)等。

(四)护理评估的内容具有前瞻性

APN 的护理评估具有前瞻性,是指 APN 在进行护理评估时,不仅仅重视现有的健康问题,还强调预防并发症,找出潜在的问题,并主动加入评估项目,为病人作风险评估。如长期血糖控制不理想会增加糖尿病并发症的发生机会,糖尿病可导致视力减退或失明、心血管疾

阅读笔记

一、护理评估

APN 的护理评估（nursing assessment）既系统又深入，具有以下几个特点：①体现整体护理观；②方法以循证为依据；③取向具有专科性；④内容具有前瞻性。

（一）护理评估体现整体护理观

APN 为受照顾者进行生理、心理、社会、精神的全面评估，这里引用两个实例加以说明。第一个例子是一个肾功能衰竭病人的个案，见实例 5-1。这个案例描述了一位肾脏科的 CNS 在接诊一位由医生转介的肾功能衰竭病人时的情景。虽然医生初步认为病人的自我照顾能力不足，可能不太适合接受腹膜透析，可是这位 CNS 考虑的不仅仅是病人当时的身体状况，还考虑到她的整体情况、治疗后可能的健康进展以及家庭的支持。她采用家庭会议作为护理评估策略之一，了解病人的自我照顾能力及家庭支持系统。这一家庭评估策略对决定病人的治疗方案起了关键性的作用，协助病人顺利地开始接受延续性腹膜透析治疗。

实例 5-1

一个肾功能衰竭病人的护理个案

有一次，医生考虑到腹膜透析需要较强的自我照顾能力，把病人谭婆婆转诊给肾脏科的 CNS，请 CNS 向谭婆婆介绍并使她理解腹膜透析的复杂程序和所需要的自我照顾能力。CNS 和谭婆婆见面后，给她的印象是病人情况并不是那么糟。一般而言，病人在没有接受腹膜透析之前，情况一定不太好，但接受腹膜透析几个月之后，精神状况应有改善。CNS 决定举行一次家庭会议。谭婆婆住在乡下，她的女儿住在城市。会议期间，谭婆婆的女儿表示很愿意接母亲到她家里住，并照顾母亲。其实，很多老人不愿意接受腹膜透析是因为他们不愿意连累家人。最后，CNS 向医生建议给病人进行腹膜透析。CNS 的职责是向病人提供信息，让病人了解不同的可能性并作最适合自己的选择。

（资料来源：香港医院管理局护士诊所研究报告）

实例 5-2 描述了一位理遗（即处理大、小便失禁）科的 CNS 对一名神经性尿失禁病人的护理评估的经历。这位理遗科 CNS 的职责是帮助尿失禁的病人尽可能地恢复正常的排泄控制功能。当她发现病人对自己频频要上厕所感到十分气馁，而病人的尿动力检查结果却又正常时，为了明确是因为病人的忧郁情绪引致尿频，还是尿频导致病人产生忧郁，这位 CNS 同时应用生理指标、心理指标和社会指标为病人进行全面的评估。

实例 5-2

一个尿失禁病人的护理个案

理遗科 CNS 的职责是帮助尿失禁的病人尽可能地恢复正常的排泄控制功能。王太太是一位患神经性尿失禁的病人，尿动力检查显示正常，但王太太对频频上厕所感到很气馁。于是，CNS 教导她如何放松自己，做盆底肌肉运动。CNS 用了差不多一半的时间来教导王太太做膀胱训练运动，一半的时间给她做辅导。膀胱训练是治疗尿失禁的重要环节。但要先了解病人，建立信任关系。如果问题处理不当，病人会害怕喝水，水分纳入量不足，尿液过度浓缩，膀胱便会受到刺激，形成恶性循环。同时心理状态会影

阅读笔记

病、肾脏疾病、神经损伤或足部病变等并发症。糖尿病专科的 APN 在评估病人时需包括相关的项目。又如，产后抑郁症是产后妇女常遇到的问题，产后检查除评估新任母亲身体状况和照顾婴儿的知识外，还需对她们的心理、情绪状态加以评估。如果产后抑郁问题不能被及早发现和处理，会导致产后精神病。

二、护理问题

通过详细的评估后，APN 需要决定问题的所在，然后策划护理计划。准确表述护理问题很重要，因为好的答案来自一个好的问题。什么是护理问题？护理问题（nursing problem）是一个由护士定义的健康问题，可通过护理干预使病人健康提升。护理干预是护士在专业能力范围内提供的措施，这些措施具有治愈的效果。护士专业守则一般会指出护士有两方面的专业责任，一是承担（commission），即护士要履行专业范围内的任务。如在接受手术治疗之前，护士有责任确保病人的身体及心理状况适合接受手术；二是没有失职（omission），即护士没有遗漏本该做的事情，没有因为责任缺失而构成疏忽。如病人白细胞低容易感染，在护理上会采取保护性隔离，减少感染机会。全面和准确表述的护理问题能够反映病人照顾需求，方便护士制订护理计划。

目前国际上有若干个常用的护理共通的语言系统可供护士用来表述护理问题。第一个标准化系统出现于 20 世纪 70 年代初，名为北美护理诊断协会护理诊断（North American Nursing Diagnosis Association，NANDA）。NANDA 系统的表述内容是关于护士按病人对现存的或潜在的健康问题及生命过程中问题的反应而作出的临床判断。此后，在 1975 年美国奥马哈州的健康和人类服务部门资助了一项研究，研究建立了一个标准化的护理分类法，用于居家护理、医院内或其他场所的连续照顾记录。奥马哈系统不是单为定义问题而设，而是一个配合了干预和成效评价的完整护理语言系统。1985 年又出现了一种命名为护理最小数据集（Nursing Minimum Data Set，NMDS）的护理标准语言。NMDS 有 16 个数据元归入三大类别：护理照顾、病人基础数据和服务。护理照顾的类别包含护理诊断、干预、成效和照顾服务强度。其他两个类别收集病人的年龄、性别、住址、接受服务日期及所需服务等。NMDS 的系统能提供数据计算服务资源需求。

随着对护理标准语言的需求，美国爱荷华大学的护理分类和临床成效中心（Centre for nursing classification and clinical effectiveness）发展了护理措施分类系统（Nursing Interventions Classification，NIC）和护理结果分类系统（Nursing Outcomes Classification，NOC），可配合 NANDA 使用。

护理问题的表述最好是运用专业间认可的共通语言系统，因为这些语言系统都有通过严谨程序验证帮助护士囊括病人整体健康需求，而且方便护士团队内的沟通。应用规范的语言系统记录病人问题，还可提供数据证明护士在相关病人组群照顾中的贡献。同时数据亦可用作时间上的动态比较，或作多中心的比较，有助科研。另外还能让照顾者深入了解某类病人常遇到的健康问题，跟进护理干预后的效果。整合数据对 APN 在发展特定病人组群的专科照顾是很有帮助的。在本章的第三节会提供奥马哈系统在个案护理中应用的实例。

三、护理计划

APN 制定的护理计划（nursing plan）必须具备全面性、连续性、团队协作性和协调性。具全面性是指护理计划考虑到病人生理、心理、社交、精神等方面的问题，除了病人本身，病人的照顾者和（或）亲属有时也需要包括在计划之内。实例 5-3 说明一位伤口科的 CNS 如何在身体方面替病人清理坏死组织，促进肉芽生长和淋巴循环，教导病人如何清洁伤口，控制感染；同时，在心理上疏导病人，从而实现整体的照顾。

阅读笔记

实例 5-3

—— 一个慢性下肢溃疡病人的护理个案 ——

一位伤口科的 CNS 最难忘的经历是协助一位病人保留他的双腿。病人何伯伯，60 岁。CNS 见他时，他的腿严重发炎。淋巴管炎导致慢性下肢溃疡已有 20 年之久，由于最近溃疡有恶化迹象，医生建议他做截肢手术。何伯伯是一个很活跃的人，一时间很难接受这个手术。他希望在截肢前能环游世界。CNS 知道他的心愿后，尽量想办法替他清理坏死组织、促进肉芽生长和淋巴循环，教导何伯伯如何清洁伤口并在心理上进行疏导，最后感染得以控制。虽然何伯伯腿上的伤口未能完全愈合，但截肢手术得以暂时延缓。

（资料来源：香港医院管理局护士诊所研究报告）

护理计划具有连续性是指计划有具体的实施时间，有规律地定期访视病人，在处理实际问题的同时，提供预防性的、定期的风险检查。实例 5-4 说明了一位糖尿病科的 APN 如何按病人的情况策划检验血糖的时间。案例中的糖尿病病人血糖控制不佳，调整了胰岛素用量后情况也没有改善，早餐前空腹血糖升高。于是，糖尿病科的 APN 建议加强夜间的血糖监测，结果显示该病人夜间未出现低血糖，早餐前的高血糖为黎明现象。

实例 5-4

—— 一个糖尿病黎明现象的护理个案 ——

糖尿科收治了一名 1 型糖尿病病人，18 岁，胰岛素治疗 4 次 / 天，因血糖控制不佳入院。早餐前空腹血糖高，达 11.2mmol/L。入院后，医生给予调整胰岛素用量。入院前，胰岛素使用的剂量是：早餐前诺和灵 R8 单位，午餐前诺和灵 R6 单位，晚餐前诺和灵 R6 单位，临睡前诺和灵 N4 单位。入院后，给予调整：晚上睡前胰岛素用量增加 2 个单位。但是病人血糖仍然高居不下。3 天后，病人血糖情况依然如此。糖尿病科的 APN 分析早餐前血糖升高一般有三方面原因：①可能是夜间基础量不够；②可能是出现苏木杰现象（Somogyi phenomenon）；③可能是黎明现象。APN 觉得该病人应该是黎明现象，这与病人正处在青春期，激素水平升高，造成早餐前空腹血糖升高有关。于是，APN 建议医生加强夜间的血糖监测，增加 1:00、2:00、3:00 和 5:00 的血糖测试，结果显示，该病人夜间未出现低血糖，血糖值：1:00 为 4.9mmol/L，2:00 为 5.6mmol/L，3:00 为 6.3mmol/L，5:00 为 7.5mmol/L，早餐前（7：00）为 10.6mmol/L，数据显示病人的情况是黎明现象。

（资料来源：广东省南方医科大学与香港理工大学合办研究生课程作业）

APN 的护理计划具有团队协作性是指有多专业人员参与护理计划，也包括病人本身的参与。现今，很多慢性病的病因、症状和疾病的发展很复杂，需要采取综合的治疗和护理措施来促进或维持病人的健康，疾病的管理需要各医疗专业的配合。如一个脑血管意外的病人，经医生紧急抢救后，需要护士指导病人的居家日常生活照顾，鼓励病人自理，教导家人如何协助病人。同时也需要物理治疗师、职业治疗师、言语治疗师辅助病人进行康复训练，以达到最佳的活动能力和功能状态。此外，还需要营养师建议每天热量摄取的安排，指导选择适合的食物和煮食方法，让那些可能有吞咽困难或胃纳欠佳的病人营养得以维持。

APN 的护理计划具有协调性是指有规律的统筹各类健康活动，为了避免团队中各人职责的重叠，各专业人员应有明确的职责分工，有协调性的计划能增强整体护理效果。如一位脑血

阅读笔记

管意外病人,事发后需要不同专业人员的照顾,APN 处于一个既具优势,也有专业责任的重要位置上,协调各方面的力量,确保病人得到整体的照顾。

四、护理干预

有效的护理干预(nursing intervention)具有护理疗效,能改善病人的健康状况。怎样的护理干预才具有护理疗效?这涉及"护理剂量"的关键问题。护理剂量(nurse dose)与药物剂量的概念非常相似。如服用抗生素,有特定的剂量、服用时间、方法和疗程,病人按药物的特定要求完成整个疗程才会获得相关的成效。护理剂量有别于药物剂量的概念是干预的主要元素是护理而非药物。APN 在护理剂量方面要回答的问题是:护士应该提供什么类别的护理干预?何时提供?需要多少分量才能达到效果?具备什么经验和背景的护士才适合提供这些干预?有什么成效指标能反映护理剂量的效果?在这里用延续照顾的例子简单说明护理剂量的概念。

(一)为病人提供具有疗效的出院后支持

护士应该提供什么类别的护理干预?何时提供?需要多少分量才能达到效果?研究文献资料显示,出院后 7 天内是最关键的时间,因为如果需再入院的话,超过一半的病人都会在出院后一星期内再次返回医院寻求帮助。出院的时候,病人情况应该是稳定安好的,但研究表明病人存在回家后的适应问题,症状处理可能不当,药物使用也可能有点混乱,若没有相关支持,就只有回医院求助。护士可根据病人出院后的需要设计出院后的延续护理,有针对性地提供症状控制情况和服药依从性的监测以及健康咨询等干预。为了提供适时的照顾,出院后七天内就应该主动给予第一次跟进。循证显示,为期四周的出院后跟进干预才具备足够的剂量让病人过渡到稳定的居家康复状态。据此出院后的延续护理时间应定为四个星期,并且至少每周有一次跟进,跟进形式可以配合家访和电话随访。研究也显示,明确且有病人参与制订的健康目标其成效会加强。因此,护士的每次跟进都应与病人共同制定目标,让病人有目标有方向地维持自己的健康,同时便于护士下一次的跟进。

(二)干预护士的经验和背景

护士本身是干预成功的重要组成因素。有些项目需要具备通才的 APN,有些则要求 APN 具有专科能力。如在延续护理方面,对象是内科病人,当中涉及心脏、呼吸、神经、内分泌等相关健康问题,称职的护士应具有内科经验以及各系统的知识,足以给予病人全科照顾及能够在辨认潜在的专科问题后再转介给有关专家。但对于要专病专管,进行慢病管理的病人,研究证实有相关专科能力的 APN 明显地要比普通科护士更能达成理想的效果。

(三)反映护理剂量的效果的成效指标

综合研究文献,以下 5 项指标最能反映护理成效:①临床指标,如症状控制、营养状况等;②心理-社会指标,如适应程度、压力应对等;③功能指标,如生活活动、自我照顾等;④经济指标,如服务使用率、医疗费用等;⑤满意度,包括病人和护士的满意度。有关内容将在下面护理评价部分作进一步的阐述。

护士所提供的护理措施等同于医生的用药。医生要对症下药,同样,APN 所下的护理剂量也要准确、有效、及时。护理剂量是一个全面、标准的干预方案。这个方案以循证为依据,按特定的目标而制定,干预方案经由专科小组审核而确立,以能确保每一个病人得到同一样的照顾。实例 5-5 是糖尿病科 CNS 制订的一套标准化的糖尿病病人出院后延续护理干预方案。该干预方案内容经糖尿病专科小组审核确立,用以指导护士向糖尿病病人提供一致性的出院后延续护理服务。病人出院后的护理干预以护士随访取代住院调节血糖为主要目标,出院后的电话随访为主要的护理手段,并配以护理和医疗转诊作为随访干预措施。病人出院后,CNS 每 1～2 周按既定的方案进行电话随访,并根据病人的实际所需随访至其血糖稳定。电话随访的内容包括全面评估病人的血糖情况、健康行为,提供健康咨询、病人辅导以及与病人一起制

阅读笔记

订共同目标作为下一次随访的焦点。随访干预根据病人情况的轻重程度分为四级。方案中清楚地说明转诊病人寻求其他医疗协助的适用情况。

实例 5-5

──────── 一个糖尿病病人出院后的随访干预方案 ────────

病人出院前，接受常规出院指导。出院后，CNS 每 1～2 周按既定的方案电话随访病人，直至病人的血糖稳定。随访内容包括：

1. 检查病人知识与技能和健康行为

（1）知识与技能：包括自我监测血糖技能、药物作用及副作用、低血糖处理。

（2）药物治疗依从性：包括种类、剂量、次数、时间。

（3）自我血糖监测依从性：包括次数、时间、规律性。

（4）运动依从性：包括次数、时间、规律性。

（5）饮食依从性：包括体重控制、均衡饮食、糖和热量摄取等。

2. 随访干预（按情况分级处理）

（1）第一级　电话辅导

适用情况：①病人有足够的维持健康知识和初步的健康行为，然而依从程度不高，但可通过电话辅导处理；②护士可通过电话按病人所报告的血糖值指导调整胰岛素用量；③护士与病人一起制订健康目标。

（2）第二级　转诊护士诊所咨询

适用情况：需要为病人进行身体评估或面对面的教导。

（3）第三级　转诊医生诊所咨询

适用情况：需要为病人进行医学评估或提供处方药物。

（4）第四级　转诊急诊室就诊

适用情况：情况不稳定。

（资料来源：Wong F K Y, Mok M, Chan T, et al. Nurse follow-up of patients with diabetes: Randomized controlled trial. Journal of Advanced Nursing, 2005, 50（4）: 391-402.）

APN 可以实施的护理措施是多元化的，往往也因为专科不同而内容有所不同，本章第四节会以 COPD 病人延续护理干预方案案例进一步说明。

五、护理评价

要验证 APN 的护理干预效果，就必须选取具有信度和效度的效果评价（outcome evaluation）指标。怎样的指标才是具效度的指标？具效度的指标应能准确地反映护理的效果，并有足够的敏感度。用于评价护理效果的常用指标有：临床指标、心理 - 社会指标、功能指标、经济指标、满意度和病人的自我主观评价指标。这六项指标的其中前五项在前面的内容已经提及，现再逐一分述如下。

（一）临床指标

临床指标用于评价症状控制、并发症预防等方面的护理效果。不同的专科有不同的临床指标，每一临床指标有具体的评分标准。如评价老年护理症状控制效果的临床护理指标有：尿失禁处理效果、便秘处理效果、疼痛舒缓效果、神智改善程度、活动耐力的提高程度等等；评价老年护理并发症预防效果的临床指标如高危事故预防，其具体的指标包括跌倒发生率、误吸发生率、药物意外发生率、压疮发生率等；而糖尿病护理着重于血糖控制，HbA1c 是一个关键

阅读笔记

指标。另外，研究发现有 50% 的肾病病人都是糖尿病病人。因此，糖尿病病人的肾脏功能状况和预防并及早发现并发症也是评价糖尿病专科高级护理实践效果的重要临床指标。

（二）心理 - 社会指标

心理 - 社会指标包括适应程度、焦虑程度、疾病负担感、家庭关怀度等。其中有一些指标是针对特定的某一类病人，如产后抑郁；有一些指标是适合各类病人的，如疾病负担感。

（三）功能指标

国际通用的功能指标有很多，常用的有由美国的 Lawton 和 Brody 于 1969 年制定的日常生活活动能力量表（Activities of Daily Living Scale，ADL）。ADL 可用于评价病人两方面的能力：躯体生活自理能力，包括上厕所、进食、穿衣、梳洗、行走和洗澡；功能性日常生活能力，包括打电话、购物、备餐、做家务、洗衣、使用交通工具、服药和经济自立。另外，生存质量指标是与心理 - 社会及功能指标配合使用的另一常用测量指标，分为普适性和疾病特异性两大类。如健康状况问卷（Short Form 36 Health Survey Questionnaire，SF-36）是一个多项目的普适性生存质量量表。具疾病特异性的生存质量评定量表有肾病生存质量量表（Short Form of the Kidney Disease Quality of Life，KDQOL-SF）、糖尿病特异性生存质量量表（Adjusted Diabetes Quality of Life Measure，A-DQOL）等。这类指标除了包括生存质量指标一般关心的范畴，即心智功能、社交互动、性能力、睡眠、社会支持等，同时也有关注疾病的问题。

（四）经济指标

经济指标有住院天数、再入院率、急诊室使用率、门诊使用率、其他医疗服务使用率及每次使用医疗服务的费用等。除了医疗消费，社会经济效益也应包括在内，如误工天数、前往寻求医疗帮助的交通费用、由于要照顾家人不能继续工作的代价等。作者曾在一项糖尿病病人的研究中，使用下述评价量表分析护理干预的成本效益，这个表的内容包括了医疗服务及社会经济成本（实例 5-6）。以下两个简单的案例说明了 APN 对控制医疗成本的贡献。但比较严谨和具科学性的成本估算需用经济效益统计分析法去处理，将另以例子说明。

实例 5-6

──────── 一个糖尿病病人护理计划的成本效益分析问卷 ────────

姓名＿＿＿＿＿年龄＿＿＿＿＿出院日期＿＿＿＿＿＿＿访问日期＿＿＿＿＿＿

出院时间（访问日期与出院日期相距时间）＿＿＿＿＿＿＿＿

1. 医疗系统外的成本（病人问卷部分）

（1）在过去 3 个月，你有否看过私家医生？如果有，诊疗费连同药费你一共花了多少钱？

□否 □有 次数：＿＿＿＿ 平均每次费用＿＿＿＿＿元，3 个月共＿＿＿＿＿元

（2）在过去 3 个月，你有否自己买药服用（包括中药、西药和保健药）来治疗自己的病？如果有，药费一共多少钱？

□否 □有 3 个月共＿＿＿＿＿元

（3）在过去 3 个月，你的家人有否需要特地请假来照顾你？如果有，他们请了多少天的假？

□否 □有 3 个月共请假＿＿＿＿＿天（如多于 1 人 × 人数）

（4）如果只是考虑你的身体情况（不涉及你个人的兴趣及需要），你觉得自己目前的体力和精神状况能不能做些兼职工作？

□不能 □能

（5）如果只是考虑你的身体情况（不涉及你个人的兴趣及需要），你觉得自己目前的体力和精神能不能恢复全职工作？

　　□不能　　□能　　（答"能"，接题（7）；答"不能"，接题（6））

（6）在过去3个月，你有否真的很认真地考虑过找一份全职或者兼职的工作？

　　□否　　□有

（7）在过去3个月，你有否认真地尝试真的出去找一份全职或者兼职的工作？即你有否真的去找人介绍或者看报纸、广告去找工作？

　　□否　　□有

（8）你觉得自己体力和精神能否参与一些帮助他人的工作，譬如与别人分享一下你克服糖尿病的经验，又或者是做一些不是很费力而又能帮助人的工作？

　　□不能　　□能

（问卷完，谢谢！）

2. 医疗系统内的资源应用

日期：

负责人员：　　□护士□医生□营养师……

人员级别：

会见病人所用时间：（单位：小时，如1/6小时、1/12小时）

工资级别：

备注：

所有病人（包括住院病人）所需药费

日期	药名	分量	成本价格	备注

　　Wong（2001）报道，香港的一位肾脏科 CNS 从文献中了解到腹膜透析导管口的最新消毒方法，可用 Braunoderm 消毒剂喷雾取代传统的聚维酮碘（Betadine）消毒液擦拭。于是，进行一项研究，观察两种不同类型的消毒剂进行腹膜透析导管外出口周围皮肤消毒的效果。结果显示，两者的导管外出口皮肤感染率并没有显著差异，但费用和时间均以 Braunoderm 消毒剂喷雾消毒法为优，费用：0.8 元 / 次，时间：0.4 分钟 / 次；而 Betadine 消毒液擦拭消毒法所花的费用是 6.0 元 / 次，时间：14 分钟 / 次。另一例子是 Wong 等（2005）报道的由糖尿病科 CNS 所执行的提早出院计划。项目中，糖尿病病人提早出院，以护士随访取代住院接受血糖调节，护士根据病情随访至病人血糖稳定为止。因此，电话随访次数及频率没有规定。结果显示，护士平均给每位病人打了六次电话，每次通话平均 10 分钟。"提早出院糖尿病病人"比"住院接受血糖调节病人"少住院 3.7 天。香港医院的住院成本为港币 3500 元 / 天，即共节省了港币 12 950 元的住院费用，而糖尿科 CNS 平均总共用了 60 分钟的时间随访病人，扣除护士打电话的费用，每一个病人共节省了港币 12 652 元。

　　经济效益的分析是决定某一干预是否已达到以最低成本去获取最大的效果。Wong 等（2012）的成效研究已证明，医护 - 社会结合的四周出院后延续护理项目对病人生活质量和再入院率有明显的效果。之后，研究员再进一步进行了经济效益分析。成本价除了医疗费用以外，还包括干预组护士和义工团队的培训费用，将护士所提供的服务换算为金钱价值。在某些情况下，非直接费用如疾病对工作的影响，也可纳入计算成本。成本效益的测试是要找一个实用值（utility）。Wong 的研究用了生活质量增值量为指标，以 0～1 为重量，1 为绝对健康，0 为死亡。结果显示通过干预后，干预组的生活质量实用值相对于控制组的有明显的提升。以英国国家

阅读笔记

健康与照顾卓越研究院（National Institute of Health and Care Excellence，NICE）的参考值，出院后延续护理的成本效益达90%或以上。这些数据对管理人员和政策制定者在发展某类服务有参考价值。

（五）满意度

满意度是反映护理服务质量的重要指标。如一病人参与了一个由APN主导、以整体护理为核心的脑卒中后出院回家过渡期照顾计划，在病人发来的感谢信中（实例5-7），不但清楚列出病人在该计划中学习的康复运动，更明确表示是护士的悉心指导帮助提升了他的自信心，减少了脑卒中后的恐惧，同时也加强了与家人的沟通，使康复进展理想。病人的反馈表明，这种整体的护理模式能够调动各方动力，协助病人提升身体、社会、心理和灵性方面的整体健康。

实例5-7

一位脑卒中后出院回家康复病人的感谢信

敬启者：

在杨护士和叶护士悉心指导下，使我的身体渐渐康复，进展理想！

1. 手指活动 - 数手指，钳豆，用钳夹本子，切积木和拉泥胶，增加手指灵活度。

2. 下肢活动 - 上下楼梯，口诀"好上坏下"，踏鞋盒，踏脚，转腰，配合身体协调，走路更稳固。上肢活动 - 举水瓶，拉橡皮筋，增加手力。

3. 口部运动 - 呼气运动，鼻吸口（似猪嘴）呼气，加强肺部功能。舌头运动，慎防吞咽出现困难。

本人陈×特以此函深深感谢杨护士和叶护士两位耐心指导本人，减少本人在中风后的恐惧，增加自信心，加强与家人的沟通，使康复进展理想。

（资料来源：香港理工大学博士生杨笑明提供）

注：病人以方言书写此函，作者按其原意进行了文字转译。

满意度可通过多种形式进行评价，如访谈、问卷调查等，这里提供两个满意度的调查量表。表5-1是病人对慢性阻塞性肺疾病延续护理计划的满意度调查表；表5-2是病人对出院后所接受的健康教育及复康计划的满意度调查表。进行满意度评价时，了解服务对象对服务的满意度固然很重要，但也应该重视服务的提供者，即医护人员的感受。护理是一项为人类提供服务的工作，护士是护理服务中的一个关键元素，如果提供护理的护士不满意自己的工作，接受护理的病人也会感受得到。所以护士的工作满意指标也应用作参考。

表5-1　慢性阻塞性肺疾病延续护理计划病人满意度问卷

本问卷是了解你对出院时或 / 和出院后所获得的护理服务的满意程度。请仔细阅读下列各项提问，然后，在所提供的选项中√出你的选择。

项目内容	非常满意	满意	不适用	不满意	非常不满意
对所获得护理服务的满意程度 我对下列各方面的满意程度：					
1.　护士提供之护理服务的及时性	5	4	3	2	1
2.　护士提供之护理服务在解决我的呼吸问题方面	5	4	3	2	1
3.　护士提供之护理服务的方便性	5	4	3	2	1
4.　护士与我之间的沟通交流	5	4	3	2	1
5.　护士的服务态度	5	4	3	2	1

阅读笔记

续表

项目内容	非常满意	满意	不适用	不满意	非常不满意
对健康教育的满意度 我对护士所提供的如下方面健康教育或指导的满意程度：					
6. 慢性阻塞性肺疾病的自我照顾常识（如：预防感染、消除疾病的危险因素等）	5	4	3	2	1
7. 康复训练（如：有氧运动、上肢运动、放松练习）	5	4	3	2	1
8. 药物应用（如：气雾剂的使用、服药）	5	4	3	2	1
9. 有效的咳痰方法	5	4	3	2	1
10. 控制气喘的方法	5	4	3	2	1
11. 急性症状加重时的应对和求医方法	5	4	3	2	1
12. 营养（饮食）指导	5	4	3	2	1
13. 家庭氧气治疗（适用者填写）	5	4	3	2	1
对所获得的护理服务的整体满意度（出院时或／和出院后）					
14. 总体来说，我对整体护理服务的满意程度：	5	4	3	2	1

资料来源：香港理工大学博士学位论文（Wang，2013）

表 5-2　出院康复计划意见调查表

序号	项目
1.	**一般健康教育**
（1）	出院后，有没有医护人员向你提供一般的健康教育（如控制症状、维持健康、饮食和生活起居指导）？ □有（请续答（2））　　□没有（请续答 2）
（2）	你是否理解所提供的健康教育？ □非常明白　　□明白　　□没有意见　　□不明白　　□非常不明白
2.	**药物指导**
（1）	出院后，有没有医护人员向你提供有关药物的指导？ □有（请续答（2）、（3）、（4））　　□没有（请续答（3）项）
（2）	你是否理解所提供的有关药物作用的指导？ □非常明白　　□明白　　□没有意见　　□不明白　　□非常不明白
（3）	你是否理解有关药物副作用的指导？ □非常明白　　□明白　　□没有意见　　□不明白　　□非常不明白
（4）	你是否理解按照指示服药的重要性？ □非常明白　　□明白　　□没有意见　　□不明白　　□非常不明白
3.	**一般满意程度**
（1）	你对康复计划服务的满意程度。 □非常明白　　□明白　　□没有意见　　□不明白　　□非常不明白
（2）	你认为哪些居家康复服务最有用及有益健康？
（3）	你认为哪些家居康复服务不甚有用及有益健康？

资料来源：此文报道的研究：Wong F K Y，Chow S，Chung L，et al. Can home visits help reduce hospital readmission? Randomized controlled trial. Journal of Advanced Nursing，2008，62（5）：585-595.

阅读笔记

高级护理实践是创新的服务，病人的评价、APN 自己的评价或同仁对其工作的满意度能帮助改善创新的服务。

（六）病人的主观自我评估指标

最新研究显示在评价护理成效时，无论客观结果怎样，病人对自己身体状况的主观评价指标是极具参考价值的。很多研究指出病人的主观健康评价是死亡率、健康服务使用的预测指标。就像这样一个总体的健康问题：你怎样评价自己的健康？采用李克特 5 分制量表量度："1"是很差，"2"是差，"3"是不好也不差，"4"是好，"5"是很好。其预测性也很强。对于一些慢性病病人来说，能够执行疾病的自我管理或处理自己的健康问题是疾病康复或健康维持的关键，测量病人对自我照顾能力的信心，能让护士了解所提供的健康教育是否有效。表 5-3 展示的是一个由美国斯坦福大学（Stanford University）发表的慢性病管理自我效能量表。量表填写的指导语是：我们想了解你有多大信心进行一些活动。请选择最能代表你现时完成下列事情的信心程度的数字。

表 5-3　慢性病管理自我效能量表

条目	选择
1. 你有多大信心可以不让疾病所致的疲劳干扰你要做的事	完全无信心　1 2 3 4 5 6 7 8 9 10　完全有信心
2. 你有多大信心可以不让疾病所致的身体不适或疼痛干扰你要做的事	完全无信心　1 2 3 4 5 6 7 8 9 10　完全有信心
3. 你有多大信心可以不让疾病所引起的情绪困扰干扰你要做的事	完全无信心　1 2 3 4 5 6 7 8 9 10　完全有信心
4. 你有多大信心可以不让任何症状或健康问题干扰你要做的事	完全无信心　1 2 3 4 5 6 7 8 9 10　完全有信心
5. 你有多大信心可以从事各种处理自己健康状况所需的工作和活动来减少看医生的需要	完全无信心　1 2 3 4 5 6 7 8 9 10　完全有信心
6. 你有多大信心可以除了服药外，做一些事情去减少疾病对你日常生活的影响	完全无信心　1 2 3 4 5 6 7 8 9 10　完全有信心

译自：Standard Patient Education Research Center accessible at http://patienteducation.standford.edu

第三节　个体化高级护理实践的建立

APN 是国内新发展的一个角色，在高级护理实践发展过程中，清楚地辨别普通护士和 APN 在护理同一病人时的不同分工，并建立相关的专科护理服务至关重要。国内结合自身特点，开展了一系列不同专科 APN 的培训、探索与实践，取得了一系列的成绩。建立个体化高级护理实践的第一步是制定 APN 的服务信念、工作目标、服务范围及方式。为推广这种服务，可设计"APN 服务项目"宣传页，介绍有关的服务，取得医疗团队和服务对象的理解与支持。本节将分别叙述 APN 服务信念、服务项目宣传页和会诊单的制定，在此基础上引用糖尿病护理案例，说明 APN 与普通护士如何共同合作护理病人，并介绍反思的方法和反思日记的书写，帮助 APN 保持工作的先进性。

一、APN 服务信念的建立

在建立高级护理实践前，APN 首先需要思考有关专科的服务信念（service belief）。信念是一种价值理念，引导护理服务的方向及范畴。实例 5-8 的服务信念明确表述了 APN 是受过深造培训的专科护士，利用其专科的护理才能和经验，为病人及其家人或服务对象解决健康（或）疾病的问题。

阅读笔记

实例 5-8

APN 的服务信念

　　APN 是受过深造培训的专科护理护士,他利用其专科的护理才能及经验,独立为病人及其家人或服务对象,提供高质量的护理服务,解决健康/疾病的问题,减低治疗带来的风险。APN 主要采用具有护理疗效的措施,包括健康或风险评估、健康辅导、治疗与程序及个案管理。护理成效指标包括症状控制、并发症或风险预防及提高照顾满足感。APN 有责任为其他医护人员提供有关专科的专业咨询及培训。

(资料来源:南方医科大学与香港理工大学联合举办研究生课程纲要)

二、APN 服务的推广

　　为推广 APN 服务,可通过 APN 服务项目宣传页,用文字将 APN 的服务信念、工作目标、服务范围及服务方式向其他同业及医疗队伍简要介绍。实例 5-9 是一份"糖尿病 CNS 服务项目"宣传页。

实例 5-9

糖尿病 CNS 服务简介

我们相信

1. 糖尿病病人均有接受健康教育的机会。
2. 健康教育能提高糖尿病病人主动参与治疗的意识。
3. 健康的生活方式有利于糖尿病病人的康复。
4. 积极的心态有利于提高糖尿病病人的生活质量。
5. 整体护理能够提高糖尿病病人的健康水平。
6. 糖尿病病人自我管理能力的提高有利于达到控制糖尿病的目的。
7. 家属参与和社会支持能够促进糖尿病病人的健康。

我们的服务目标

1. 病人掌握控制糖尿病的知识和技巧。
2. 病人改变对待糖尿病消极或错误的态度。
3. 病人提高对糖尿病综合治疗的依从性。
4. 病人成为糖尿病管理的主动参与者。
5. 病人提高糖尿病自我护理能力。
6. 病人减少及延缓糖尿病并发症的发生。
7. 病人达到身心健康。
8. 医护人员糖尿病专科防治知识与技能得到提高。

我们的服务范围

　　1. 对病人　开展糖尿病专科护理门诊及护理会诊;评估现存的或潜在的健康问题,制定个体化护理计划,督导提供有效的护理措施,进行糖尿病并发症的全面检查以及各种急症的处理;开展糖尿病健康教育,包括糖尿病用药、饮食与运动以及心理压力与应对指导,病人胰岛素注射、血糖监测指导,糖尿病并发症的监测、预防及护理指导,复诊指导。

阅读笔记

2. 对医护人员 充当糖尿病护理顾问的角色,开展糖尿病专科咨询与培训,指导和帮助低年资医生和其他护士提高糖尿病相关防治工作。

3. 对社区 开展社区医护人员糖尿病护理培训与咨询服务;开展社区延伸服务,举办社区糖尿病健康教育;配合社区卫生服务中心开展高危人群筛查工作,对社区糖尿病病人、高危人群进行监控,利用社区卫生服务中心信息化,系统实行糖尿病病人分级管理。

服务方式

建立微信平台,关注糖尿病专科公众号;电话咨询、教育辅导;上门指导;糖尿病专科护士门诊;糖尿病护理学习班;糖尿病护理宣传单、健康教育手册、视频录像;会诊。

联系人:_____ 地址:_____ 联系电话:_____ 电子邮箱:_____

宣传页中糖尿病 CNS 的服务信念与工作目标是相呼应的,例如,信念中陈述"糖尿病病人均有接受健康教育的机会",与之相应的工作目标之一是"糖尿病病人掌握控制疾病的知识和技巧"。服务范围与服务方式,则从病人、医护人员及社区等不同层面分别进行阐述。在宣传页中,还需附 CNS 的联系资料,以便病人及其家人需要时能够及时与 CNS 取得联系。

三、APN 服务的实施与评价

APN 的实践角色包括直接护理、系统支持、教育、研究及公共和专业领导。APN 服务的实施建立在合作、才学和赋能的基础之上。国内 APN 在专科护理门诊与专科病房,通过多专业团队的合作与转诊,提供高质量的护理服务。会诊、转诊是 APN 合作开展服务的一种途径,APN 常常以会诊的形式解决普通护士甚至医生无法解决的专科领域护理疑难问题,如造口专科护士独立对手术后难愈合的伤口进行处理、糖尿病专科护士为糖尿病足病人进行换药及推广生活习惯调整等。为方便会诊,APN 可设计会诊单(referral form)。会诊单的内容一般包括需要会诊的科室、会诊的原因及会诊的性质。转诊者要在会诊单上简单介绍病人情况,包括简要病史、专科情况、有无合并症、转诊的目的等。APN 会诊后书写处理意见并签名。实例 5-10 为"第四军医大学唐都医院 CNS 会诊单"范例,实例 5-11 是来自该院内分泌科一例糖尿病病人护理案例的背景资料。

实例 5-10

CNS 会诊单

科室:_____ 床号:_____ 病人姓名:_____ 性别:_____ 年龄:_____

住院号:_____ 入院时间:_____ 诊断:_____

简要病史:_____
_____
_____

专科情况:_____

合并症:_____

会诊原因:_____
_____

会诊专业:_____ □紧急会诊 □一般会诊

阅读笔记

以下由 CNS 填写

会诊意见：_____

_____

_____

主要问题：_____

护理目标：_____

护理措施：_____

_____

其他：_____

签名：_____ 时间：____年___月___日

（资料来源：第四军医大学唐都医院）

实例 5-11

一例糖尿病病人护理个案的背景资料

病人谢先生，69 岁，已退休，与老伴生活在一起。育有一儿一女，儿子婚后定居美国，每隔 2～3 年回家一次，女儿生活在同一城市，周末女儿、女婿及小外孙女一起过来陪伴。六年前病人确诊为 2 型糖尿病，口服二甲双胍降糖治疗，半年后自行改为消渴丸治疗（剂量不详），后又轻信各类电视广告，自行购买广告药物进行治疗，自己在家中未监测血糖，也未定期去医院复查。一年前因胆结石在我院普通外科住院治疗期间，测空腹血糖波动于 10～15mmol/L，餐后 2 小时血糖波动于 18～25mmol/L，请内分泌科医生会诊后确定降糖方案，给予门冬胰岛素注射液三餐前注射，联合甘精胰岛素每晚 22:00 注射。病人出院后因胰岛素注射操作复杂且家中无人协助注射，故自行停用胰岛素，半月前无诱因出现左足第一跖趾关节痛，自行外敷膏药后皮肤破溃，社区医院给予消毒、包扎等对症处理后症状无好转，且创面进行性扩大，伴足部肿胀。门诊以"糖尿病足"收入院。经询问后发现，病人平时喜欢抽烟，除左足部伤口外，平时有视物模糊、手足麻木等症状。医生诊断为：2 型糖尿病，糖尿病足，糖尿病周围神经病变，冠心病。医嘱给予足部清创换药，注射胰岛素降糖以及扩张血管、改善循环、营养神经等对症治疗。现病人血糖控制不佳，情绪低落、失眠，多次询问护士足部伤口能否愈合，由糖尿病 CNS 诊视。

（资料来源：第四军医大学唐都医院内分泌科）

附 5-1 是一份由内分泌科糖尿病 CNS 主导的护理计划。这份护理计划除一般标准护理计划的项目内容外，为阐明 CNS 与普通护士的分工，"措施"栏内特别注明"RN"即普通护士和 CNS 负责工作的不同点；"依据"栏目主要解释 CNS 制定这一计划的依据；"评价"栏目对普通护士和 CNS 的合作护理进行了实时评价。

案例中的谢先生被确定主要存在五个护理问题（详见附 5-1），CNS 主要从整体护理的视角，在与谢先生建立良好的治疗性护患关系的基础上，实施循证护理实践，指导病房护士按需提供适宜的护理，并为谢先生及其家属做好糖尿病治疗、并发症防护以及疾病自我管理等方面的教育。具体为：

问题一：左足部皮肤完整性受损。糖尿病足截肢率非常高，治疗护理尤为关键。针对谢先生的情况，其左足部溃疡的护理以及双足其他部位溃疡的预防是护理工作的重点。糖尿病专

阅读笔记

科医师根据病人左足部破溃的程度以及是否感染、是否合并下肢血管闭塞与周围神经病变给予相应的治疗方案。糖尿病（或伤口）CNS 实施非手术清创换药，观察局部伤口的动态变化，为病人及其家属进行糖尿病足防护的健康教育。病房护士在 CNS 的督导下，根据医嘱及时给予各类药物，并准确实施各种护理措施。

问题二：血糖过高。结合谢先生的年龄、合并冠心病等特点以及药物治疗与规范化饮食管理的要求，糖尿病 CNS 根据 2 型糖尿病防治相关指南及最新研究证据，确定谢先生血糖控制的适宜标准，监测其血糖波动规律，为医生调整胰岛素治疗方案提供依据；同时，为谢先生及其家属做好胰岛素注射、饮食管理及低血糖防护等方面的教育，确认病房护士能够正确注射胰岛素及有效处理病人可能出现的低血糖反应。病房护士主要协助 CNS，提供健康教育相关书面资料，实施胰岛素注射等护理措施。

问题三：焦虑。谢先生情绪低落、失眠，多次询问护士足部伤口能否愈合，存在焦虑负性情绪。糖尿病 CNS 重点关注谢先生血糖与负性情绪的交互作用，作好其心理护理工作。病房护士遵医嘱正确给予各类药物的同时，关注病人心理变化，提供心理护理的相关教育资料。

问题四：知识缺乏。缺乏糖尿病用药治疗以及血糖监测相关知识。谢先生因糖尿病用药治疗及疾病自我管理知识匮乏，出现糖尿病足、糖尿病周围神经病变等并发症，严重影响了生活质量。针对该护理问题，为使病人理解糖尿病用药治疗及血糖监测相关知识，糖尿病 CNS 按计划分次给病人讲解糖尿病用药治疗、血糖监测等相关知识。病房护士配合 CNS 进行教育指导，鼓励、督导病人参与疾病的自我管理。

问题五：有感染的危险。谢先生因血糖增高、微循环障碍等因素，存在感染的危险。针对该护理问题，糖尿病 CNS 主要做好病情动态监测分析，教给病人皮肤、泌尿道及上消化道感染的预防知识。病房护士测量病人体温、脉搏等生命体征，协助进行教育指导。

四、培养反思及书写日记的习惯

从普通护士到 APN 是一个成长的过程，APN 功能角色的拓展需要在工作中主动发掘临床问题并自行寻找解决答案。反思（reflection）每日工作对 APN 的成长进步十分重要。反思就是从经验中学习，透过分析、组合、引证所遇到的事件，促进学习和提高。通过回忆经验，可以再一次学习和寻找经验中的意义。实例 5-12 提供了一份撰写反思日记的指南，旨在引导临床专科护士从经验中不断学习成长和进步。

实例 5-12

撰写反思日记指南

撰写反思日记的准备：

请回忆你的学习经验。通过这一过程，你可以再一次学习和寻找经验中的意义。

撰写的内容：

1. 写"有什么发生"。集中描述看来在某方面很重要的学习经验。

2. 写对于"有什么发生了"的感受。即"我对于该学习方面有什么感受？"。

3. 写"我学到了什么"。可总结和计划将来的学习。

建议反思的问题：

1. 有什么重要的问题我需要关注？

2. 我怎样感受这方面的学习？

3. 是什么令我有这样感受？

阅读笔记

4. 我怎样将这方面的学习与以往的经验联系起来？

5. 我作出了什么假设？

6. 我有什么已有的知识使我理解这方面的学习？

7. 从我过去的经验和这方面的学习，我得到什么顿悟？

8. 若将来有类似的学习情况，我怎样才能反应得较有效？或实现我的价值？

9. 我现在需要做什么？

10. 我现在又怎样感受这方面的学习？

由于反思是一种比较个人化及自由式的学习模式，学习者不需要像考试那样按照指南中的每一问题作答。但撰写反思日记，首先要清楚描述有关事件，书写发生了什么？然后问自己在这件事上有何感受？检视对事情的感受是很重要的，从这种总体感觉上，查找事件当中发生了什么令自己有这样的感受？总结经验，问自己学习了什么？有什么感悟？实例 5-13 介绍一则工作反思日记供参考。

实例 5-13

———— 工作反思日记 ————

2016 年 7 月 27 日 8:00，我们按照惯例进行了科室晨交班。大夜班护士汇报说 23 床病人凌晨 3:15 出现头晕、心慌、手抖、出冷汗等低血糖症状，测血糖 3.1mmol/L，遂给予葡萄糖溶液 40ml 口服，15 分钟后复测血糖 5.0mmol/L，病人自诉上述症状消失。

这位病人 52 岁，因"多饮、多尿三年，消瘦半年"于 7 月 25 日入院，入院诊断为"2 型糖尿病，低血糖反复发作"。入院时病人查体：身高 171cm，体重 65kg，脉搏 80 次 / 分，血压 108/70mmHg，门诊化验空腹血糖 14.35mmol/L，餐后两小时血糖 28.25mmol/L，糖化血红蛋白 11.4%，尿糖 +++。该病人三年前出现多饮、多尿症状，就诊后给予口服降糖药物治疗（具体药名不详）。此次入院后医嘱给予门冬胰岛素三餐前五单位皮下注射，联合地特胰岛素每晚 10 单位皮下注射降血糖，血糖监测方案为早餐前空腹、三餐后两小时及睡前每日五次血糖监测。入院后第一天，病人使用胰岛素后血糖迅速回落，波动于 6.4~13.0mmol/L。入院后第二天凌晨 3:15，病人出现上述低血糖症状。

晨交班后我立即前往病房看望病人，详细询问了病人低血糖发生时的状况以及以往血糖控制情况，在交流过程中得知病人于 2013 年 9 月行"直肠癌切除术"，术后出现低血糖反复发作，病人自以为糖尿病好转，遂自行停药，停药后未定期到医院复查血糖情况，近半年体重下降约 5kg，故前来就诊。针对病人直肠癌术前口服降糖药物血糖控制良好、术后反复发生低血糖的情况，我推测病人的低血糖反应可能与直肠癌手术治疗有关，通过查阅文献得知有研究发现 2 型糖尿病与结直肠癌的发生、发展及预后密切相关，糖尿病病人罹患结直肠癌的风险较正常人群高。糖尿病病人罹患结直肠癌时，在肿瘤负荷状态下，机体会产生大量的肿瘤坏死因子 α、白介素 6、白介素 8 和血管内皮生长因子等细胞因子，这些细胞因子会引起胰岛素抵抗。在胰岛素抵抗状态下，胰岛素对内源性葡萄糖产生抑制性效应、胰岛素对外周组织葡萄糖摄取和糖原合成的刺激性效应以及胰岛素对脂肪组织分解的抑制性效应产生抵抗，使得胰岛素不能充分发挥其正常的生理功能，表现为糖尿病病人胰岛素用量明显增多。病人经过肿瘤治疗后，机体荷瘤状态解除，胰岛素抵抗状态减轻，胰岛素或口服降糖药的用量亦应随之减少，如果此时仍使用之前的降糖方案，可能会导致病人出现低血糖的不良后果。因此这类病人应严

阅读笔记

密监测血糖，每日测空腹、三餐后两小时及睡前、凌晨 0:00 及 3:00 的血糖，病人如有不适随时监测血糖，发生低血糖及时给予相应处理。

我将病人的情况与主管医生进行了沟通讨论，他表示赞同后将治疗方案中地特胰岛素下调至八单位，并加测凌晨 0:00 与 3:00 的血糖。8 月 1 日监测病人空腹血糖为 4.9mmol/L，又调整地特胰岛素至六单位。之后病人血糖控制平稳，波动于 5.7～10.5mmol/L，8 月 5日出院。

通过对这名病人的护理，我认识到糖尿病病人直肠癌根治术后血糖对胰岛素反应较为敏感，应密切监测血糖变化，根据血糖特点及时调整糖尿病用药治疗方案，使病人在血糖得以良好控制的前提下，避免低血糖的发生。从这名病人的护理中我也得到进一步的启示：作为一名 CNS，应具有评判精神，遇到问题不能只通过表面现象被动等待结果的出现，应该多思考、多请教，多问为什么这么做、这么做是否准确，主动查找问题的根源和解决问题的方法。此外，要更多地积累知识和经验，主动发现护理工作中的问题，及时查阅文献资料，通过循证护理的方法将最新的研究证据与个人经验、病人情境有机结合，找到最佳的解决办法，为病人提供高质量的护理。

（资料来源：第四军医大学西京医院内分泌科）

这篇工作反思日记记述了一位糖尿病 CNS 晨交班时，发现一名糖尿病病人凌晨出现低血糖反应，通过仔细询问、观察、分析，作出"病人低血糖反复发作与直肠癌切除术有关"的假设后，主动查阅文献找到问题发生原因及其解决方法，并及时与主管医生沟通建议调整胰岛素用药剂量，经进一步治疗观察，病人病情好转出院。通过对这次经验的回忆，护士反思作为一名CNS，工作一定要认真仔细，应具有评判精神，遇有问题不能只看表面现象，应多思考，多问为什么，主动查找问题的根源和解决问题的方法。此外，还需要更多地积累专业知识和经验，善于发现护理工作中的问题，及时查阅文献资料，通过循证护理的方法为病人提供高质量的护理服务。

第四节　奥马哈系统在个体化高级护理实践中的应用

美国护理专家、奥马哈系统的创始人之一 Karen Martin 在《奥马哈系统：实践、文档和信息管理的关键》一书中（Martin, 2005），介绍了由奥马哈家访护士学会（Visiting Nurse Association of Omaha）发展的奥马哈系统。本节第一部分将由 Martin 女士简介奥马哈系统的发展背景和历史及其对高级护理实践的贡献；第二部分以一个慢性阻塞性肺疾病（COPD）延续护理的实例说明奥马哈系统的使用；第三部分进一步介绍奥马哈系统在高级护理实践中的应用。

一、奥马哈系统简介

奥马哈系统是一种以研究为基础的标准化术语分类，旨在全面地找出健康问题、其严重程度，干预方案和其后的评价，跟进护理成效。它相对简单、分有层级、多面向和能与计算机兼容。为实时护理共享而设计，由相互联系的三个部分组成：问题分类表、干预方案和问题的成效评分量表，能加强实践、文档和信息管理。它始发于社区，现在已在各年龄、地域、医学诊断、社会经济范围、精神信仰、种族和文化价值的个人、家庭和社区的整个护理过程中应用。奥马哈系统为开放资源，它的结构、术语、定义和代码不受版权限制，可免费使用。但是必须使用由可靠来源发表或联合发表的术语和结构（作者注释：即参考《奥马哈系统：实践、文档和信息管理的关键》一书和奥马哈系统的官方网站 http://www.omahasystem.org 上的发表）。

阅读笔记

（一）历史

奥马哈系统是由美国内布拉斯的奥马哈家访护士学会，基于临床工作者和研究人员的跨学科合作而制定。该机构执行董事的愿望是设计一套计算机化的管理信息系统，这个系统由一个以受照顾者为中心，而非提供服务的临床工作者为焦点的全面、可靠和有效的临床信息系统组成。在这里，临床工作者包括提供家庭护理、临终关怀、公共卫生、诊所、学校卫生、和健康中心服务的护士、社会工作者、治疗师和营养师。

在 1975 年至 1993 年间，由美国国家研究组织提供经费进行了四项严谨的研究。研究的目的是制订和完善奥马哈系统，并建立其可靠性、有效性和应用性（Martin，2005）。受雇于奥马哈家访护士学会以及设在美国各地七个不同受试点的护士和其他临床工作者参与了研究；他们将奥马哈系统运用于真实的病人照顾中。

（二）概述

奥马哈系统为护士和其他临床工作者而设计，用以收集、汇总和分析从入院到出院的病人资料。它基于一种反映个人、家庭和社区的关键处境，与其他医务人员的伙伴关系以及解决问题程序的价值的模式，并支持以循证为基础或最佳的实践、质量改进、批判性思考和沟通。奥马哈系统由三个完全一体化的部分组成，即问题分类表、干预方案和成效评分量表（附 5-2）。

（三）问题分类表

该表是以层级或分类形式呈现，用以确定不同受照顾者的健康相关问题。它使护士得以完成涉及受照顾者及其家庭的以受照顾者为中心的评估。问题分类表包含四个层级。在第一个层级有四个问题领域，即环境、心理社会、生理和健康相关行为。出现在第二个层级的是在不同问题领域的 42 个问题术语。第三层级包括两组修饰语：有健康促进的、潜在的或现存的处境，以及需要关注的个人、家庭和（或）社区。描述现存问题的症状和体征群出现在第四层级。

（四）干预方案

该方案是有三个层级，用以帮助护士在提供护理时描述、量化和交流实践，并建立实践标准。它为护理计划，临床路径和服务提供了一个组织结构。第一层级列出四大干预类别，即教育、指导和咨询，治疗和程序，个案管理以及监测。第二层级是一个包括了 75 个目标或行动和一个"其他"的列表；该列表根据英文字母顺序组织。第三层级是按受照顾者特定情况而记录的信息，由护士开放书写。

（五）成效评分量表

该量表提供了一种监测和量化受照顾者接受服务期间进展的方法。它包含三个五等级李克特量表，用于测量认知、行为和状态三个概念上的严重程度。评价是护理实践的重要组成部分，而这三个次量表则为定期或预期评价具体问题的病人成效提供了一个框架。

（六）奥马哈系统的采用及来源

采用电子健康记录作为一种工具来规范临床数据，跟踪护理质量并形成可测量的结果报告是全球趋势。电子健康记录是一个以可读格式贮存于计算机的数据的纵向集合，包括临床的、人口学的、实验室的和其他数据。为了将数据转换为有意义的信息，需要实时护理或界面术语如奥马哈系统，及参考术语如医学临床术语系统化命名（SNOMED CT®）和逻辑观察标识符名称和代码系统（LOINC®）。奥马哈系统已被纳入前面所提及的两种参考术语，数据可以更有效地交换（Martin，2011）。

有别于最初的以社区为焦点，奥马哈系统的运用已得到扩展，因此在美国及其他国家，现在的用户和用户场所代表着来自不同健康延续线的照护人员。超过 9000 名护士及其他卫生保健人员，教育工作者和研究人员使用奥马哈系统的实时电子健康记录，并有超过 2000 的用户使用纸质记录。奥马哈系统用户的详情和用于阐述其运用的个案研究已收录于奥马哈系统一书中(Martin,2005)和奥马哈网站上(http://www.omahasystem.org)。网站有语言和参考文献、价值评论两个部分,并包含英语、西班牙语和中文的简单概略。参考文献中列出了一些中文奥马哈系统文章,大部分由黄金月和她的研究团队提供。

(七)奥马哈系统与高级护理实践

奥马哈系统的运用正迅速增加。护士特别是 APN 已认识到提高实践,记录和信息管理的需要。如果准确和一致的使用奥马哈系统,他们可以描述和量化自己的实践,促进与医护团队的成员、家庭成员和公众的沟通。在医疗专业人员中,护士是运用奥马哈系统的最主要群体。他们的教育和实践责任差别很大。传统上,公共卫生护士在美国需完成学士学位教育,并具有专科高级实践经历。在一些州,他们还必须经过认证。就整体趋势而言,护士需要完成更正规的教育,包括硕士学位;并专业化为 APN。这种护士是理想的奥马哈系统用户。通常情况下,他理解系统的实践、文档和信息管理的好处。

20 世纪 80 和 90 年代,Dorothy Brooten 任宾夕法尼亚大学(University of Pennsylvania)教授期间,她便开始研究高风险群体,运用了奥马哈系统和 APN 成为关键的干预措施部分。Brooten 和她的研究团队一直从事他们的研究项目并发表了许多相关文章,提供了特别是在病人转介于不同级别的照顾场所时,APN 所提供的高质量护理服务和降低服务成本的证据。现在,更多的教育工作者和研究者正开展类似的研究项目。如贯穿于本书的内容及参考文献所示,黄金月教授和她的研究团队于 20 世纪 90 年代开始在香港研究高级护理实践、延续护理及奥马哈系统,其工作成就推动了中国香港、中国乃至全世界的护理实践、教育和研究。

二、奥马哈系统的应用

与本章第二节所描述的常用护理程序相同,奥马哈系统也是一个以解决问题程序为框架的综合系统。以下是一个奥马哈系统在 COPD 延续护理研究项目中应用的实例(Wang,2013)。研究者以奥马哈系统作为构建 COPD 延续护理模式理论框架的其中一个主要元素(图 5-1),在病人出院前和出院后的家庭访视中应用奥马哈系统的问题分类表对病人进行全面的评估,并对护理干预前后的情况以成效的问题评分量表给予评分。表 5-4 是个案管理护士对一位 COPD 病人实施延续护理过程的护理记录(王少玲等,2011)。

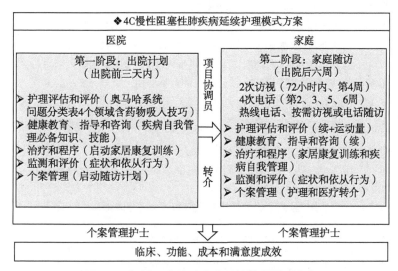

图 5-1　慢性阻塞性肺疾病延续护理模式方案

阅读笔记

表 5-4　COPD 延续护理评估与评价表

评估时间	健康问题	认知	行为	状况
出院前 07/12/2008	III-26. 呼吸：呼吸形态异常（呼吸：22 次 / 分，沐浴时气促），咳嗽，咳痰（白色黏液痰 25ml/ 天），呼吸音异常（双下肺少许细湿啰音）	2	3	4
	IV-42. 药物治疗方案：服药系统不足（未能正确使用气雾剂和准纳器吸入药物）	2	2	2
家庭访视 1 12/12/2008	I-2. 卫生：居住环境肮脏（家具表面布满灰尘）、传染源 / 污染源（做饭时有油烟）	2	2	3
	I-3. 住宅：生活空间杂乱	2	2	3
	III-26. 呼吸：呼吸形态异常（呼吸：22 次 / 分，沐浴时气促），咳嗽，咳痰（白色黏液痰 20ml/ 天）	3	3	4
	III-34. 传染 / 感染情况：不依从感染控制方案（盛痰液容器未加盖）	3	1	2
	IV-37. 身体活动：久坐的生活方式（每天上、下午坐着下棋 3～4 小时）	2	1	3
	IV-39. 物质滥用：暴露于香烟烟雾（下棋时，每天 6～8 小时）	2	1	2
	IV-42. 药物治疗方案：不遵循推荐的剂量 / 时间（漏服盐酸氨溴索片 2 次），药物储存不当（发现 6 种过期药）	2	2	2
电话随访 1 20/12/2008	III-26. 呼吸：咳嗽（增加），咳痰（增加，30ml/ 天），呼吸形态异常（活动时气促），鼻液溢	3	2	3
	IV-41. 健康照顾督导：未能按医生的要求复诊（药物服完，症状加重）	2	1	2
	IV-42. 药物治疗方案：药物储存不当（仍存放过期药物），未能得到适当的药物补充（自行购买另一种降糖药服用）	2	2	2
电话随访 2 25/12/2008	III-26. 呼吸：咳嗽（减少），咳痰（6～8ml/ 天）	4	4	4
	IV-41. 健康照顾督导：不能配合治疗计划（因其他社交活动，2 天没做上肢运动，没按速度要求步行）	3	3	3
家庭访视 2 31/12/2008	I-2. 卫生：居住环境肮脏、传染源 / 污染源（仅间中采用无烟主食）（因条件限制未能完全改善）	3	3	3
	I-3. 住宅：生活空间杂乱（此问题因条件限制未能改善）	3	2	3
	II-7. 角色改变：非自愿的角色逆转（妻子住院，需自我照顾的同时照顾妻子）	3	2	3
	III-26. 呼吸：咳嗽，咳痰（白色黏液痰 20ml/ 天）	4	4	4
	IV-38. 个人照顾：沐浴困难（气促和怕着凉，多天未沐浴）	3	3	3
	IV-39. 物质滥用：暴露于香烟烟雾（下棋时，每 4～6 小时）	3	2	3
	IV-42. 药物治疗方案：药物副作用 / 不良反应证据（吸入美沙特罗后忘记漱口，口腔黏膜溃疡）其他：按处方自购药物服用	3	2	3
电话随访 3 06/01/2009	III-26. 呼吸：咳痰（白色黏液痰 6～8ml/ 天）	5	4	4
	IV-41. 健康照顾督导：不能配合治疗计划（2 天忘记做上肢运动）	4	3	4
电话随访 4 13/01/2009	III-26. 呼吸：咳痰（白色黏液痰 6～8ml/ 天）	5	5	4
	III-27. 循环：血压读数异常[自测血压：160/80mmHg，心率过快（心率 120 次 / 分）]	2	3	3
	IV-39. 物质滥用：暴露于香烟烟雾（下棋时，采用了积极措施但未完全避免）	4	4	4

　　注：表中"I、II、III、IV"代表奥马哈系统问题分类表的 4 个领域："I"环境领域、"II"心理社会领域、"III"生理领域、"IV"健康相关行为领域；跟着 I、II、III、IV 后的数字为奥马哈系统 42 个健康问题的序号；认知、行为、状况代表奥马哈系统成效的问题评分量表三个维度的评分，以五分制评分，"认知"：1＝缺乏认知，2＝少许认知，3＝基本认知，4＝足够认知，5＝充分认知；"行为"：1＝不恰当，2＝甚少恰当，3＝间有恰当，4＝通常恰当，5＝一贯恰当；"状态"：1＝极严重的症状和体征，2＝严重的症状和体征，3＝中度的症状和体征，4＝轻微的症状和体征，5＝没有症状和体征。

　　由出院前至出院后 6 周的持续性评估和评价，记录了个案管理护士向病人所提供的全面、系统的个体化延续护理过程，成效的问题评分量表的得分变化清楚地显示了护理成效。个案护士在护理过程中，针对每一个病人的需要，实施参考奥马哈系统的干预方案以及延续护理和 COPD 管理的循证依据，为慢性阻塞性肺疾病病人延续护理项目制定的护理干预方案（表 5-5）。

表 5-5　慢性阻塞性肺疾病病人出院后延续护理——干预方案

范畴	干预措施
教育、指导和咨询	1. 解剖 / 生理：呼吸系统的功能，其他
	2. 连续护理：出院后随访计划，个案护士 24 小时电话热线，《COPD 康复之旅行动计划手册》的使用，其他
	3. 应对技巧：处理疾病过程，何时向医务人员报告和求助（行动计划），其他
	4. 饮食管理：COPD 的饮食与营养原则，根据病人一天饮食的记录指导饮食计划，其他
	5. 耐用医疗物品：氧气机或压缩氧气的使用（适用者），其他
	6. 环境：认识和避免环境中的危险因素（香烟烟雾、油烟、粉尘等），其他
	7. 运动：家居康复训练的意义和方法（步行、上肢运动），其他
	8. 预防感染：疾病自我照顾的重要性和常识，如预防呼吸道感染，痰液的处理，其他
	9. 医疗 / 牙科保健：按时复诊，其他
	10. 药物作用和副作用：常用治疗药物，遵医嘱服用药物的重要性、目的和益处，及时发现和报告变化，其他
	11. 身体活动 / 转移：日常生活的安排和节省体能的方法，其他
	12. 体位：减轻气喘的方法，其他
	13. 放松 / 呼吸技巧：身心松弛和肌肉松弛练习（适用者），户外和休闲活动，缩唇呼吸，日常活动的呼吸配合，其他
	14. 呼吸护理：避免致敏源，有效咳嗽排痰技巧，症状急性加重及其应对，气雾剂、轻易吸入器、准纳器、漩涡式吸入器的使用、清洁和保养（适用者）、体温的自我监测、其他
	15. 安全：安全使用家庭氧疗（适用者），其他
	16. 症状 / 体征（生理性）：典型症状和体征，呼吸困难，痰液颜色、量和性状的变化，其他
	17. 症状 / 体征（精神性 / 情感性）：焦虑和抑郁（适用者），其他
	18. 终止物质滥用：避免被动吸烟、戒烟（适用者），其他
	19. 支持系统：照顾者教育，健康服务资源利用，其他
	20. 其他：（视病人需要）
治疗和程序	1. 连续护理：出院计划（出院前 3 天内）和居家随访（为时 6 周，出院后 72 小时内和第 4 周家庭访视各一次，第 2、3、5、6 周电话随访各一次，24 小时个案护士电话热线）
	2. 运动：家居康复训练：按医嘱每天步行 30 分钟，做上肢运动
	3. 医疗 / 牙科保健：复诊等医疗计划
	4. 护理照顾：运用奥马哈评估 / 评价表对病人环境、心理社会、生理和健康相关行为方面的持续评估与持续评价，运用技能评分表评估病人的吸入药物技巧，现场测量病人运动前后的脉搏血氧饱和度、气促和辛苦程度（Borge 评分）以确定运动量，与病人一起制定康复目标，其他
	5. 营养师护理：营养处方和建议（适用者）
	6. 服用药物：服用处方药物、家庭氧疗（适用者）
	7. 终止物质滥用：执行戒烟计划：＿＿月＿＿日起，考虑戒烟，少抽烟＿＿支 / 天（适用者）
个案管理	1. 连续护理：按病人实际需要执行护理转介试验方案的各级护理转介（一级：追加电话跟进，二级：追加家庭访视＋追加电话跟进，三级：共同访视，四级：护理会诊，五级：营养师转介、呼吸专科门诊医生转介＋电话跟进，六级：急诊转介＋电话跟进，七级：住院转介）
	2. 营养师护理：评估发现体重＜理想体重的 60%，体重指数＜16 及血清白蛋白＜25g/L 时，转介营养师，跟进营养治疗方案
	3. 医疗 / 牙科保健：就处方药物问题咨询医生、按需转介专科门诊或项目主责医生、急诊、入院，督促、协调安排复诊，建立门诊、急诊的绿色通道

阅读笔记

续表

范畴	干预措施
监测	1. 行为修正：奥马哈问题分类系统健康相关行为领域存在问题的证据和改善 2. 饮食管理：遵循建议的饮食 3. 环境：奥马哈问题分类系统环境领域存在问题的证据和改善 4. 运动：家庭康复训练的执行与效果（运动前后气促、辛苦程度） 5. 医疗/牙科保健：接受有计划、足够/适当的照顾，遵循医疗计划（按时复诊） 6. 症状/体征（生理性）：呼吸音、痰的颜色、量和性质，脉搏血氧仪结果，COPD 急性症状加重，其他奥马哈问题分类系统生理领域存在问题的证据和变化 7. 症状/体征（精神性/情感性）：抑郁和焦虑等奥马哈问题分类系统心理社会领域问题的证据，应对机制 8. 药物作用和副作用：药物治疗的依从性、及时报告变化/副作用，家庭氧疗的安全执行与效果（适用者），其他 9. 服用药物：应用项目的技能评估表评价气雾剂、轻易吸入器、准纳器药物使用的正确性 10. 身体活动/转移：均衡的休息和活动，日常生活中节省体能方法的应用 11. 护理照顾：接受有计划、足够/适当的照顾，遵循护理计划（疾病自我照顾、《康复之旅行动计划手册》的填写等） 12. 终止物质滥用：戒烟、避免被动吸烟

注：表中护理干预内容以奥马哈系统干预方案 3 个层级描述，层级一：类别；层级二：导向的用词和定义（见附 5-2）；层级三：具体干预措施

资料来源：香港理工大学博士学位论文（Wang, 2013）

三、奥马哈系统在高级护理实践中的应用

在护理实践中使用统一化、标准化的护理语言是当今护理学科发展的趋势，是促进我国参与国际间护理交流的需要。奥马哈系统是目前国际上认可的护理标准化语言之一，可应用于社区护理、临床护理、延续护理、护理教育和护理研究等领域，对高级护理实践有着特殊的贡献。黄金月等（2010）《奥马哈系统在社区护理和延续护理中的应用》一文，以 6 项研究展示了奥马哈系统在香港和内地普通护理实践或高级护理实践中的应用，见表 5-6。第二节里提供的 COPD 延续护理实例来自表 5-6 中研究 6，作为一个专科个案的经验，期望能抛砖引玉。

表 5-6　涉及应用奥马哈系统的六项研究概述（2000—2010 年）

项目的年限、主题	设计、目的和场所	主要结果
研究 1 2000 年 家庭善终服务	前后对照试验：利用临床记录和护理轶事，检视接受家居善终服务干预的临终病人自出院回家到死亡前所面对的健康问题 香港医院→家庭和社区	研究揭示接受家庭善终服务的病人在一个良好的家庭环境和社会环境中度过人生的最后阶段。除呼吸困难外，生理方面的症状一般都能得到控制。病人、家庭和医护人员最关注病人心理方面的问题。首次访视发现，病人有中度严重的奥马哈系统心理社会方面问题，但最后一次访视时，这些问题已有所改善
研究 2 2001—2003 年 护士诊所	探索性研究：从架构、程序和效果方面定义护士诊所 香港伤口、理遗、肾病和糖尿病专科门诊	门诊专科护士富有经验，并有充足的资源支持他们的工作。他们的工作超过 80% 是独立或相对独立的技术性专业工作。主要的护理干预手段（奥马哈分类）是评估和评价（检测）以及健康咨询。护士将症状管理、并发症预防和病人满意度列为前三位最能反映他们工作成就的重要指标。所有参与研究的病人到护士门诊就诊之后症状均有不同程度的改善，尤其是伤口和失禁病人。护士和病人满意度得分均高

阅读笔记

续表

项目的 年限、主题	设计、目的和场所	主要结果
研究 3 2002—2003 年 延续护理	随机对照试验：检验冠心病病人延续护理项目的效果 天津医院→社区	在出院后 2 天、4 周、12 周对饮食、服药和日常生活健康行为的认识，在出院后 4 周、12 周对体育锻炼的认识，在出院后 2 天、4 周、12 周饮食及日常生活行为的依从性，出院后 4 周、12 周服药依从性，以及出院后 12 周体育锻炼的依从性，以上指标试验组病人较对照组好，差异有统计学意义
研究 4-1 2003—2005 年 研究 4-2 2005—2007 年 社区护理	随机对照试验：检验家庭访视是否能降低复住院率 二次研究：检验心血管疾病、慢性呼吸疾病及其他普通内科疾病病人从医院过渡到家庭的社区护理服务 香港医院→社区	随机对照实验：护理满意度实验组较对照组有统计学差异；复住院率无统计学差异 二次研究：三个疾病组病人均存在奥马哈系统四个领域的问题。家庭访视的最主要目的是监测，其次是治疗和程序以及健康教育。社区护士对呼吸系统疾病组病人健康教育的力度明显高于其他组。慢性呼吸疾病和心血管疾病病人家庭访视前后的自我报告健康状况有统计学差异
研究 5 2006—2007 年 疾病管理	随机对照实验：比较基线、第 7 周和第 13 周数据，检验肾病疾病管理的效果 香港医院→社区	在第 7 周两组间的饮食不依从程度、睡眠、症状、护士鼓励和总体满意度均有明显的统计学差异；第 13 周实验组饮食不依从程度、腹膜透析不依从程度、生存质量和对护理的满意度仍比对照组有改善
研究 6 2008—2010 年 延续护理	随机对照试验：建立内地慢性阻塞性肺疾病病人延续护理模式并评价其在临床、病人功能、病人满意度和经济四个方面的效果 广州医院→家庭	研究以奥马哈系统为框架建立了慢性阻塞性肺疾病的 4C（全面性、合作性、协调性、延续性）护理模式。个案管理护士向病人提供六周的干预，包括：①全面的奥马哈健康问题评估；②疾病自我管理知识和技能的教育、指导和咨询；③居家康复训练和疾病自我管理的治疗和程序；④症状和依从行为的监测；⑤护理和医疗转介的个案管理。该护理模式干预方案的实施能有效地改善病人的自我效能、活动耐力和生活质量；减少再入院的次数和住院医疗费用；提高病人的满意度

　　与高级护理实践的发展一样，奥马哈系统在研究中、临床实践中的应用经历着一个循序渐进的过程。一项奥马哈系统在内地护理研究领域的文献计量学分析显示，近几年来，奥马哈系统在中国内地的推广速度大大提升，研究者以奥马哈系统为框架分析临床问题、过程和结局，以及探讨延续护理或社区护理的实践模式（王秀琴等，2015）。然而，奥马哈系统在我国临床实践中的应用仅仅局限在研究的层面，其在高级护理实践中的应用有待进一步探索和推广。

小结

　　本章讨论内容和所引用的大量 APN 的临床实践实例，充分地体现和证明了在高级护理实践中，不论是以护理程序为模式向个人或其家庭提供护理服务，或是应用知识和技术实施专科的护理，APN 所具备的才能与普通护士不尽相同。APN 的工作是在基本护理的基础上作进一步的巩固和强化，其护理剂量更高、护理效果更优。因而，无论在管理病人健康的能力，或在相关护理专科的领导才能，以及与其他专业团队的协作沟通关系上都显示出护理专业最优秀的一面。

　　本章集中讨论了个体化高级护理实践的特征及效果。然而，APN 的护理实践不仅仅针对个人或其家庭，还面向社区和群体，下一章将讨论疾病群体的高级护理实践。

（黄金月　王少玲　尼春萍　Karen Martin）

阅读笔记

思考题

1. 在你的工作范围内，找出能实践高级护理的病人护理个案或护理项目，拟订其目标、计划、措施及效果评价的方案。

2. 在你工作的专科范围内，讨论 APN 的护理实践与普通护士的护理实践的区别。

3. 进行反思学习，描述有关事件，写出发生了什么，然后问自己在这件事上有何感受，在这总体感受的基础上，再问当中发生了什么使我有这样的感受，总结经验，再问自己学习了什么，在实践高级护理中有什么顿悟。

参考文献

1. 黄金月，王少玲，周家仪. 奥马哈系统在社区护理和延续护理中的应用. 中华护理杂志，2010，45（4）：320-323.

2. 滕家安，秦俭，杨瑞平，等. 2 型糖尿病合并结直肠癌患者肿瘤治疗前后体质量变化对血糖的影响. 中国全科医学，2015，18（26）：3162-3165.

3. 王少玲，符始艳，周家仪，等. 慢性阻塞性肺疾病病人的延续护理. 中华护理杂志，2011，46（8）：759.

4. 王秀琴，李秀娟，彭艳琼. 奥马哈系统在国内护理研究领域的文献计量学分析. 护理学杂志，2015，30（19）：95-97.

5. De Bruijn K M, Arends L R, Hansen B E, et al. Systematic review and meta-analysis of the association between diabetes mellitus and incidence and mortality in breast and colorectal cancer. Br J Surg, 2013, 100（11）：1421-1429.

6. Luo W, Cao Y, Liao C, et al. Diabetes mellitus and the incidence and mortality of colorectal cancer: a meta-analysis of 24 cohort studies. Colorectal Dis, 2012, 14（11）：1307-1312.

7. Martin K S, Monsen K A & Bowles K H. The Omaha System and meaningful use: Applications for practice, education, and research. Computers Informatics Nursing, 2011, 29（1）：52-58.

8. Martin K S. The Omaha System: A key to practice, documentation, and information management. 2nd ed. Omaha, NE: Health Connections Press, 2005.

9. Strauss M B & Aksenov I V. Evaluation of diabetic wound classification and a new wound score. Clinical Orthopaedics and Related Research, 2005, 439：79-86.

10. Wang S L. Evaluation of a transitional care programme for patients with chronic obstructive pulmonary disease in Guangzhou China: a randomized controlled trial. Hong Kong: The Hong Kong Polytechnic University, 2013.

11. Wong F K Y & Chung L Y F. Establishing a model for nurse-led clinic: structure, process and outcome. Journal of Advanced Nursing, 2006, 53（3）：358-369.

12. Wong F K Y, Chau J, So C, et al. Cost-effectiveness of a health-social partnership transitional program for post-discharge medical patients. BMC Health Services Research, 2012, 12：479.

13. Wong F K Y, Mok M, Chan T, et al. Nurse follow-up of patients with diabetes: Randomized controlled trial. Journal of Advanced Nursing, 2005, 50（4）：391-402.

14. Wong F K Y. Evaluation of senior clinical nurse specialist pilot scheme in Hong Kong. Clinical Nurse Specialist, 2001, 25（4）：169-176.

15. Wu L, Yu C, Jiang H, et al. Diabetes mellitus and the occurrence of colorectal cancer: an updated meta-analysis of cohort studies. Diabetes Technol Ther, 2013, 15（5）：419-427.

阅读笔记

附 5-1 个体化糖尿病护理计划

日期	护理问题	目标	措施内容	措施 执行者（RN）	执行者（CNS）	依据	评价
9/7/2016	左足足部皮肤完整性受损	病人左足足部伤口愈合 达标时间：1 个月	1. 遵医嘱给予抗感染、改善循环等药物	正确给入各类药物	确认护士正确给药，根据病人伤口情况对用药合理提出合理建议	病人左足足部第一跖趾关节痛、局部皮肤破溃、肿胀、糧患糖尿病使其局部血液循环、特别是末梢循环较差，伤口的愈合是控制好血糖的基础上须在控制好血糖的基础上给予扩张血管、改善循环、抗感染的药物	9/7 可见足部第一跖趾关节处3cm×4cm 破溃，周围组织红肿，局部皮温高，少量血性渗出
			2. 左足局部伤口换药	协助观察足部血液循环及伤口敷料渗出等情况	进行伤口换药，记录伤口变化情况，解释分析局部血液循环状况及敷料渗出情况，发现异常及时报告医生并提出治疗调整建议	左足部伤口大小以及渗出液的量，颜色、气味，反映伤口的愈合情况，可为换药间隔时间提供依据；伤口包扎过紧可能导致局部缺血缺氧，不利于伤口愈合，可引发其他局部组织坏死，故需仔细观察评估	16/7 各类药物护士正确有效给入，可见伤口渗局部清创换药，渗出物明显减少，渗出液质地稀薄无异味，破溃处无扩大，边缘已有新鲜肉芽组织生长
			3. 讲解预防糖尿病足再发生的相关知识	提供相关教育资料，指导病人每日清洗足部，勤换鞋袜	评估病人及家属足部护理知识；评估病人足部发生的危险因素；按计划分次为病人及家属讲解糖尿病足病变发生的原因，危害及足部日常护理的方法，说服病人戒烟，确认病人理解	病人及家属掌握糖尿病足部护理情况，识别足部发生的危险因素，可有效避免糖尿病足的再发生	18/7 病人及其家属理解糖尿病部病变发生的原因及足部护理方法，已制订戒烟计划，病人已改穿合适的鞋袜 22/7 破溃处愈合良好，缩小至2cm×1cm，创面湿润，色淡红，病人出院
			4. 进行出院指导，转介至糖尿病足部门诊或伤口造口门诊	提供相关教育资料	转介至糖尿病足部门诊或伤口造口门诊，指导病人出院后需提供进一步护理、复查	病人左足足部伤口缩小、愈合良好，但未完全愈合，出院后需提供进一步护理	5/8 病人门诊复查左足第一跖趾关节伤口痊愈，足部其他部位皮肤无受损目标已达到

续表

日期	护理问题	目标	措施内容	执行者（RN）	执行者（CNS）	依据	评价
9/7	血糖过高	血糖控制达标：空腹 4～7.8mmol/L，餐后 2 小时 4.4～11.1mmol/L，HbA1c＜7.5% 达标时间：2 周	1. 监测病人血糖，每日 6～9 次。每日 6 次监测时间点为：空腹、早餐后 2 小时、午餐前、午餐后 2 小时、晚餐前、晚餐后 2 小时，每日 9 次在 6 次的基础上加测 22:00、0:00、3:00 血糖	测量血糖，记录结果并告知病人	确认病房护士操作正确；设计划分次解释血糖变化如何反映疗效果，分析影响血糖的因素，确定病人理解；根据血糖结果指导病人调整饮食的种类、量；分析血糖记录结果，向医生提出用药治疗建议	病人为 2 型糖尿病、胰岛功能差、血糖高，根据《中国 2 型糖尿病防治指南（2013 版）》及《中国糖尿病护理及教育指南》，结合病人年龄及合并冠心病等特点，确定个体化的血糖控制目标	12/7 使用胰岛素第 4 天测病人空腹血糖 8～11.4mmol/L，三餐血糖 2 小时 9.5～15mmol/L 17/7 胰岛素按时给入，病人空腹血糖 5.8～7.3mmol/L，餐后 2 小时 7.8～9.5mmol/L
			2. 遵医嘱注射胰岛素治疗	遵医嘱按时为病人注射胰岛素	评估病人及家属胰岛素注射相关知识与技能；确认病房护士能够正确进行胰岛素注射及注射部位皮肤检查；设计划分次解释胰岛素的作用及其保存方法，示范胰岛素注射的操作及注意事项，讲解注射时间、注射部位选择与轮换方法；确认病人理解胰岛素保存方法，可自行注射胰岛素	病人因胰岛素注射操作复杂且家中无人协助注射，曾自行停用胰岛素，提示病人对胰岛素治疗不够重视，缺乏相关知识	18/7 病人与家属正确回示胰岛素注射方法，能够描述胰岛素保存方法及注射部位选择与更换方法
			3. 指导病人合理饮食	提供饮食指导书面资料，督导病人用餐	解释胰岛素注射后保证正常进餐的重要性，与营养师一起制定详细的饮食计划，提供固定热量的一周举例食谱，指导病人及家属能够自己进行食物份的交换，确认其理解食物等份交换方法，指导出院后合理饮食注射	病人使用胰岛素降糖治疗的常见不良反应为低血糖，病人为老年人，胃肠功能下降，尤其食欲不佳时如继续原剂量胰岛素，容易出现低血糖现象	19/7 病人理解胰岛素注射后正常进餐的重要性；病人及家属详细阅读饮食书面资料，正确描述一日三餐的合理搭配，能够对同类食物进行交换

续表

日期	护理问题	目标	措施内容	执行者（RN）	执行者（CNS）	依据	评价
			4. 指导病人防护低血糖的发生	提供相关教育资料；协助病人准备零食；测量血糖，记录血糖值并告知病人，如病人发生低血糖时及时处理报告	确认病房护士低血糖纠正方法正确及时；观察病人有无低血糖的表现，为病人讲解低血糖的症状、相关危害、预防及处理方法；解释血糖变化的原因；指导病人随身携带识别卡以及糖果、甜饼干等纠正低血糖的食物；确认病人及家属理解	在未及时进餐的情况下，易发生低血糖反应，故需加强饮食营养指导与低血糖预防护教育	22/7 病人知道识别低血糖症状以及低血糖预防与应对的方法；未出现低血糖反应症状 目标已达到
9/7	焦虑	病人焦虑情绪消除 达标时间：2周	1. 讲解血糖控制、足部伤口治疗和护理方法	提供血糖控制、足部伤口治疗和护理相关的教育资料；测量血糖，观察伤口情况，并告知病人	讲解血糖控制、足部伤口治疗和护理的方法（详见上述2个护理问题），确认病人、家属及病房护士理解	该病人血糖控制不佳，左足部伤口症状恢复不良，情绪低落、失眠，多次询问护士足部伤口能否愈合，提示病人存在焦虑性情绪	10/7~22/7 病人血糖控制，足部伤口
			2. 遵医嘱给药并做好足部伤口护理	同上述2个护理问题护理措施		愈合情况评价，详见上述2个护理问题	
			3. 指导病人放松方法	提供放松治疗相关的教育资料，关注病人心理变化	评估病人心理状况；教给病人转移注意力、音乐及渐进性放松治疗等方法，提高病人应对技巧；确认病人理解	病人缺乏放松有利于缓解焦虑情绪的放松方法，适宜的放松治疗相关知识	22/7 病人焦虑情绪消除，自诉睡眠质量满意 目标已达到
	知识缺乏：缺乏糖尿病用药治疗以及血糖监测相关知识	病人了解糖尿病用药治疗及血糖监测相关知识 达标时间：2周	1. 讲解糖尿病的病因、发病机理及治疗计划	提供相关教育资料	制定教育计划，按计划分次讲解糖尿病的病因、发病机理、规范用药的重要性及治疗注意事项，评估病人学习效果，确认病人理解	病人确诊2型糖尿病已有6年余，自行购买广告药物进行治疗，擅自更换及停用治疗药物，未进行血糖监测，出现糖尿病足，糖尿病神经病变等并发症，由此判断病人缺乏糖尿病治疗以及血糖监测相关知识	15/7 病人理解遵医嘱规范治疗的重要性，表示今后将严格按照医嘱调整用药剂量，不自行停用或更改治疗药物及其剂量

阅读笔记

续表

日期	护理问题	目标	措施			依据	评价
			措施内容	执行者（RN）	执行者（CNS）		
			2. 指导病人使用血糖仪监测血糖的方法	测血糖读数，督导病人实施自我监测血糖	确认护士的指导正确；告知病人测血糖的重要性，讲解血糖监测的时间与频率，示范血糖仪测血糖的操作，确认病人可自行测血糖并正确记录血糖值		19/7 病人理解监测血糖的重要性，可以按要求使用血糖仪测血糖并正确记录血糖值，提出要买一部测血糖仪出院后自己测血糖 目标已达到
9/7	有感染的危险	病人未发生感染 达标时间：2周	1. 病情监测	测量病人体温、脉搏等生命体征	教给病人及家属体温、脉搏等监测的方法，确认病人及家属理解；分析病人体温、脉搏等变化，发现异常及时报告医生	病人确诊2型糖尿病已有6年余，机体对细菌抵抗力下降，易发生口腔、呼吸系统、泌尿系统及皮肤感染，严重的感染可加重糖尿病病情，严重的感染可使全身情况恶化，故需注意防护	14/7 病人体温36.7℃，脉搏75次/分钟，病人及家属能正确回示测量体温、脉搏的方法
			2. 教给病人预防感染的方法	提供预防感染的相关教育资料	按计划分次为病人及家属讲解预防口腔、呼吸系统、泌尿系统及皮肤感染的重要性及其预防方法	病人及其家属理解预防感染的重要性，掌握相关的预防方法，可有效避免感染的发生	15/7 病人及家属理解预防口腔、呼吸系统、泌尿系统、等感染的重要性，表示今后将加强防范 22/7 病人及家属能够举例说明预防口腔、呼吸系统、泌尿系统及皮肤等发生感染 病人未发生感染 目标已达到

阅读笔记

附 5-2　奥马哈系统（附录 A）

此附件的资料乃转载自：www.omahasystem.org/ChineseAppendixA.html.（黄金月，王少玲，朱雪娇，杨笑明，吴绮雯译，附录 A，2011）。

引自 Karen S. Martin（2005）. 奥马哈系统：实践、文档和信息管理的关键（第 2 版重印）. 内布拉斯加州，奥马哈：健康联合出版社。以下提及的第一章到第六章和各附录（A～E）是指原著里面的内容。本附录只转载了原著附录 A 的中文版。

奥马哈系统（附录 A）
2005 年修订版

附录呈现了最新修订的奥马哈系统（问题分类表、干预方案、成效的问题评分量表）的用词和定义。第一章到第六章和使用指南中包含了为用户提供的一些重要建议、例子和指导；附录 B 举例说明了在个案研究中该系统的使用；附录 C 说明与状况、医学诊断和治疗相关的内容；附录 D 和 E 是该系统修订过程和编码的细节；所有的定义提供在词汇表内。奥马哈系统的结构、用词和定义没有受版权限制，以便于所有使用者均可获取。有关知识不是新的，而是有关爱之心的健康照顾执业者所需要知道、执行和交流的系统结构。

对问题分类表中的 42 个问题的每一项，执业者可选择两种修饰语：其一是个人、家庭或社区；其二是健康促进、潜在的或现存的。为简单起见，这个附录只出现用词，这些修饰语的定义如下。

修饰语（选择一项）：

个人：独居的个人或单一家庭的一位成员所经历的一个健康相关问题。

家庭：一个社会单元或一起居住的相关群体所经历的一个健康相关问题。

社区：由多个个体或家庭组成的群体、邻里或其他地区所经历的一个健康相关问题。

健康促进：服务对象关注知识、行为和健康期望的提升，及更多资产和资源的发展，以维持和促进没有危险因素、症状和体征的健康状态。

潜在的：服务对象的状况，以出现某些健康型态、做法、行为，或可能妨碍最佳健康状况的危险因素但没有症状和体征为特征。

现存的：服务对象的状况，以具有一个或多个现存的可能妨碍最佳健康状况的症状和体征为特征。

以下开始奥马哈系统正式用词和定义的介绍

奥马哈问题分类表

环境领域：生活区域、邻里及更广泛社区的内、外部的物质资源和物理环境。

1. 收入：来自工资、退休金、津贴、利息、股息或其他来源，用于生活和医疗开支的金钱。

修饰语：个人 / 家庭 / 社区和健康促进 / 潜在的 / 现存的

现存的症状 / 体征：低 / 没有收入、无医疗保险、理财困难、仅够购买生活必需品、购买生活必需品有困难、其他

2. 卫生：指环境的清洁以及对感染和疾病的预防措施。

修饰语：个人 / 家庭 / 社区和健康促进 / 潜在的 / 现存的

现存的症状和体征：居住环境肮脏、食物储存 / 处置不当、昆虫 / 啮齿类动物、恶臭、供水不足、污水处理不当、洗涤设施不足、过敏原、传染源 / 污染源、霉菌出现、宠物过多、其他

3. 住宅：生活区域。

修饰语：个人 / 家庭 / 社区和健康促进 / 潜在的 / 现存的

阅读笔记

现存的症状和体征：结构不坚固、供暖／降温不足、楼梯陡峭／不安全、出口／入口不足够／阻塞、生活空间杂乱、危险物品／物质储存不安全、垫子／地毯不安全、安全设备不足、存在含铅油漆、家电／设备不安全、生活空间不足／狭窄、电线外露、结构障碍、无家可归、其他

4. 邻里／工作场所的安全：在社区或工作场所免于疾病、伤害或损失。

修饰语：个人／家庭／社区和健康促进／潜在的／现存的

现存的症状和体征：高犯罪率、高污染水平、不受约束的／危险的／受感染的动物、游乐／运动的场地不足／不安全、促进健康的空间／资源不足、威胁／暴力报告、物理性危害、车辆／交通危险、化学性危害、辐射性危害、其他

心理社会领域：行为、情感、沟通、关系和发展的模式。

5. 联络社区资源：个体／家庭／社区与社会服务机构、学校以及企业之间在服务、信息和货物／用品方面的互动。

修饰语：个人／家庭／社区和健康促进／潜在的／现存的

现存的症状和体征：不熟悉获取服务的选项／程序、难以理解服务提供者的角色／规定、不能向服务提供者表达关注的事情、对服务不满意、不足／无法获得的资源、语言障碍、文化障碍、教育障碍、交通障碍、限制获得照顾／服务／物品、不能使用／没有足够的通讯装置／设备、其他

6. 社交：个体／家庭／社区与居所附近的其他方面的互动。

修饰语：个人／家庭／社区和健康促进／潜在的／现存的

现存的症状和体征：有限的社交接触、通过健康照顾者进行社交接触、极少外界刺激／休闲活动、其他

7. 角色改变：增加或者解除一系列预期行为特征。

修饰语：个人／家庭／社区和健康促进／潜在的／现存的

现存的症状和体征：非自愿的角色逆转、承担新的角色、失去先前的角色、其他

8. 人际关系：个人／家庭／社区和其他人之间的联系或联结。

修饰语：个人／家庭／社区和健康促进／潜在的／现存的

现存的症状和体征：难以建立／维持关系、极少分享活动、不一致的价值观／目标／期望／计划安排、人际沟通技巧不足、长久的／不能舒缓的紧张状态、不恰当的怀疑／操纵／控制、身体上／情感上虐待伴侣、难以在没有冲突下解决问题、其他

9. 灵性：信仰和习俗，包括信仰、宗教、价值观念、精神，和（或）灵魂。

修饰语：个人／家庭／社区和健康促进／潜在的／现存的

现存的症状和体征：表达灵性关注、灵性仪式被扰乱、灵性上的信任被破坏、灵性信仰与医疗／健康照顾方案有冲突、其他

10. 哀伤：和丧失有关的痛苦和忧伤。

修饰语：个人／家庭／社区和健康促进／潜在的／现存的

现存的症状和体征：无法识别哀伤阶段／愈合过程、难以应对哀伤反应、难以表达哀伤反应、个人／家人之间的哀伤矛盾阶段、其他

11. 精神健康：发展和运用精神／情感的能力来适应生活处境、与其他人互动和参与活动。

修饰语：个人／家庭／社区和健康促进／潜在的／现存的

现存的症状和体征：忧伤／无望／自尊下降、忧虑／不明的恐惧、失去兴趣／参与活动／自我照顾、限制至分散的注意力／专注力、情感淡漠、易怒的／激动的／攻击的、无目的／强迫性的活动、处理压力困难、处理愤怒困难、躯体性主诉／疲乏、妄想症、幻觉／错觉、表达自杀／杀人的想法、企图自杀／杀人、自残、情绪波动、病理性重现、其他

12. 　性：与亲密关系、性活动有关的态度、情感和行为。

阅读笔记

修饰语：个人／家庭／社区和健康促进／潜在的／现存的

现存的症状和体征：难以识别性行为的后果、难以表达亲密关系、性别认同混乱、性价值混乱、不满性关系、不安全的性行为、性的过分表达 / 性挑衅行为 / 性骚扰、性犯罪 / 侵犯、其他

13. 照顾 / 育儿：为受抚养的儿童或成人，提供支持、营养、激励和身体的照顾。

修饰语：个人 / 家庭 / 社区和健康促进 / 潜在的 / 现存的

现存的症状和体征：难以提供身体照顾 / 安全、难以提供情感培养、难以提供认知学习经验和活动、难以提供预防性和治疗性的健康照顾、生长发育阶段与所期望的不一致、对（所承担的）责任不满意 / 有困难、难以解释或回应语言 / 非语言的交流、疏忽的、虐待的、其他

14. 疏忽：儿童或成人被剥夺了最低公认标准的食物、住所、衣服和照顾。

修饰语：个人 / 家庭 / 社区和健康促进 / 潜在的 / 现存的

现存的症状和体征：缺乏足够的身体照顾、缺乏情感培养 / 支持、缺乏恰当的激励 / 认知经验、不适当的被独留、缺乏必要的督导、医疗照顾不足 / 延误、其他

15. 虐待：儿童或成人遭受非意外的身体、情感或性暴力或伤害。

修饰语：个人 / 家庭 / 社区和健康促进 / 潜在的 / 现存的

现存的症状和体征：严厉 / 过分的纪律、鞭痕 / 烧伤 / 其他损伤、损伤的存疑解释、言语攻击、惧怕的 / 过度警觉的行为、暴力环境、持续的负面信息、性侵犯、其他

16. 成长和发育：随着出生到死亡的年龄连续线，在身体、情感和社会上的成熟进程。

修饰语：个人 / 家庭 / 社区和健康促进 / 潜在的 / 现存的

现存的症状和体征：发育筛查试验结果异常、与生长 / 年龄标准相关的异常体重 / 身高 / 头围、与年龄不符的行为、达到 / 维持发育任务不足、其他

生理领域：维持生命的功能和过程。

17. 听觉：通过耳朵感知声音。

修饰语：个人 / 家庭 / 社区和健康促进 / 潜在的 / 现存的

现存的症状和体征：听正常语调困难、在大群体的环境听讲话困难、听高频率的声音困难、对声音的反应缺失 / 异常、听力筛检试验结果异常、其他

18. 视觉：眼睛活动或者感知的能力。

修饰语：个人 / 家庭 / 社区和健康促进 / 潜在的 / 现存的

现存的症状和体征：看小的字体 / 刻度困难、看远物困难、看近物困难、对视觉刺激反应缺失 / 异常、视觉筛检试验结果异常、斜视 / 眨眼 / 流泪 / 模糊、飞蚊症 / 闪光、辨别颜色困难、其他

19. 说话和语言：使用清晰的发音、符号、标志或者姿势进行沟通。

修饰语：个人 / 家庭 / 社区和健康促进 / 潜在的 / 现存的

现存的症状和体征：说话 / 发声能力缺失 / 异常、理解能力缺失 / 异常、缺乏替代性的沟通技巧 / 姿势、不恰当的句子结构、清晰 / 清楚度受限、不恰当的用词、其他

20. 口腔卫生：口腔、牙龈的情况，及牙齿的数量、类型和排列。

修饰语：个人 / 家庭 / 社区和健康促进 / 潜在的 / 现存的

现存的症状和体征：牙齿缺失 / 损坏 / 畸形、龋齿、过量牙垢、牙龈疼痛 / 肿胀 / 出血、咬合不正、假牙不称 / 缺失、对冷或热敏感、其他

21. 认知：思考和运用信息的能力。

修饰语：个人 / 家庭 / 社区和健康促进 / 潜在的 / 现存的

现存的症状和体征：判断力减弱、时间 / 地点 / 人物定向障碍、回忆近期事件受限、回忆远期事件受限、计算 / 排序技能受限、专注力受限、推理 / 抽象思维能力受限、冲动、重复性的语言 / 行为、游荡、其他

22. 疼痛：与现存的或潜在的组织损伤有关的不愉快的感觉及情感体验。

修饰语：个人 / 家庭 / 社区和健康促进 / 潜在的 / 现存的

现存的症状和体征：表达不适 / 疼痛、脉搏 / 呼吸加快 / 血压升高、代偿动作 / 防卫、不安的行为、痛苦面容、苍白 / 出汗、其他

23. 意识：对刺激和周遭环境的察觉和反应。

修饰语：个人 / 家庭 / 社区和健康促进 / 潜在的 / 现存的

现存的症状和体征：嗜睡、木僵、反应迟缓、昏迷、其他

24. 皮肤：天然覆盖身体的部分。

修饰语：个人 / 家庭 / 社区和健康促进 / 潜在的 / 现存的

现存的症状和体征：损伤 / 压疮、皮疹、过度干燥、过度油腻、炎症、瘙痒、引流、瘀伤、指甲肥大、切口愈合延迟、其他

25. 神经 - 肌肉 - 骨骼功能：神经、肌肉和骨骼执行或者协调特定动作、感觉或调节的能力。

修饰语：个人 / 家庭 / 社区和健康促进 / 潜在的 / 现存的

现存的症状和体征：活动范围受限、肌力减弱、协调减弱、肌张力减弱、肌张力增强、感觉减弱、感觉增强、平衡减弱、步态 / 行走障碍、转移困难、骨折、颤动 / 抽搐、体温调节困难、其他

26. 呼吸：身体吸入或呼出空气及交换氧气。

修饰语：个人 / 家庭 / 社区和健康促进 / 潜在的 / 现存的

现存的症状和体征：呼吸型态异常、无法自主呼吸、咳嗽、无法自主咳嗽 / 咳痰、发绀、痰异常、喧噪呼吸、鼻液溢 / 鼻塞、呼吸音异常、呼吸实验室检查结果异常、其他

27. 循环：泵出足够分量和压力的血液到整个身体。

修饰语：个人 / 家庭 / 社区和健康促进 / 潜在的 / 现存的

现存的症状和体征：水肿、肢体痉挛 / 疼痛、脉率减少、皮肤变色、患处温度改变、血栓性静脉炎、晕厥发作（晕倒）/ 眩晕、血压读数异常、脉搏短绌、心率不规律、心率过快、心率过慢、心绞痛、心音异常 / 杂音、凝血异常、心脏实验室检查结果异常、其他

28. 消化 - 水合：将食物转化为可以吸收和同化的形式，及保持液体平衡的过程。

修饰语：个人 / 家庭 / 社区和健康促进 / 潜在的 / 现存的

现存的症状和体征：恶心 / 呕吐、难以 / 不能咀嚼 / 吞咽 / 消化、消化不良、反流、厌食、贫血、腹水、黄疸 / 肝肿大、皮肤弹性降低、嘴唇皲裂 / 口干、电解质不平衡、其他

29. 排便功能：通过消化道运输食物，从而排除废物。

修饰语：个人 / 家庭 / 社区和健康促进 / 潜在的 / 现存的

现存的症状和体征：大便频率 / 软硬度异常、排便痛苦、肠鸣音减弱、血便、颜色异常、痉挛 / 腹部不适、大便失禁、其他

30. 泌尿功能：产生和排出尿液。

修饰语：个人 / 家庭 / 社区和健康促进 / 潜在的 / 现存的

现存的症状和体征：排尿烧灼感 / 疼痛、尿失禁、尿急 / 尿频、排尿初始困难、排空膀胱困难、尿量异常、血尿 / 尿液颜色异常、夜尿症、尿液实验室检查结果异常、其他

31. 生殖功能：生殖器官和乳房的状况和生殖的能力。

修饰语：个人 / 家庭 / 社区和健康促进 / 潜在的 / 现存的

现存的症状和体征：排出物异常、月经型态异常、处理绝经期 / 男性更年期困难、生殖器官或乳房有异常的肿块 / 肿胀 / 触痛、性交时或后疼痛、不育、性无能、其他

32. 怀孕：由受孕到分娩的时期。

修饰语：个人 / 家庭 / 社区和健康促进 / 潜在的 / 现存的

现存的症状和体征：与未出生的婴儿建立联结困难、应对身体变化困难、产前运动 / 休息 / 饮食 / 行为困难、恐惧分娩过程、产前并发症 / 未足月分娩、社会支持不足、其他

阅读笔记   33. 产后：婴儿出生后 6 周的时期。

修饰语：个人 / 家庭 / 社区和健康促进 / 潜在的 / 现存的

现存的症状和体征：母乳喂养困难、应对产后变化困难、产后运动 / 休息 / 饮食 / 行为困难、异常的出血 / 阴道排出物、产后并发症、异常的沮丧感觉、其他

34. 传染 / 感染情况：微生物入侵 / 寄生并因潜在的传播或传染力而产生表面或全身性疾病的状态。

修饰语：个人 / 家庭 / 社区和健康促进 / 潜在的 / 现存的

现存的症状和体征：感染、侵染、发热、生物性危害、阳性的筛查 / 培养 / 实验室结果、防止传播的物资 / 设备 / 政策不足、不遵循感染控制方案、免疫不足、其他

健康相关行为领域：为保持或促进健康、康复和降低疾病风险的活动模式。

35. 营养：为能量、保养、生长和健康而选择、消耗和利用食物或液体。

修饰语：个人 / 家庭 / 社区和健康促进 / 潜在的 / 现存的

现存的症状和体征：超重：成人体重指数在 25 或以上；儿童体重指数在第 95 百分位数或以上、过轻：成人体重指数在 18.5 或以下；儿童体重指数在第 5 百分位数或以下、缺乏每日热量 / 液体摄取量的既定标准、超出每日热量 / 液体摄取量的既定标准、饮食不均衡、喂养计划与年龄不符、没有遵循推荐的营养计划、原因不明 / 渐进性的体重减轻、不能得到 / 准备食物、低血糖、高血糖、其他

36. 睡眠和休息型态：暂停运动和感觉活动的时段，及不活动、宁静或心理平静的时段。

修饰语：个人 / 家庭 / 社区和健康促进 / 潜在的 / 现存的

现存的症状和体征：睡眠 / 休息型态干扰家庭、夜间频繁醒来、梦游、失眠、梦魇、相对年龄 / 身体状况的睡眠 / 休息不足、睡眠呼吸暂停、打鼾、其他

37. 身体活动：在日常生活中身体活动的状态或质素。

修饰语：个人 / 家庭 / 社区和健康促进 / 潜在的 / 现存的

现存的症状和体征：久坐不动的生活方式、不适当 / 不一致的运动常规、与年龄 / 身体状况不相配的运动类型 / 量、其他

38. 个人照顾：个人清洁和衣着管理。

修饰语：个人 / 家庭 / 社区和健康促进 / 潜在的 / 现存的

现存的症状和体征：洗烫衣物困难、洗澡困难、如厕活动困难、穿下身衣服困难、穿上身衣服困难、难闻的体臭、洗头 / 梳头困难、刷牙 / 使用牙线 / 口腔护理困难、不愿意 / 不能 / 忘记完成自我照顾的活动、其他

39. 物质滥用：药物、软性毒品或其他可能导致情绪改变和（或）心理 / 身体依赖性、患病和疾病的物质使用。

修饰语：个人 / 家庭 / 社区和健康促进 / 潜在的 / 现存的

现存的症状和体征：滥用非处方 / 处方药、使用街头软性毒品、滥用酒精、吸烟 / 使用烟草制品、执行正常生活常规困难、反射失调、行为改变、暴露于香烟 / 雪茄烟雾、买 / 卖非法物质、其他

40. 计划生育：在价值观、态度和信念的背景下，为计划和间隔怀孕而设计的实践方法。

修饰语：个人 / 家庭 / 社区和健康促进 / 潜在的 / 现存的

现存的症状和体征：对计划生育方法的认识不恰当 / 不充分、对受孕前保健方法的认识不恰当 / 不充分、采用计划生育方法不正确 / 不一致、不满现行的计划生育方法、害怕他人对计划生育选择的反应、获取计划生育方法困难、其他

41. 健康照顾督导：健康照顾提供者对健康照顾治疗计划的管理。

修饰语：个人 / 家庭 / 社区和健康促进 / 潜在的 / 现存的

现存的症状和体征：未能得到常规性 / 预防性的健康照顾、未能按症状所需寻求评估 / 治

阅读笔记

疗、未能按照健康照顾提供者的要求复诊、不能协调多个就诊预约 / 治疗计划、健康照顾来源不一致、健康照顾来源不足、治疗计划不足、其他

42. 药物治疗方案：依治疗的作用、安全和时间表指引，使用或采用非处方和处方 / 推荐的药物和滴注。

修饰语：个人 / 家庭 / 社区和健康促进 / 潜在的 / 现存的

现存的症状和体征：不遵从推荐的剂量 / 时间表、药物副作用 / 不良反应的证据、服药系统不足、药物储存不当、未能得到适当的药物补充、未能得到免疫接种、药物治疗方案不足、没有帮助无法服药、其他

干预方案

类别

教育、指导和咨询：为提供信息和材料，鼓励自我照顾和应对的行为和责任，以及协助个体、家庭或社区做出决定和解决问题而设计的活动。

治疗和程序：为个体、家庭或社区预防、降低或减轻症状和体征而设计的技术性活动，如伤口护理，标本采集，阻力训练和药物处方。

个案管理：促进服务提供便利，增进自信，指导个人、家庭或社区使用恰当的资源，以及改善健康和人类服务提供者之间的沟通的活动，如协调、倡导和转介等。

监测：鉴定与特定情况或现象相关的个人、家庭、社区状况的活动，如：检测、测量、评判性分析和监察。

导向

1. 解剖 / 生理：人体的结构和功能。

2. 愤怒管理：减少或控制负面感受及其相互作用，包括暴力行为的活动。

3. 行为修正：改变习惯、行为或行动方式的活动。

4. 膀胱护理：促进膀胱功能的活动，如膀胱功能再训练、更换导尿管、导管冲洗。

5. 联结 / 依附：两人之间，如父母 / 照顾者与婴儿 / 儿童之间相互的、正向的关系。

6. 排便护理：促进排便功能的活动，如排便训练和灌肠。

7. 心脏护理：促进心脏或循环功能的活动：如能量保存和液体平衡。

8. 照护 / 育儿技巧：为需要照顾的儿童或成人提供的活动，如喂饲、洗澡、训练、培养和激励。

9. 石膏护理：为因石膏、夹板或其他装置而活动受限的身体部分，提供促进清洁、干燥、支撑、体位维持，并减轻疼痛、压力和收缩的活动。

10. 沟通：个人 / 家庭 / 社区与其他人之间的语言或非语言的信息交流。

11. 社区外展工作者服务：在专业的健康照顾提供者的督导下，由合格的雇员协助管理健康照顾、交通、家务，以及儿童 / 成人照护的任务。

12. 连续护理：提供者 / 机构之间交流信息，以提供安全、有效的护理，及减少工作 / 服务的重复。

13. 应对技巧：有效地应对挑战和改变，如生病、伤残、无收入、婴儿出生或丧亲的能力。

14. 日间护理 / 暂托：当父母 / 照顾者上学、上班，或暂离日常的责任时，由个人或机构提供儿童和成人的看管。

15. 饮食管理：通过均衡食物和液体来获取营养以维持生命、提供能量、促进生长和健康。

16. 训导：促进适当的行为、操行和自律的培育性训练。

17. 换药 / 伤口护理：促进伤口愈合、预防感染的活动，如观察、量度、清洁、冲洗和（或）覆盖伤口、破损或切口。

18. 耐用医疗物品：提供照顾时所使用的非即弃医疗物品，如特殊的病床、助行器、呼吸暂停监测仪。

阅读笔记

19. 教育：为各年龄层的学员提供一般性的、技术性的或个体化学习的正式课程。

20. 就业：提供收入的职业。

21. 临终关怀：为临终者提供生理上的舒适和心理上平静的活动，涉及／包括家人、朋友、灵性关怀、宗教仪式、疼痛的控制和生理性照顾。

22. 环境：住宅／邻里和（或）社区的物理环境、条件状况或影响。

23. 运动：各种治疗性的身体活动，如主动／被动运动、等长运动、伸展运动和举重运动。

24. 计划生育护理：支持考虑和使用方法进行准备和间隔怀孕的活动。

25. 喂食程序：采用母乳喂养、奶配方、调羹、管道和静脉输液等方法提供食物或液体。

26. 财务管理：收入和支出管理。

27. 步态训练：借助或不借助辅助工具来促进步行的系统性的活动。

28. 遗传：为预防、鉴别或治疗先天缺陷、先天性异常或状况的诊断、咨询和程序。

29. 生长／发育护理：促进与年龄相关的逐步成熟的活动，如测量体重、身高和头围，以及刺激达到各发育阶段重要指标。

30. 住宅：居住场所。

31. 家政／家务：在家里或医疗机构里的清洁、洗衣和准备食物等活动的管理。

32. 预防感染：减少传染性疾病的发生和传播的活动，如洗手、隔离、采集样本、追踪随访、通报程序和环境控制。

33. 互动：包括父母与子女、家长与老师和护士与服务对象的人际交互作用或影响。

34. 传译员／翻译服务：在专业的健康照顾提供者的督导下，由合格的雇员协助用其他语言作口头或书面交流。

35. 实验室结果：体液和组织的检查结果，如尿液、血液的分析。

36. 法律制度：权力、行为规则和法律的行使。

37. 医疗／牙科保健：内科医生、牙医及其员工或助理人员提供的评估／诊断和治疗。

38. 药物作用／副作用：药物的良好效果和（或）不良的后果。

39. 服用药物：由病人、父母／照顾者或医护人员完成的，涉及药物使用或给予的活动。

40. 药物协调／订购：与处方者和配药者，以及个人、家庭、社会支持系统之间的沟通，以确保能及时取得适当的药物和用品。

41. 药物处方：正规的药物处方／正式的药物订单。

42. 药物设置：用药的准备行为，如填写／检查口服药盒、预充注射器或置入静脉通路装置。

43. 身体活动／转移：移动身体以改变体位或便于参与活动，如步行。

44. 护理照顾：护士及其员工或助理人员提供的评估／诊断和治疗。

45. 营养师护理：注册营养师及其员工或助理人员提供的评估／诊断和治疗。

46. 职业治疗护理：职业治疗师及其员工或助理人员提供的评估／诊断和治疗。

47. 造口护理：经由人工造口，如回肠造口和结肠造口，排出尿液和粪便的管理活动。

48. 其他社区资源：机构或团体没有特定目标定向提供货品或服务，如运动设施、食品茶水间／配送中心或信仰团体等。

49. 辅助性专业人员／助理服务：在专业的健康照顾提供者的督导下，由合格的助理人员、家庭健康助理、助理护士提供专业的支持服务。

50. 个人卫生：个人梳理的活动，如洗澡，洗头，和如厕。

51. 物理治疗护理：物理治疗师及其员工或助理人员提供的评估／诊断和治疗。

52. 体位：使身体处于正确的位置以促进舒适和功能。

53. 娱乐治疗护理：康乐治疗师及其员工或助理人员提供的评估／诊断和治疗。

54. 放松／呼吸技巧：减轻肌肉紧张，诱导平静身体的反应和重建能量来源的活动，如深

阅读笔记

呼吸运动、引导想象、冥想和按摩。

55．呼吸护理：促进呼吸道和肺部功能的活动，如吸痰、雾化治疗。

56．呼吸治疗护理：由呼吸治疗师及其员工或助理人员提供的评估／诊断和治疗。

57．休息／睡眠：周期性的安静状态和不同的意识状态。

58．安全：免除风险，避免伤害或损失的发生。

59．筛检程序：用以鉴别风险状态、早期诊断疾病、监测疾病变化及病情进展的评价策略。

60．疾病／创伤护理：应对生病或意外的活动，如急救、体温测量。

61．症状／体征——精神性／情感性：精神性／情感性的健康问题的主观或客观证据，如抑郁、混乱或激动。

62．症状／体征——生理性：生理性健康问题的主观或客观证据，如发热、体重骤减，或主诉疼痛。

63．皮肤护理：保持皮肤完整性的活动，如使用乳液和按摩。

64．社会工作／咨询服务：由社会工作者、咨询师及其员工或助理人员提供的评估／诊断和治疗。

65．标本采集：为采集人和动物的组织、体液、分泌物或排泄物，如血液、尿、粪便、痰液和引流液样本而设计的活动。

66．说话和语言治疗护理：由语言病理学家及其员工或助理人员提供的评估／诊断和治疗。

67．灵性护理：促进个体心灵宁静和舒适的活动，涉及精神灵性上的关怀／实践。

68．刺激／培育：促进身体、智力和情感健康发展的活动。

69．压力管理：处于生活困境时，促进健康功能的认知、情感和身体活动。

70．终止物质滥用：促进终止使用有害或成瘾物质的活动。

71．补给：照顾时使用的即弃性物品，如敷料、注射器、导管、尿布和婴儿奶瓶。

72．支持小组：有组织的信息和援助来源，如关注育儿、酗酒、肥胖和失智症者等特定群体的主题学习班和组织机构、电话支持、可靠的互联网网站。

73．支持系统：提供爱、关怀和援助以促进健康和疾病管理的家人、朋友及同事社交圈。

74．交通运送：交通工具，如汽车、公共汽车、出租车、摩托车、手推车。

75．保健：促进生理和心理健康的实践，如运动、营养和疫苗接种。

76．其他：没有在以上列出的人、地点、事物或活动。

成效的问题评分量表

认知：服务对象记忆和理解信息的能力。

缺乏认知、少许认知、基本认知、足够认知、充分认知

行为：服务对象为配合特定的情景或目的而做出可观察的反应、行动或行为。

不恰当、甚少恰当、间有恰当、通常恰当、一贯恰当

状态：病人呈现与主观和客观的界定特征相关的状况。

极严重的症状和体征、严重的症状和体征、中度的症状和体征、轻微的症状和体征、没有症状和体征

阅读笔记

第六章 群体化高级护理实践

学习目标

1. 应用群体概念界定特定的群体。
2. 分析群体健康问题。
3. 制定群体化高级护理实践的护理计划。
4. 应用群体化护理干预的常用措施和方法。
5. 分析群体化护理干预常用措施和方法的优势和不足。
6. 评价护理干预项目。

前一章介绍了个体化高级护理实践的概念、护理程序和特定的工作方式。个体化高级护理实践的特征是 APN 针对不同的病人提供个性化的护理以期使病人得到适当的和有效的护理效果。本章叙述以人群健康为目的的群体化高级护理实践，包括群体化高级护理实践的概念、护理程序、主要的工作方式等内容。

第一节 群体化高级护理实践概述

一、群体化高级护理实践概念

首先介绍一个案例。

在内分泌病房工作多年的张护士长发现，有些病人出院后又因血糖控制不佳而再次住院或反复住院。张护士长因此对再次因血糖控制不佳而入院的病人进行了调查。结果发现，被调查对象的平均年龄大于 65 岁，初中及以下文化水平的约占 78%，有关糖尿病自我管理的知识和技能知晓率很低。张护士长因此在病房内开展了一系列糖尿病自我管理的健康教育活动。她把入院 3～5 天的糖尿病病人组织在病房的示教室，通过上课、视频、讨论等方式，对怎样检测血糖、怎样配置和烹饪糖尿病饮食、怎样进行运动锻炼、怎样正确服用糖尿病治疗药

阅读笔记

131

物、怎样调整心理状态等多个方面对病人进行健康教育。每次课后请听课者回顾教育内容，以确保病人已经掌握了教育的内容。上述案例中，张护士长的健康教育对象是在她病房住院治疗的糖尿病病人，他们是一组有共同护理需要的人；健康教育的方式是集体教育；健康教育的方式和内容是统一的。这种护理实践活动就是集体护理干预。通过这一集体护理干预，张护士长发现文化程度低的糖尿病病人人群是影响健康教育效果的高危人群，并发现对这样的群体需要用特定的教育手段和方法才能收到预定的教育效果。

如果张护士长因此再发展特定的针对文化程度低的糖尿病人群的健康教育项目，在更大的范围实施教育项目，并评价项目成效，就是群体化高级护理实践的范例。因此，群体化高级护理实践是 APN 通过敏锐的临床视觉和批判性的临床问题思考、发现和评估具有健康问题的人群，应用循证的态度分析和处理此群体的疑难护理问题，设计护理方案，设立护理干预的预期目标，通过实施干预方案，评价干预效果并提出进一步改进的方案进入下一轮的实施。群体化高级护理实践的干预方案和设计应该是详细的、且得到行政部门的认同和支持的。

因此，群体化高级护理实践的特点是以群体为对象、以循证为护理干预手段、以促进护理质量、有效运用资源和改善人群健康为目的。

二、群体的界定

群体（group）是指具有共同或相似的健康需要或健康问题的一组人。这样的群体，可以是因为环境和地域的因素而自然形成，如高原人群，地中海人群；也可以是因为共同的需要、兴趣、机遇而具备某些共同特征的人群，如有共同宗教信仰者、移民等；可以是因为年龄因素而形成特定的群体，如新生儿、儿童、青少年、成人和老人；也可以是因为社会角色因素而形成的群体，如父亲、母亲、女儿、儿子；还可以用不同的社会活动或职业来界定的群体，如工人、农民、知识分子或医护人员、司机、教师等；也可以用不同的健康问题来界定群体，如冠心病病人、糖尿病病人。群体化护理的概念可以在医院、诊所、社区应用，如重症监护病房的使用呼吸机的病人、足部静脉溃疡的门诊病人、从事在校生健康护理工作的学校护士等。

确定哪个群体为护理干预的对象是群体化高级护理实践活动的关键之一。在确定群体作为护理对象时需要考虑以下几个方面。

1. 先界定群体后再评估其健康需要或健康问题。如在老年病房工作的 APN，其服务对象已经界定为老年病人。所以，APN 需要深入了解这一人群的健康问题和需要。在设计护理干预计划时要分析问题的诱因和预期的成效。护理干预也可以设立跨环境或跨地域的预期目标。如一群体弱的老年人因跌倒导致股骨骨折，需行外科手术。APN 要分析问题诱因，分析此群体的健康问题和健康需要，设计合适的干预方案，清晰地确立评价指标。如控制术后感染、提供合适的术后疼痛护理、营养和水分补充、康复运动、出院后的延续护理、家庭及社区环境安全、预防老人再次跌倒。这里的医院目标、社区目标、家庭目标就显示了跨环境、跨地域的特性。

2. 按健康需要或健康问题的普遍性、迫切性和严重性界定群体。要对某一群体进行护理干预，需要确定这个群体的健康需要或健康问题。如因为安全事故在建筑工地上的发生率高，所以，建筑工人这一群体中的每一个人都具有预防安全事故发生的健康需要和（或）健康问题。这是普遍性的特性。如果建筑工地的安全事故频发，那就显示干预具有迫切性。在糖尿病病人这个群体中，每一个个体都有血糖过高的健康问题，而高血糖会损害脏器的功能，危及健康甚至生命。因此，这类健康问题表现出严重性的特性。

3. 用临床实证确立人群的特征：界定适当的群体作为护理干预的对象时需要先找出临床问题，后确立定义和特征。如临床实践发现低体重儿会影响其日后的生长发育。APN 从相似的案例归纳问题，通过个案和循证文献分析，了解到生活在高原地区的孕妇及吸烟的孕妇是分娩低体重儿的主要群体,循证文献进一步指出孕妇的被动吸烟对胎儿的生长发育有极大的危害。在深入了解问题后,群体的特征就调整为居住在高原地区的孕妇、丈夫或孕妇吸烟的家庭是分娩低体重儿的高危群体。确立群体的特征后,界定群体来实施一定的健康干预便能更准确、更有效运用资源,达到降低低体重儿出生率和增进母婴健康的目标。因此,应用特征这个概念界定群体是重要的。表6-1是一些范例。

表6-1 应用人群特征界定群体

群体	定义	特征
心力衰竭的病人	诊断为心力衰竭(心功能Ⅲ级)的由医院甲出院的成年病人	地区:医院甲 年龄:≥18 岁 诊断:心力衰竭
合并多种疾病的老人	长期服用四种或以上药物、有三个或以上的诊断、需定时去医院两个或以上专科门诊就医的≥65 岁的居家老人	照顾模式:居家 年龄:≥65 岁 诊断:≥3 种疾病 医疗服务:≥2 种类 长期药物:≥4 种类
硬膜外麻醉术后有排尿困难的老人	在医院甲的成年人(≥65 岁)曾接受硬膜外麻醉手术,现出现尿潴留,保留导尿	地区:医院甲 麻醉术:硬膜外麻醉 年龄:≥65 岁 并发症:尿潴留需保留导尿

医院信息化系统的发展有助于界定和随访人群。以多病的老年人且重复住院为例,临床研究人员和医疗信息研究员可分析重复入院病人的临床数据,制定统计公式,在医疗信息系统中为每位入院病人计算指标,推算高危重复入院病人数量及启动出院教育计划。APN 也可参考国家或地区统计年鉴的数据和健康重要指标报告去了解健康和疾病的发展趋势。以美国公共卫生的 APN 工作为例,他们在统计报告中发现因交通意外导致死亡的人数持续增加。在一连串的研究后得出交通意外与汽车司机没有使用安全带有很高的相关性的结论。APN 因此发表研究报告并用此临床研究结果游说汽车发展商改进安全带、提倡使用安全带、向政府提出建立使用安全带法规的建议。

三、群体化高级护理实践的目标和任务

群体化高级护理实践的目标是人群健康。这个目标通过护理活动,即诊断和处理人类对现存的或潜在的健康问题的反应去实现。群体化高级护理实践以自然科学和社会科学理论为基础,实现健康促进、疾病预防、疾病照顾和健康恢复的目标。群体化高级护理实践的基本内容因此包括促进健康、预防疾病、减轻疾病伤害、寻求最大程度的健康恢复。

群体化高级护理实践关注具有潜在的或现存的健康问题的人群,通过发展和应用先进的护理工作模式和工作方法,达到维持和促进特定人群的健康、管理特定群体的健康问题、促进健康恢复中人群的康复以达到群体的最完好的健康状态的目的。

(一)健康促进

健康促进的具体目标是提高健康状态或健康水平。通过增强体质、提高免疫力和预防健康有害物的侵袭等途径达到健康促进的目标。APN 的任务是通过对群体的健康评估,确定影响健康促进的因素,发展有效的干预方法,整合各种资源,协调各种关系,实施健康促进的护理活动。

影响健康和健康促进的因素是多方面的、复杂的。因此,促进健康的干预活动也应该是多方面的、综合的。群体化高级护理实践在健康促进方面的干预应考虑以下几个方面。

1. 树立正确的健康观　树立正确的健康观在健康促进中起着重要的作用。人们只有具有正确的健康观，才能努力去寻求正确的健康促进的知识和技能。但是，时代的不同、社会和环境的不同、生活条件的不同使处于不同时代、不同地域、不同社会环境、不同生活条件的人们有着不同的健康观。

我国古代的健康观认为，健康与生命力可从体内的"气"反映出来，如果气能够在经络顺畅运行、调息，人便得到健康。自 19 世纪细菌疾病理论（germ theory of disease）在西方医学盛行之后，健康的概念起了很大的变化。整个医学界主要研究疾病与残障。受这一医学理念的影响，很多人认为没有疾病就是健康。直至 1947 年，世界卫生组织重新界定了健康的概念，指出："健康是身体、心理和社会适应的完好状态，而不仅是没有疾病和虚弱"。这一健康概念既突破了"无病即健康"的低层次健康观，也否定了有残缺就不健康的片面健康观；在这一宏观的健康概念下，健康不再局限在个体临床生理问题上，而是延伸到社会安稳的层次。它既阐明了社会交往与人际关系对健康的重要性，也意味着健康的概念是会随着社会意识形态、环境和经济的变迁而改变的。健康不仅是个体层面的，而且是群体和社区乃至整个社会的。

科学健康观的发展过程表明了人们对健康的认识从生理健康到生理、心理和社会的健康；从个体的健康到群体、社区和社会的健康；健康是一种完好状态，不但有客观的生理和心理指标可以测量，更是一种人的主观感受。群体化高级护理实践的目标就是建立对象群体的正确的健康观，让群体中的个体认识自己的健康问题或不足，选择健康的行为方式，努力维持现有的健康状态并争取更高层次的健康状态。

2. 提供健康知识　人们只有掌握了正确的健康知识才能具有健康的行为。健康促进的相关知识包括生理健康知识、心理健康知识和社会健康知识。

（1）生理健康知识：提供有关人生各阶段的生理变化和健康需求知识、认识常见的或特定的健康问题、保健知识（饮食、营养、活动、锻炼、性生活、生活习惯等）、陋习的危害及其纠正、安全的保护及伤害的预防、自然环境资源的利用和应对等知识。同时应该提供获取这些知识或信息的渠道和途径。

（2）心理健康知识：提供有关如何对待自己、家人、同事、邻里的人际关系知识；提供有关应对生活事件（就业、结婚、分娩、丧失亲人和亲友）的知识；如何面对困难、挫折、赞扬、批评的知识。

（3）社会健康知识：讲解个人健康与社区或社会健康的关系、社会资源的开发和利用、帮助他人和贡献社会的重要性和必要性。

3. 训练健康促进技能　健康促进不但需要知识，也需要技能。健康促进的技能有的是先天形成的，如机体的神经反射活动和防御机制对人体的保护作用；有的是后天学习的，如进食、运动、交友；有的是通过教育可以掌握的，有的则需要训练而获得。护理干预时不但要讲解有关的知识，还要对特定的群体进行较为复杂的相关的技能训练，使相关的人群掌握健康促进的技能，如教会人们怎么从火灾中逃生、教会初为人母者进行母乳喂养等。

4. 推进公共卫生服务　为卫生政策决策部门献计献策、完善服务网络、提供直接的卫生服务、创造支持性环境、推进社区健康活动等。

因为健康促进的对象以健康人群为主，所以开展健康促进活动的场所以人群生活和工作的聚集地为主，如工厂、学校、公司等。承担健康促进任务的 APN 大多为公共卫生的 APN、社区的 APN、全科护士。

作为一个从事群体化高级护理实践的 APN，其在健康促进方面的工作内容和任务与普通的社区护士和学校护士并不相同。其工作重点与个体化高级护理实践的 APN 也有不同。以一个促进健康营养行为的护理干预项目为例，一个群体化高级护理实践的 APN 的任务可能包括评估本地区中小学生的饮食习惯、家庭的烹饪习惯等，以决定要解决的主要饮食行为问题；

阅读笔记

了解中小学生的饮食嗜好和个人喜好,以发现最有效的教育方法;以丰富的营养学知识设计和制定有效的和可行的饮食教育方案;对学生和家长的提问进行解答;评价教育干预项目的成效。但是,一个普通的学校护士的职责可能是准备教育的材料,午餐时观察并记录学生的饮食情况等。个体化高级护理实践的 APN 在促进健康营养行为的护理干预项目中的任务可能是发现中小学生这个群体中在营养或饮食方面有问题的学生,给予个别的辅导和指导,制订个体化的护理计划并实施。

（二）疾病预防

1.疾病预防的概念　Laffrey(1990)对疾病预防的概念进行了解释,并与健康促进及健康维持的概念进行了比较。他认为,疾病预防是以减少导致疾病或致病风险为目的;健康促进是以提高健康状态或健康水平为目的;而健康维持是试图保持目前的健康状态。Laffrey 除了确立疾病预防和健康促进的定义。还发现疾病预防、健康维持和健康促进之间的复杂关系。他举例说明了这些概念应用于不同情境或不同的人群时可以有不同的解释。以运动为例,对一个心血管疾病的高危人群来说,运动是疾病预防的措施;对另一人群而言,如果他们可从运动中获得乐趣和满足,运动则可以达到健康促进的目的;而对于一群要维持良好身材的群体,运动可视为健康的维持。

20 世纪 60 年代中期,Leavell 和 Clark(1965)受西方医学思维的影响,以生物医学和流行病学为基础,提出了三阶段的疾病预防与健康促进的见解。他们提出了著名的初级预防(primary prevention)、二级预防(secondary prevention)和三级预防(tertiary prevention)的概念和定义。初级预防是指在病理前期提供对疾病的防护,二级预防和三级预防则是应用在疾病病理期的诊断和治疗。表 6-2 以糖尿病为例解释三阶段的疾病预防概念和临床应用。之后,Leavell 和 Clark 跳出生物医学和疾病模式的思维,指出初级预防应包含两部分,即健康促进和特殊防护(specific protection)。特殊防护注重减少致病的危险因素,如正确使用搬运辅助器材以减少劳损及工伤意外;在有传染病发生的环境中所有行动必须遵守正确使用个人防护装备的规定;糖尿病病人需控制血糖在正常水平以减少因高血糖或低血糖引发的并发症等。

表6-2　以糖尿病为例的三级预防概念及其临床应用

疾病预防阶段	概念和临床应用
初级预防	对于一个具有糖尿病高危因素的人,其初级预防的目的是维持体重、定时运动和减少进食过量碳水化合物的食品
二级预防	被认定存在糖尿病高危因素的人,二级预防是定期监测血糖水平及检测糖尿病的先兆症状,如体重下降、经常口渴、头晕、出汗等症状
三级预防	如临床已确诊病人患有糖尿病,则病人需要接受治疗,包括进食糖尿病饮食和定时运动,如食物及运动不能有效控制血糖至正常水平,便要开始接受药物治疗

Stanhope 和 Lancaster(1996)提出了三级五方面预防的见解(表 6-3)。它帮助我们扩展疾病预防的思路,引导专业工作者开拓疾病预防的工作领域。

2.疾病预防的任务

（1）发现高危人群:疾病预防的关键是找到此疾病的易感人群,也称高危人群。从事群体化护理实践的 APN 需要做好护理评估,以找到各类高危人群。

从高危人群角度来划分群体护理服务的对象时要注意社区及文化的特质。在 21 世纪,常见的高危人群有:贫穷及无家可归者、移民、青少年怀孕者、精神健康受损者、滥用药物者以及存在家庭暴力者等。

如果把社区护理的概念套用在医院内护理的对象划分上,则高危人群可以按疾病的专科特性进行鉴别和分类进而进行护理干预,如按内科疾病层面分类有指导慢性病病人预防疾病

阅读笔记

表6-3　Stanhope和Lancaster的三级五方面预防及其临床应用

初级预防		二级预防	三级预防	
健康促进	特殊防护	早期诊断及治疗	残障存在	康复
1. 卫生教育 2. 各发展阶段的营养标准 3. 成长各阶段的发展 4. 享有适当的居所、娱乐和愉快的工作 5. 维持美满婚姻 6. 遗传 7. 定期筛查	1. 预防接种 2. 个人卫生 3. 环境卫生 4. 职业安全 5. 预防意外 6. 特殊营养 7. 避免过敏原	1. 发现病人 2. 筛查、调查 3. 选择性的检查 目标是: 1. 治疗和预防疾病 2. 预防传染病 3. 预防合并症和后遗症 4. 减低残障	1. 适当的治疗以控制病情、预防并发症和后遗症 2. 减低残障程度和预防死亡	1. 提供康复训练以维持最好的功能 2. 职工及公民教育以提供及利用康复资源 3. 为残障人士制造就业 4. 职业介绍 5. 职业治疗 6. 设立庇护工场

的复发;按外科手术层面分类有指导接受手术病人在术前改善心肺功能、营养状况、做好心理准备及提供预防术后感染等并发症知识。如果把住院病人按易发生意外和功能障碍分类,病人则可能被分成尿失禁、跌倒、吞咽障碍、有自杀倾向等类型的高危人群并给予适当的护理。

人群的分类在同一时间内可以有很多不同的组合,在不同年龄的人群中可找出具有同一个健康问题的高危人群,如在青少年和更年期的人群中都可以发现肥胖的高危人群;在不同年龄的人群中可定义不同的高危人群,如青少年人群中单亲的青少年是高危人群;而老年人群中独居的老人是高危人群;家中有乳腺癌病人,其亲属患乳腺癌的机会比一般人高,这个家庭中的妇女可以被视为乳腺癌的高危人群。

(2)确定护理干预的优先顺序:虽然从疾病预防和疾病自然发展规律的角度,护士可以对患每一种疾病的病人在不同的预防阶段作不同的预防干预,且每阶段的干预都会直接影响疾病预防的效果和社区的健康,但实际上社会的资源是有限的,不能满足广大群众对健康服务的所有需求。而有些健康问题如果在病理前期或病理初期加以干预,可以减少一连串的并发症和家庭及社会的问题。因此,在计划群体健康促进或疾病预防前,必须认定服务对象和服务的优先次序,让有限的资源应用最大化。

确定健康促进干预和疾病预防服务的优先次序时需要评估群体的特性,而群体的特性又取决于地理、经济、文化、生活习惯、性别、年龄和疾病情况等,如处理因营养问题引起的疾病时,先要了解当地的经济、文化背景。在经济落后的地区,其营养问题可能是营养不良影响儿童正常发育;反之,在经济发达的地区,其营养问题多数是肥胖且导致心血管疾病及栓塞等问题。

群体化高级护理实践护士在从事疾病预防的护理工作中,需要调查研究,确定在本地区需要优先开展的疾病预防的内容,评估本地区的健康资源,制定疾病预防的行动方案并实施。

(3)寻找有效的预防方法:寻找有效的预防方法包括两个方面:一是要寻找对指定疾病有预防作用的干预方法;二是要寻找有效的方法使高危人群能够很好地执行和贯彻这些有效的预防方法。

为寻找对指定疾病有预防作用的干预方法,APN需要很好地总结临床工作经验,进行科学研究,并通过对研究结果的验证去确认有效的预防方法。当然,APN还应该用循证的方法建立实证,建立干预的循证指南。如产后乳腺炎的发生大多是由于乳腺导管不畅所致。所以,乳腺导管不通畅的产妇是发生乳腺炎的高危人群。要预防乳腺炎就要使产妇的乳腺管通畅,并及时处理乳房硬结。在我国流传并实践着很多的预防乳房硬结的方法,如乳腺外敷生面饼、乳腺外敷卷心菜、乳腺热敷等。这些方法中哪种方法是最有效、最方便,就需要APN能够用科学研究发现最佳方法,并在临床上实践。

阅读笔记

在护理实践中，我们不难发现这样的案例，高危人群对相关疾病的预防方法很清楚，但就是在行动上做不到。戒烟就是一个很好的案例。戒烟有助健康被绝大多数吸烟者所接受，但就是这些接受者却都仍在吸烟。所以，寻找有效的方法增强高危人群执行预防措施的依从性是一项艰巨的工作，也许比寻找有效的预防方法更艰巨。但这是 APN 的工作内容和责任。

（三）疾病照顾和健康恢复

疾病照顾和健康恢复的根本任务和目标是使病人的治疗效果最大化，治疗期间的舒适度和满意度最大化，健康恢复最大化，治疗和疾病造成的创伤最小化。

各种角色的 APN 在提供疾病照顾和健康恢复护理实践中的任务和目标是一致的，但在工作方式和内容方面有不同的侧重。以社区为工作重点的 APN 在疾病照顾和健康恢复方面的侧重点是慢性病管理；以医院为工作重点的 APN 则侧重于疾病的急性期治疗和急危重症的护理。

在慢性病管理方面，社区高级护理实践的服务对象主要是常见病多发病病人，如冠心病、高血压、糖尿病等。冠心病的管理主要围绕着正确用药、建立正确的生活方式、正确处理心绞痛发作等方面开展工作。具体的措施是对病人进行健康教育，使病人能够有适当的锻炼、适当的休息、适当的饮食、适当的治疗、适当的心情，避免感冒、情绪激动、暴饮暴食、烟酒咖啡、过度劳累；而对于糖尿病病人的管理工作重点则是正确治疗、控制血糖水平、避免并发症。具体的措施是进行糖尿病教育，使病人有适当的运动、正确的饮食、良好的药物治疗依从性、定时的血糖检测，提供适当和及时的心理护理。APN 的角色体现在研究和实践护理措施的有效性，社区病人自我管理的有效性，社区资源的有效利用以及在医务团队中协调各种关系。

医院内的健康照顾和健康恢复方面的工作体现在抢救配合的最有效化，治疗效果的最大化，痛苦的最小化和康复的最理想化。如疼痛管理的 APN 的工作是提高术后病人止痛的有效性，使手术病人很好地度过术后疼痛关，改善手术后康复的舒适度，加快手术后的健康恢复。对于病人的手术后镇痛，普通护士、个体化服务的 APN 和群体化服务的 APN 有着不同的角色和功能。普通护士在处理术后病人疼痛主诉时，会报告负责医生，由医生开医嘱给予口服或注射镇痛药，然后护士正确地执行医嘱。普通护士也可以按该病人已有的"需要时给予哌替啶 100mg 肌内注射"的医嘱执行。如果是一个个体化疼痛管理的 APN，在关注个体化护理的层面上，他应该在该病人手术前评估病人已有的对疼痛的耐受度，手术的部位和大小等情况，给予医生有关术后给予止痛药的意见或直接开具有关术后镇痛用药的医嘱。用药后，观察病人的反应并随时根据病人的疼痛情况修订给药计划。而关注群体化疼痛管理的 APN，他应该知道这一类手术病人术后疼痛发生的时间，持续的时间，有效的镇痛方法，可能有的镇痛药副反应及应对的办法等，如在胸外科监护室工作的疼痛管理 APN，了解心脏直视手术的病人，因为创伤大，术中使用胸骨撑开器及术后留置胸腔引流管等原因，其术后疼痛较剧烈并持续时间长，也了解怎样固定胸腔引流管可以避免牵拉引起的疼痛。他还要不断开展研究，发现和确定心脏直视手术后新的更好的镇痛方法。

四、确立预期成效和成效指标

群体化高级实践护士要达到干预的预期目标，不仅需要有清晰的工作目标，还需要选择适当的效果评价指标去评价护理干预措施。高级护理实践的干预手段大部分使用健康教育和疾病管理，所以，预期成效不能用传统的医疗成效指标，如发病率、死亡率或预期寿命等；应使用质性数据，如对自我健康状态和心理状态的认知、对管理疾病能力的认知等，来表示服务对象对干预的评价，或在护理干预过程中记录服务对象的健康指标、健康知识和行为改变等较为合理。

　　要设计护理实践活动、解决临床问题，首先需要发现问题。APN 需要思考：干预是为哪些群体设计？群体的特性是什么？接受干预的人行为上会有什么改变？预期成效是什么？他们的健康指标何时会有改变？用什么指标来测量干预的效果？何时测量最合适？表 6-4 显示一个范例：某地某学校经常发生小学生跌倒，部分家长因此通过减少学生参加体育活动来防止跌倒。学校 APN 评估此群体的特征，仔细阅读文献后设计了一个强化学生肌力及平衡功能和纠正步态的干预项目。APN 提出三个问题：谁将受益（Who）？有哪些成效（What）？应该何时评价（When）？

表 6-4　群体化高级护理实践活动预期效果评价框架

受益对象	测量方法	预期效果	对健康的影响
学生个人	平衡力、下肢肌力、步态分析、一周跌倒次数、一周纠正步态下防止跌倒次数、每周做强化肌力平衡运动的时间、学生满意度	减少跌倒次数 增加纠正步态下防止跌倒次数 学生满意度高	预防肌腱关节受损或骨折 增加学生运动量 增加学生参与体能活动的信心
学校	每周跌倒的平均次数 参与肌力训练的出勤率	群体每周跌倒平均次数减少 学生及家长满意度高	增加学生体能活动量 鼓励均衡生活方式
社区小学生	每月跌倒的平均次数 每周体能运动时数	学生每月跌倒平均次数减少 每周体能运动时数增加	均衡身高和体重发展 培养体能运动习惯
成效种类	测量方法	预期效果	对健康的影响
与护理相关的成效	年学生跌倒发生率 学生平衡力和下肢肌力平均数和中位数	年学生跌倒发生率递减 学生平衡力和下肢肌力增强	减少学童因跌倒引起的受伤
与病人相关的成效	学生每周练习时数和体力运动时数	学生改善下肢肌力，达到协定的体能运动时数目标	增加学生运动量 增加学生参与活动的信心 减少缺课日数
与实施相关的成效	观察学校按项目指南执行平衡力和下肢肌力训练的情况	校方按时严格执行指南	减少学生受伤 减少因受伤而缺课
时间框架	测量方法	预期效果	对健康的影响
短期成效	平衡力、下肢肌力、步态、学生跌倒次数	平衡力和下肢肌力增强 步态改善	减少学生因跌倒受伤
中期成效	学生 / 家长报告遵从体能运动情况 学生每月跌倒次数 学生运动自我效能	学生减少跌倒 家长对预防学生跌倒的知识增加 学生乐意做体能运动	增加学生运动量 增加学生参与活动的信心 减少缺课
长期成效	年学生跌倒发生率	年学生跌倒发生率递减	适当体能活动的生活方式 增加学童参与活动的信心

　　除了运用 3W 的思考外，还可采用"特定疾病成效 - 功能状况 - 成本 - 满意度框架"和"多纳伯迪昂的素质框架"（Donabedian's Quality Framework）。表 6-5 和表 6-6 是两个框架的应用范例。

　　框架的选择可以因活动性质和个人习惯而定。因多纳伯迪昂的素质框架包含三个评价医疗护理活动质量元素，即：结构、过程和结果而且框架概念清晰，应用较广。表 6-7 是社区高级护理实践活动常用的成效指标。

阅读笔记

表6-5　特定疾病成效 - 功能状况 - 成本 - 满意度框架范例

成效种类	成效指标举例
特定疾病的成效	血糖、HbA1c、胆固醇、甘油三酯、体重、血压、使用呼吸机天数、新生儿阿普加评分、出生体重、病人对症状管理的自我认知、并发症发生率 特定疾病的生活质量，例如：尿失禁病人生活质量、慢性伤口病人生活质量、脑肿瘤病人生活质量
功能状况	日常生活活动功能、6分钟步行、病人功能水平的自我认知
成本	急症就诊次数、非预期入院次数、住院天数、实际护理项目支出、每位病人的花费、成本效益分析、成本利益分析
满意度	满意度调查、员工满意度调查、病人满意度调查

表6-6　多纳伯迪昂的素质框架范例

元素	预期成效范例
结构： 指医疗护理资源和提供服务的结构	合作机构的种类和数量 人力资源：专业和支援团队人数及时数 服务使用情况：参与服务的人数、使用率、服务对象特征（性别、年龄、教育水平、社会经济状况）、服务等候时间
过程： 指护理实践活动过程和协调	创造新的服务模式：如护士诊所、小组健康推广、电话随访、家访或综合方法 医疗护理团队自我评价合作情况、解决困难能力
结果： 指接受护理实践活动者的健康转变、获得的医疗服务	特定疾病成效、功能状况、成本指标、服务满意度 如护理实践活动属社区健康项目，社区环境改善和家庭邻居关系改善成效等也是干预评价的部分，长期预期成效也可以参考医疗成效指标

表6-7　社区 APN 护理实践活动和预期成效指标举例

护理实践活动	成效指标举例
青少年健康	酒精、烟草及药物使用人数、暴力及自杀率、身体质量指数、腰臀比例、体力活动时数、教育程度、性教育和避孕知识
酗酒	每日酒精摄取量、酒精种类、酗酒次数、未成年人饮酒人数、参与社区戒酒康复计划人数、醉驾行为
哮喘	无症状日数、生活质量、缺课天数、服药依从性、入院次数
出生缺陷	孕妇叶酸摄取量、母亲每日饮酒量、吸烟量、药物滥用、产前检查人数及参与率、婴儿疫苗接种率
癌症	吸烟数量、直肠癌筛查率、子宫颈涂片检查率、体力活动、营养、病人症状管理自我认知、预设照顾计划
糖尿病	HbA1c、体重控制、疾病管理自我效能、皮肤感染、糖尿病视网膜病变、肾功能不全发生率
性传播疾病、艾滋病	正确使用避孕套、性传播疾病及艾滋病发生率
精神健康	抑郁量表得分、上学或上班出勤情况、发现病例、愿意接受辅导及治疗服务人数、药物知识和依从性、入院次数、自杀率、成功康复人数
交通意外	汽车安全带、幼儿坐椅安全带、血酒精含量、驾驶时接听电话、合格头盔使用情况
营养	每天蔬菜水果、纤维素、脂肪、水分摄取量、身体质量指数、均衡饮食知识和自我效能
肥胖	每天体力活动量、久坐不动时间、体重控制情况
口腔健康	龋齿、牙龈炎、牙周病发生率、老人牙齿数量、早晚刷牙率

阅读笔记

续表

护理实践活动	成效指标举例
体力活动	肌力及耐力、身体关节伸展度、体力活动知识、体力活动自我效能、每日做中度或剧烈程度有氧运动时数
社区环境	邻里及职场环境改善成效、邻里关系、获得和能支付医疗护理服务方便度、改善使用运动设施的方便度
吸烟	吸烟人数、提供的戒烟服务模式和数量、成功戒烟率、肺癌、慢性呼吸道疾病新增案例数
疫苗	疫苗接种率、传染病人数、传染病死亡人数
暴力	暴力导致住院及死亡人数、预防校园暴力服务模式和次数、校园暴力情况、预防家暴服务模式和次数、非意外的婴幼儿受伤人数
工地健康促进	职工使用安全带、工地工作技术资历、操作训练、职工参与健康讲座和工地安全讲座率、工伤情况

第二节　群体化高级护理实践程序

一、护理评估

群体评估（group assessment）的主要目的是确定群体的健康问题及护理需求，以指导护理计划的制定。因为任何一个群体都生活在一定的环境中，这个环境包括生理的、物理的、社会文化的等多个方面。这些方面都对群体的健康产生影响。所以，对群体的健康问题和护理需求的评估要包括主要健康问题的评估和健康问题的影响因素的评估。群体评估的内容主要有：

1. 人口学特性　对健康人群的人口学资料的评估内容包括人口总数、户籍数、人口密度、人口年龄性别组成、婚姻状况、受教育程度、职业构成、民族特征、家庭结构、人口的动态变化等。人口数量的多少和密度的高低直接影响人群所需的卫生保健资源及其分配情况。高密度生活区将增加人群的压力及环境污染的可能性。不同性别、年龄及生存背景的人群的健康问题和健康需求不同。人口的动态变化资料包括人口在一定时间内增减状况及趋势，人口流动速度和状态，人口就业与失业比例等。人口的增减影响对卫生保健资源的需求，而人口就业与失业比例反映经济水平而影响对卫生服务资源的利用。

对于患某种疾病的病人群体的人口学资料的评估内容包括能接受该人群治疗的医院床位数量及使用率、是否有该专科；该种病人的年龄和性别组成、职业类型组成、受教育程度等。该种疾病的流行病学资料，如发病率、治愈率、死亡率等。

2. 地理生活环境特性　地理环境资料包括群体生活的地理位置、区域范围、面积大小、环境气候、空气、水源、土壤的质量、动植物的分布等数据；生活环境指群体生活的社区类型、行政管理方式、住宅和建筑设施特点、绿化面积、交通情况等。人类赖以生存的自然环境与人类健康有着密切的关系。所以，在对地理生活环境进行评估时要注意评估地理生活环境对健康的影响。如工矿企业厂房的建设可能会破坏生活小区的自然环境、威胁小区安全；高原人群容易发生低出生体重儿；生活在荒僻山区的人群容易发生克山病、克汀病；采矿工人、铸造业工人容易发生硅肺病等。对于患病群体的地理环境特性的评估要注意评估地理生活环境对疾病发生的影响，还要评估地理生活环境和对病人治疗和康复的影响。

3. 社会经济环境特性

（1）社会环境：社会环境指社会的价值观和社会公认的行为准则。社会环境通过影响人的生活方式而影响人的健康。要评估吸烟、饮酒、饮食等社会文化；也要评估劝酒、递烟、请客吃

阅读笔记

饭等交友文化。特定的社会环境如战争、犯罪等不安全的社会环境影响了社区人群进行户外活动和锻炼等健康促进活动的实施，也应该列入评估的范畴。

（2）经济水平：主要评估内容是家庭可支配的收入水平。低经济水平的社会环境，如贫穷，可以因为没有能力提供基本的生存条件和基本的卫生保健服务而严重影响人群的健康。如贫穷可以导致营养不良、居住条件低下、水污染、医疗保健缺乏，进而影响社会的整体健康水平。

（3）社会地位：评估人群的职业分布和失业情况。社会地位对健康的影响是间接的。研究发现，社会地位较低的体力劳动者阶层的年龄调整死亡率，比社会地位较高的脑力劳动者阶层高。死亡率从社会地位的高层次到低层次人员呈逐步上升曲线。当然，社会地位低下的人群，其教育水平低，医疗保健差，失业率高等，也影响他们这一群体的健康。

（4）社会系统：包括保健系统、福利系统、教育系统、经济系统、政治系统等多个方面。社会系统的健全反映了社会的发展和人民与社区互动的协调状况，它间接地影响着群体的健康。因此，在进行群体的健康评估时必须了解群体所处社会的运作系统。

（5）文化程度：主要评估群体的受教育程度。研究表明，文化程度和健康水平有密切的关系。文化程度高，其就业机会多，经济水平高，社会地位高，因而能控制自己的生活条件，提高自我保健的能力。受教育程度还与健康意识、对健康服务资源的更合理使用及更健康的生活方式呈正比关系。

（6）社会支持：对健康群体的社会支持状况的评估内容应包括大多数人的社交圈及与他人的相处关系。每个人都有一定的社交圈，如家庭、亲戚、朋友、同事、邻居等。圈子内个体间的关系影响着个体的健康。人群中的个体在不同的圈子中生活，获取信息、交换意见、得到帮助。如果这个社交圈的沟通方式有问题，就会有健康的问题。有研究发现，单亲家庭的孩子比正常家庭的孩子有更多的诸如自杀、吸毒、青少年妊娠等健康问题。也有研究在控制了如身体健康、社会经济状况、吸烟、饮酒、肥胖和预防服务的利用等因素后，得出婚姻、与家庭和朋友的接触等指数低的人，其死亡的可能性是指数高的人的两倍的结论。所以，有学者指出，社会支持与死亡之间的关系比吸烟与死亡或性格类型与冠心病之间的关系更为密切。对病人群体的社会支持状况的评估内容除上述内容外还应包括疾病本身是否影响病人的社交和与人交往的能力，是否影响其家人和整个家庭与病人的沟通和交流，患病后病人的社交圈是否有改变，这些改变是否对健康有影响。

（7）社会文化：主要评估社会公认的文化习惯。WHO 认为，当人们的经济生活水平达到或超过基本需求，有条件决定生活资料的使用方式时，文化因素对健康的作用就变得逐渐重要。当抗生素和疫苗未普及时，人类疾病谱以与低经济水平相关联的传染病为主；如今的疾病谱却以与行为和生活方式密切相关的慢性心脑血管疾病和肿瘤为主导。社会文化与人群的行为和生活方式息息相关。我国不同地区对产妇的护理有不同的文化，特别表现在饮食文化方面。在有些地方视为产妇禁忌的食物却是另一种文化背景下的产妇必须食用的食物。在以苗条为美和健康的文化背景下，人们可能会有过分节食的不良饮食行为并导致损害健康的不良后果。

4. 健康状况特性

（1）个人的能力和技能：主要评估群体中的个体获取知识和运用知识的能力。健康需要有正确的健康态度、知识和行为。态度决定了对健康行为作什么选择，知识是健康行为的前提，而技能是健康行为的保证。

（2）人类生物学和遗传：评估生物学特征与遗传对健康的影响。人的基本的生物学特征决定着人的健康。性别、遗传素质对疾病的发生、健康的状态有着密切的关系。

（3）压力环境：评估内容为生活节奏、精神压力状况。现代社会生活节奏的加快可以导致紧张、焦虑、失眠等。长期处于较高的精神压力会使血压升高，心率加快，胆固醇含量增高，并降低机体的免疫力。

（4）卫生习惯：评估如刷牙、洗澡、饮食、锻炼等的习惯。卫生习惯对健康有重要的影响。但卫生习惯的养成与社会的经济状况、文化有着密切的关系。

（5）饮食：主要评估饮食内容、烹饪方式、饮食习惯等。饮食受饮食文化的影响，也受生活环境的影响。寒冷地区的居民多有饮烈性酒的习惯，而高浓度酒精会促使中性脂肪的合成作用增强，从而引起动脉硬化，中性脂肪也可以沉积于肝脏，转而降低肝脏的解毒作用，导致脂肪肝和肝硬化。

（6）运动：主要评估群体的运动量、运动方式、运动条件等。运动与健康的关系被证实为正相关关系。规律而适当的运动可以增进血液循环，增加肺活量，促进机体的新陈代谢，增强心肌活力，降低体内胆固醇含量，调节人体情绪。运动量过少可以导致肥胖、精神萎靡，从而可以引发糖尿病、高血压等疾病。而对于已经患病的病人来说，适度的运动可以改善心理健康状况和生理功能，从而促进疾病的康复。

5. 疾病的影响　在对病人的群体进行评估时还需要评估疾病对病人的影响以及对病人家庭的影响。疾病对人的影响程度与发病时间、疾病性质、病人的年龄及个性、是否有残障发生、残障程度、疾病的病程与预后、发病后的症状及治疗措施等因素有关。有些疾病只影响病人及其家属的一部分生活，病人仍然能从事大部分患病前的活动，这种病人受疾病的影响比较小；有些疾病使病人在余下的生命期间只能依赖别人而生活，这样的病人及其家人的生活都会很大程度上受疾病的影响。

（1）疾病对身体功能及日常生活的影响：患病使病人的抵抗力下降，容易发生感染及其他并发症。慢性病人会因为食欲减退而引起蛋白质、钙、铁等的缺乏而出现营养不良，影响机体功能。长期卧床的病人还会出现一系列的并发症，如便秘、压疮、骨质疏松、肌肉废用性萎缩、泌尿道结石、坠积性肺炎等。

（2）疾病对心理状态的影响：疾病不仅给病人带来身体上的改变、疼痛、不适，而且对病人的心理产生一定的影响，特别是疾病的发展对身体结构或功能产生影响时，病人会产生忧郁、失落感、无助感、失控感。出现异常行为如依赖性增加、自我为中心、敏感、多疑、情绪易激动等。

（3）疾病对职业能力的影响：疾病如果要求病人改变生活方式，一定程度上会要求病人改变工作性质、工作时间、工作责任等。所以，疾病可能对患病者的职业能力有影响。

（4）疾病对社交功能的影响：疾病可能会影响或阻碍病人参与正常的社交活动，这使得病人与朋友、同事、家人的距离疏远。由于病人不愿意将身体的残障暴露或告诉别人，这使得病人有意回避或拒绝参加社交活动，久而久之，病人可产生社交孤立、性格孤僻、情绪低落、缺乏生活信心等。

（5）疾病对家庭功能的影响：疾病尤其是慢性病对病人及其家庭产生一定影响。一人生病，整个家庭全力应对疾病所造成的角色功能的转变。同时，增强的精神心理压力和经济压力等也使家庭成员受到不同程度的影响。

二、护理问题

护理问题（nursing problem）是应用流行病学、人口学、生物学资料和有关的社会学、行为学的知识来确定个人和群体健康失调的情况并推测原因。确定群体护理问题一般需要经过几个阶段：整理与分析评估资料、形成群体健康问题或健康需求、确定健康问题或健康需求的优先顺序。

（一）资料的整理与分析

在确定护理问题的开始阶段需要对在护理评估阶段收集到的资料进行整理和分析。这个过程一般要经过下面几个步骤。

1. 资料的分类整理 首先，APN 需要对收集到的资料进行分类整理，对每个类别由不同收集方法收集到的资料进行整理，如对健康状况特性的资料整理可以按照个人的能力和技能、压力、卫生习惯、饮食、运动等方面进行分类，把在参与性观察、焦点访谈会上得到的资料按上述几个方面进行归类。整理后的资料一般以表格的形式呈现以方便查看。

2. 资料分析 大型的、复杂的数据需要经计算机软件进行处理，相对小的、一次性的评估数据，可以用纸笔进行分析统计。一般来说，定量的资料采用统计学方法处理并进行相关比较；定性的资料可采用问题出现的频率确定问题的严重程度。

3. 推断与假设 对资料分类整理分析后，对健康问题和健康需求及其发展趋势进行推断与假设。

4. 确认 对推断和假设进行确认。如收集的资料与推断和假设不相符合，应重新收集资料、分析资料，并重新确认问题或取消推断和假设。

（二）形成群体健康问题和健康需求

群体化护理问题的确定是某一个群体的健康问题和健康需求的诊断而不是群体中的个人的健康问题和健康需求的诊断。因此，确定的护理问题必须能反映这一群体目前的健康状况；每个护理问题合乎逻辑且确切；确定的依据是最近最新的评估资料。例如，在本章开始时介绍的案例中的护理问题应该是缺乏糖尿病自我管理的知识和技能；发生此护理问题的原因可能是病人的文化程度低导致获取知识和理解知识的能力不够。这个护理问题所涉及的群体不是全体的糖尿病病人而是糖尿病群体中文化程度低的病人，文化程度低限制了病人对相关知识的获取和技能的掌握。

（三）确定健康问题和健康需求的优先顺序

在形成护理问题后我们会发现，一个群体往往有很多的健康问题和健康需求。限于护理服务的资源有限性，也限于社会整体的卫生服务资源的有限性，APN 需要对多个健康问题和健康需求确定解决问题的优先顺序。也就是说，对多种健康问题和健康需求按重要性和紧迫性进行排序。

1. 确定优先顺序的原则 确定优先顺序的原则有 4 个方面。

（1）严重性：指所干预的健康问题对这个群体的危害有多大。

（2）可预防性：指对健康问题是否有有效的防止其发生的手段。

（3）有效性：指通过护理干预能改善健康状况或控制危险因素的程度。

（4）可行性：指是否能获得采取措施所需要的人力和物力资源。

2. 确定优先顺序的方法 Stanhope 和 Lancaster（2004）提出了确定优先顺序的方法和程序：①用民意团体调查技巧找出问题所在；②思考这些问题在有关群体的认同性和解决这些问题的可能性；③按问题的严重性用评分方法打分，如 1 分是低、10 分是高来排列优先次序；④找出解决问题的价值标准；⑤仔细分析如果问题解决是否可以影响和改变这个群体；⑥与群体共同商讨及用评分结果排定每项问题的严重性；⑦用公式计算出问题的优先次序：价值标准比重×价值标准等级；⑧比较各项问题的总得分。得分越高越优先。例如，某社区居民关注滥用药物、新生婴儿营养不良、青少年未婚怀孕、工伤意外、贫穷失业、老人家中猝死等健康问题，然后，APN 对这些被关注的问题一一进行价值标准比重和价值标准等级的打分并计算出总得分。最后，根据总得分排出的优先次序为：贫穷失业、婴儿营养不良、工伤意外、滥用药物、青少年未婚怀孕、老人家中猝死。

三、护理计划

经过护理评估、资料分析和整理、确立健康问题和健康需求以及解决问题的优先顺序后，APN 需要制定护理计划。制定护理计划（nursing plan）的原则是要反映群体的健康需求，要适

阅读笔记

当利用可及的资源,要考虑高级护理实践的服务范围和标准,要考虑服务对象的理解、合作和参与程度。制定计划要经过下列步骤:

（一）确定要解决的健康问题

虽然在诊断阶段已经确定了解决健康问题的优先顺序,但在具体制定护理计划时还需根据计划实施者的能力和资源确定所订护理计划要解决的健康问题。例如,在确定优先顺序时,某社区的贫穷失业得分最高,因此被列为最优先需要解决的健康问题。但经过分析发现,这一问题不是可以单纯通过护理措施可解决的问题。所以,在制定护理计划时,婴儿营养不良的问题便成为最优先解决的问题。

（二）制定护理目标和成效指标

目标是指希望达到的状态或条件。成效指标是把状态或条件量化。护理目标可分为长期目标和短期目标。长期目标需要较长时间,是以要达到特定状态或条件作为目标陈述。短期目标是为达到长期目标所设立的一系列子目标。长期目标和短期目标是相对的概念,没有明确的时间界定。根据健康问题和护理对象的不同,有些护理问题可能需要同时制定长、短期目标,而有些可能没有必要制定长期目标而只有短期目标。

1. 制定护理目标的原则

（1）目标是可实现的:制定的目标是可利用、可及的资源或属于能够解决的健康问题。如戒烟可以作为一个护理的目标,因为戒烟是可以实现的。但消灭吸烟的行为就可能是一个不可实现的目标,因此在制定计划时不能把消灭吸烟行为作为护理干预的目标。

（2）目标是可观察的:制定的目标是可观察的。如戒烟这个行为就是可以观察到的。

（3）目标是可测量的:制定的目标要可量化的。如在戒烟的行为中,目标可以为病人7天内戒烟,可量化的指标就是7天内没有吸过一次烟。

2. 目标的内容

（1）目标内容:制定的目标应包括参与者、达标内容、要达到的标准、具体完成的时间和条件。

（2）目标陈述:护理目标的陈述常使用5W陈述法,即明确计划参与者（who）;描述特殊行为计划参与者显示完成目标的证据内容（what）;描述参与者所完成目标的条件（where and to what extent）;描述所期望完成目标的标准成就（how much）;描述完成目标的期限（when）。

（三）制定护理实施计划

1. 实施计划的内容　群体化高级护理实践计划是 APN 帮助服务对象群体达到预定的护理目标所采取的具体方法。制定具体的护理实施计划前要考虑需要解决的健康问题、达到目标的方法、可用的资源、最佳护理方法的选择。实施计划内容包括:

（1）计划人力资源,即需要具有哪类知识和技术的人员,需要多少的人员等。

（2）预算实施护理计划所需的经费和设备。

（3）明确实施护理计划的地点和场所。

（4）制定工作进程表,明确开始时间和完成时间,若为分阶段计划则要明确各阶段的开始和完成时间。

2. 制定实施计划的注意事项。

（1）技术可靠:选择可能的、有效的护理干预措施。

（2）经济效益:措施要考虑经济效益,如新的护理干预所需的费用要比原先病人接受治疗或护理的费用要低说明新护理干预方案具有经济效益。

（3）社会效益:所实施的干预方案是能够被参与者接受或者满意。

（4）合法性:干预措施符合法规法律规范。新的干预措施实施前需要得到相关机构的伦理委员会的批准。

阅读笔记

（四）制定护理评价计划

在制定护理计划时还需要制定护理计划的评价计划。评价计划的内容包括达标程度的评价、投入的评价、工作合适性评价、工作效率的评价和工作进程的评价。达标程度的评价是对某一时期达标的情况进行评价；投入的评价是指对为达到目标而投入的努力，如健康教育的次数、药品或敷料的消耗、人力资源的投入等；工作合适性评价是根据工作和健康需求的比较，评价人力和物力投入的合理性；工作效率的评价是比较投入和产出；工作进程的评价是评价实施的内容和实践是否如期如实地完成。

四、护理计划实施

群体化高级护理实践活动中，有时是单一的护士参与，但更多的情况是护士与其他医务人员共同合作和协同工作。在后者的实践活动中，APN所从事的工作除了提供病人直接护理外，还更多体现协调和分配人力和其他资源、信息沟通、领导和决策的功能。

（一）实施原则

1. 掌握所要求的护理知识和技能　APN要具有丰富的这一领域的护理知识、临床经验、熟练的护理操作技能。

2. 适当的分工与合作　群体化高级护理实践的开展多需要团队的活动，APN能够根据团队成员的情况，合理分配和授权给他人执行，有效利用人力资源。

3. 及时观察和发现实施中的困难、问题，探讨解决方法，及时解决困难和问题。

4. 为服务对象提供安全、舒适、方便的护理环境。

5. 及时、准确、真实地记录实施过程。

（二）实施注意事项

1. 记录护理活动时尽量使用可测量的词汇，以提高评价效果和评价的准确性。如在记录干预措施时不仅要记录做了什么，还要记录何时做的，谁做的，做了多少，效果如何等。

2. 要定期评价实施的情况，及时纠正不适当的干预行为。群体化护理实践的对象是一群人而不是单一个体，在护理计划实施中容易发生不同时间、对不同服务对象所采取的干预方法不一致的问题。及时的评价能及时发现问题，也能及时纠正问题。

3. 确定科学的护理结果测量方法。认真选择测量护理活动及效果的工具和方法，保证干预评价工作有效进行和评价结果真实可靠。

五、护理评价

护理评价（nursing evaluation）过程要监测护理活动的成效，衡量护理活动是否达到预期目标，并继续资料收集、诊断和计划修正的工作。这一过程是用评价目标来评价护理措施实施情况的评价过程，也是总结经验、吸取教训、改进工作的系统化措施。护理评价分为过程评价和结果评价。过程评价贯穿护理程序的整个过程，及时评价、评估及诊断的全面性和准确性、目标内容的明确性、措施的适合性和有效性。结果评价是针对护理活动的近期和远期效果进行评价，即评价护理干预是否达到了预期的目标。评价中发现的问题又可作为新的护理或健康问题，从而对其进行评估，确定护理问题，实施新的护理干预措施，然后再进行评价。因此，护理评价是护理程序的最后一个步骤，也是下一个护理程序的开始。Stanhope和Lancaster（2004）提出了7个方面的评价内容：①对干预计划作整体评价：要评价护理计划的合理性，重新考虑干预计划各阶段的适合性，评价整个干预计划的实施缓解或解决了多少相关的问题。②判断干预行动是否足够：评价护理干预计划和措施是否缓解或解决对象群体的健康需求，干预行动的力度能否改善对象群体的健康。③干预行动的进展：翻阅干预活动的进展记录，包括列出所有活动的种类、举办次数、参与者数量、举办地点。④费用开支：计算每次活动的

阅读笔记

开支，思考是否存在减低开支而能达到预期效果的其他方法。⑤干预计划是否有效：从资源角度思考有否有其他较节俭的干预方法。从生产成本的角度思考，如每个病人的费用。从病人所得好处角度思考护理干预行动对病人的真实好处。从病人角度思考如病人对服务的满意程度。⑥干预计划对有关群体的长远影响：在干预计划进行期间不断评估有关群体的健康状况，如死亡率、发病率和健康指标。⑦干预计划的持久性：监测干预计划的财政状况和职员的流动情况。

第三节　群体化高级护理实践的工作方法

护理程序是护士的基本工作方法，每一个护理计划的制定和实施都经过评估、诊断、计划、实施和评价的基本过程。群体化高级护理实践因为其工作目标和工作对象的特殊性，APN的工作方式也具有特异性。常用的工作方法是建立护理常规（nursing protocol）、临床护理指南（clinical nursing guideline）、护理干预项目（nurse-led program）和临床路径（clinical pathway）。本节重点介绍这些方法及其应用原则。

一、护理常规

1. 概念　护理常规是根据医疗管理法律、行政法规、部门规章的基本原则，依据护理学科原理，在对长期护理实践进行归纳的基础上制定的，主要用于指导、规范护理行为的各种标准、规章、制度的总称，也是护理人员在从事各项护理工作中须遵循的工作程序和方法。护理常规有广义和狭义的概念。广义概念是指卫生行政部门以及全国性行业学会针对本行业的特点制定的各种标准、规程、规范、制度、指南，如卫生部发布的《诊疗护理常规和技术指南》。狭义概念是指医疗机构制定的本单位护理人员进行各项护理工作应遵循的工作方法、步骤等。各医院护理人员执行的多为狭义的护理常规概念。各医院根据各科常见病和多发病的发病机制、临床表现、治疗原则及可能的并发症，为协助诊断、治疗及病人康复，以护理理论为依据，结合临床实践经验制定护理规范条例。护理常规一般分为特殊症状护理常规、各科一般护理常规、各种疾病护理常规、各种特殊检查的护理常规等类型。

特殊症状护理常规是指病人在患某种疾病时或疾病发展过程中可能出现的症状，如昏迷、发热、呼吸困难、黄疸、头痛等问题的处理规程。各科一般护理常规是指根据各专科病人可能共有或此类疾病发展过程中都可能经历的规律而制定的护理规程，如内科病人护理常规、外科病人护理常规、肿瘤病人护理常规等。各种疾病护理常规是指根据每一疾病特点和一般发展规律制定的各项具体护理措施，如糖尿病护理常规、急性肾小球肾炎护理常规等。各种特殊检查护理常规是指为配合各种诊断检查而制定的护理措施和规范，如胃镜术护理常规、腰穿检查护理常规等。

2. 制定　APN在启动和领导各类护理常规制定和修订中起主要作用。由于群体化高级护理实践APN关注某一类人群的健康问题，而护理常规反映的也是某一类问题的处理方式或措施。这些问题也往往反映的是某一类病人的共同的问题。因此，群体护理的APN能最先发现需要用护理常规去规范的护理问题从而启动护理常规的制定。另一方面，APN在应用现有的护理常规时也会注意分析总结护理常规的优点和不足从而启动护理常规的修订。

在制定或修订护理常规时APN需要注意以下方面的问题。

（1）先制定各科共用的护理常规，如住院病人护理常规、出院病人护理常规等，再制定各科护理常规，如内科护理常规或外科护理常规等。而症状护理常规往往是在医院护理部层面制定的。

阅读笔记

（2）制定或修订前或过程中要按照循证方法，充分检索相关文献和实证，组织专家讨论，形成护理常规初稿,再组织一线护士、护理专家进行论证,最后在护理部层面定稿并报送医院备案。实例 6-1 是发热病人护理常规范例。

（3）要注意科学性、先进性、实用性的结合。

实例 6-1

发热病人护理常规

1. 病情观察　在全身评估的基础上突出对呼吸系统疾病、免疫系统疾病、血液系统疾病症状和体征的观察,如有无缺氧、皮疹、关节肿痛、出血倾向的观察。

2. 发热病人处理　按发热各期处理。

（1）体温上升期:给予保暖、饮热水、果汁,禁止物理降温。

（2）高热持续期:适当打开门窗,避免对流风,减少盖被,给予物理降温。

（3）体温下降期:注意更换衣物、被服,补水。

（4）体温<38.5℃,按照发热各期处理,多饮水、多休息,观察病人体温变化及症状、体征;体温>41℃,应立即报告医师,评估发热分期,建立静脉通路,给氧。

3. 健康宣教　除了针对疾病的宣教外,还要宣教加强通风、洗手、合理饮食、锻炼身体重要性。

3. 实施　护理常规是保证临床护理有效、安全的基本工作方法,护理常规是一定范围内护理人员在实践中必须执行的专业行为规范。因此,护理常规具有法律效应。所以,每一个护士都必须知道和理解护理常规的内容和实施要求。护理常规因此也需要人手一册。护士在实施护理常规措施后必须记录。同时,护理人员实施护理常规的情况也被列入护理质量考核的标准。

二、临床护理指南

1. 概念　美国医学研究所对临床实践指南定义为针对特定的临床情境,由相关领域人员系统地制定,以帮助医务人员和病人作出恰当决策的指导意见。临床护理实践指南特指护理领域内的临床实践指南。

2. 分类　临床护理实践指南可分为四类,即临床准则、以共识为基础的指南、以证据为基础的指南、以证据为基础并具损益分析的指南。临床准则主要针对一些变异小的、特定领域的护理问题,如心肺复苏的操作要点(实例 6-2);以共识为基础的指南是以专家意见为基础而制定的指南,如某护理学会制定的指南;以证据为基础的指南是经由系统的收集证据、科学评价证据的过程,加之一整套描述证据论证强度的策略,并对研究结果进行定量合成或定性描述,最后形成指导临床工作的推荐意见(实例 6-3);以证据为基础并具损益分析的指南是在以证据为基础指南的基础上增加成本效益方面的剖析。

实例 6-2

心肺复苏操作流程(临床准则)(2016 版)

首先评估现场环境安全

1. 意识判断　用双手轻拍病人双肩,问:"你怎么了?"告知无反应。

2. 检查呼吸　观察病人胸腹部起伏,告知无呼吸。

阅读笔记

3. 判断是否有颈动脉搏动；用右手的中指和食指从气管正中环状软骨划向近侧颈动脉搏动处，告知无搏动。

4. 呼救　来人啊！喊医生！推抢救车！除颤仪！

5. 摆放体位，松解衣领及裤带。

6. 胸外心脏按压　两乳头连线中点（胸骨中下 1/2 处），用左手掌跟紧贴病人的胸部，按压时两手手指翘起离开胸壁，上半身前倾，腕、肘、肩关节伸直，以髋关节为轴，垂直向下用力，借助上半身的体重和肩臂部肌肉的力量进行按压，每次按压后胸廓充分回弹，保证松开与压下的时间基本相等。按压频率 100~200 次 / 分，按压深度 5~6cm。

7. 开放气道　仰头抬颌法、双手抬颌法（适用于颈、脊椎损伤时）。清除口腔分泌物和假牙等异物。

8. 人工呼吸　一手将病人的鼻孔捏紧，用口唇严密地包住昏迷者的口唇，注意不要漏气；连续吹 2 口气，每次缓慢吹气，持续大于 1 秒，不要过分用力，吹气毕，松开口鼻，确保胸部升起。频率：成人 8~10 次 / 分，当口腔有伤时可行口对鼻人工呼吸。

9. 持续 2 分钟的高频率的心肺复苏　以心脏按压：人工呼吸＝30：2 的比例进行，操作 5 个周期。

10. 判断呼吸、心跳是否恢复，若未恢复自主呼吸及心跳，继续心肺复苏，往复循环，直至到达终止心肺复苏指征。

11. 尽早电除颤，进一步行高级心血管生命支持。

实例6-3

——— 新生儿母婴同室的临床指南（推荐意见）（2016）———

1. 母婴同室促进母乳喂养的启动和持续进行，保证理想的母乳分泌量（A 级推荐）。

2. 除非有母婴分离的临床指征，应鼓励在所有产后环境中实行母婴同室，以促进母婴依恋关系的建立，提高母亲信心，并为早期母乳喂养教育和支持提供机会（A 级推荐）。

3. 卫生机构应该在产前和产后进行关于母婴同室益处的家庭教育（A 级推荐）。

3. 临床指南制定方法　指南制定过程是保证指南质量的基本要素。必须在指南中以客观、透明的方式进行详细描述。临床护理实践指南的制定步骤为：

（1）确定主题：要选择有临床需要、存在进行规范的可能性、具有发展潜力的题目，如糖尿病病人的饮食管理。

（2）成立工作组：每个指南工作组必须有多学科人员参与，尽量体现从预防到结局的医疗护理全过程，还应该包括一线临床工作者和病人。

（3）收集和评价证据：收集所有可能获得的证据，并对证据进行严格的质量评价。

（4）形成指南：根据支持证据的强度为推荐意见进行等级分级，之后制定指南初稿、论证指南、修订指南，并制定指南终稿。

4. 指南实施　临床护理实践指南一般不能直接应用于临床实践，需要借助护理常规、护理干预项目、临床路径等引入临床实践。

指南的实施分指南发布和指南实施两部分：指南发布途径包括卫生行政部门、专业学会、网络资源等。指南的实施一般要经过成立小组、确认周围环境、实施前准备、选择实施的手段和工具、制定计划书、应用指南、定期小结等步骤。其中确认周围环境的步骤主要指分析病人

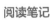

阅读笔记

情况、医疗制度等；而选择实施的手段和工具是指通过办学习班、邮件、网站等进行指南的宣传和应用；定期小结是指指南形成和应用后，专家组成员要定期开会，根据新文献、新证据对指南进行修改完善。

三、护理干预项目

护理干预项目通过系统的护理干预行动的设计和实施达到改变干预对象的相关知识、态度、信念、健康行为及治疗效果的目的。护理干预项目的特点是关注一个特殊的群体而非个人或家庭，组织特定的干预内容和实施方案。多见于群体的健康教育、健康技能的培训等。护理项目的管理包括了评估、计划、实施和评价等过程。它是一个理性的决策过程，围绕何时去发展一个护理干预项目（评估和确认问题），项目的最终去向是哪里（建立目标），怎样去决定干预的内容和方法（计划），怎样发展一个计划从头走到底（实施），怎样知道项目是成功的（评价）等问题开展工作。下面以社区健康促进项目的发展、实施、评价过程说明护理干预项目的工作方法。

健康促进项目的设计模式有多种，但所有的模式通常都包括六个阶段：评估社区需求、确定优先项目、制定总目标与具体目标、制定干预策略、实施干预、评价结果。

（一）评估社区需求

1. 社区评估　在制定社区健康促进项目计划时，要根据社区的需求进行项目的计划。策划者要围绕这个社区需要解决什么问题，哪些问题能通过健康促进干预得到解决，优先需要解决的健康问题是什么等问题策划社区健康促进项目。

社区评估是一个综合和复杂的过程。这个评估视整个社区为评估对象。社区评估把社区内的所有居民作为对象去考虑其需求和健康问题。社区评估时要评估所有的社区服务设施以决定它们对人群健康的作用，也要评估社区的环境以决定它们对人群健康的影响。例如，评估中发现社区中某一个区域的居民因为交通不便而发生就医困难。所以，在制定护理计划时就要把在这个区域增加交通线路及设立交通站点为项目目标。

社区健康促进项目的评估要从分析社区的生活质量和健康状况入手。健康能够影响生活质量，生活质量和社会问题也会影响健康，而这些因果关系受社会政策、卫生服务、健康促进项目的影响。健康促进主要作用于卫生与社会领域，而不是单纯的医疗卫生服务。社区评估也包括一些特定人群的健康状况及其影响因素的评估，如老年人糖尿病，儿童营养状况等。

常用的社区需求的诊断指标有客观指标和主观指标。客观指标包括：①社会性指标：失业率、受教育率和受教育程度、犯罪率、卫生政策、卫生经济、卫生服务等；②环境状况指标：居住密度、饮用水及空气质量指标等。主观指标包括社区群众对生活的适应度和对生活的满意度、种族歧视、性别歧视等。常用的社区需求的评估方法有挡风玻璃式调查、重要人物访谈、德尔菲法、参与性观察、社会指标、民意团体、社区研讨会或群众听证会等。

2. 流行病学评估　评估现存的主要健康问题，通过流行病学调查确认目标人群特定的健康问题。流行病学评估指标包括出生率、死亡率、生育率、发病率、患病率、伤残率等。流行病学的评估方法有回顾性调查、前瞻性调查、现况调查及文献回顾等。

（二）确定优先项目

社区评估的结果往往显示社区中存在多方面的健康问题。所以，项目策划者必须选择优先项目，反映社区存在的群众最关心的健康问题，反映各种特殊人群存在的特殊健康问题。优先项目是那些最重要、最有效的、所用的人力和资金最少而能达到最高效益的项目。确立优先项目的标准有重要性、可行性、有效性等。确立优先项目的方法已在前面叙述。

（三）制定目标

项目的目标有总目标和具体目标两类。总目标（goal）是指在执行某项健康促进项目后预

阅读笔记

期达到的理想效果。它通常是指远期的较为笼统的效果，一般不可测量。如围生期保健的健康促进项目，其总目标可以为通过提高产前保健质量促进儿童良好的生长发育、提高产妇和婴儿生存质量。具体目标（objectives）是为实现总目标所要达到的具体结果。要求有明确的、具体的、可测量的指标。在上述项目中，具体目标可以是通过项目实施两年后，产妇死亡率较实施前下降20%；五年后下降50%。

（四）制定干预策略

健康促进项目的干预手段以教育为主，项目策划者因此需要考虑以下几个方面。

1. 教育对象　根据项目的目标决定教育的对象，如健康教育项目的目标是提高乳腺癌早期筛选项目的参与率，教育的主要对象应是成年妇女；如项目的目标是预防中、小学生吸烟，教育的主要对象应是中、小学生及其家长、教师、学校及教育系统的领导。项目计划时应根据项目的目标而选择教育对象。

2. 教育内容　教育的目的是改变行为，而行为的改变是通过知识、态度、信念、价值观的改变而实现的。因此，要通过教育来增加目标人群的健康知识，使其自觉地采纳有益的健康行为。健康教育的内容必须与教育的目标相匹配。

3. 教育方法　每一种教育方法都要适合于特定的环境和人群，不仅要考虑受教育者人群的特点和素质，还要考虑教育工作者的教育能力。健康教育的方法有很多，如采用大众媒体、授课、讨论、个别指导、技能传授等。项目计划时要根据教育对象和环境选择合适的教育方法。

4. 教育资料　教育资料主要有视听资料和阅读资料两大类。视听资料包括电影、电视、录像和录音带。提供的阅读资料应该是简洁流畅的文字，通俗易懂的语言和图文并茂的形式的资料，少用医学术语。在准备教育资料时，要对资料来源、经费、品种、数量、发放渠道、宣传器材设备等有所考虑。

5. 教育时间　教育时间的安排是教育活动能否取得成功的关键。因此，项目计划时要对每项活动中进行教育的开始时间和结束时间进行计划，确定在什么时候、在什么地点、举办什么活动、由什么人去执行教育。教育的时间应与社区活动的特点，学校的课程安排等相协调，时间的安排需要在项目设计时明确。

（五）项目实施

完成项目的设计后，应该通过有效的实施使项目的预期目标得以实现。实施是按照项目的设计去实现目标，获得效果的过程，也是体现项目根本思想的具体行动。实施工作包括制定实施时间表、控制实施质量、培训实施工作人员、配备和购置所需设备等。项目实施过程包括社区开发、项目培训、社区为基础的干预和项目执行的检测与质量控制。社区开发的含义是在当地政府的组织领导下，提高群众参与社区工作的积极性及发展社区成员间的相互支持。社区开发的目标包括建立领导机构、积极动员目标人群参与、加强网络建设和部门间的协调和制定政策支持项目的开展。项目培训是为达到项目目标而建立与维持一支有能力、高效工作队伍的活动。社区为基础的健康促进干预是多种干预活动的整合。社区干预场所包括学校、工作场所、公共场所、医院和社区居民。在社区的干预项目要强调核心干预，如戒烟干预应以学校、医院、政府部门为主。项目实施过程中要对项目进行监测及质量控制，内容包括评估健康促进项目执行者的技能、建立专家小组审查制、保证项目执行质量、加强内部审计、系统化的资料收集与保存、收集意见、组织有关人员对项目活动进行实地考察和评估。

（六）项目评价

项目评价（program evaluation）是项目设计的重要组成部分，贯彻于整个课题设计、实施、评价的始终。项目评价是全面检测、控制、保证项目方案设计先进性、实施成功并取得应有效果的关键性措施。完整的项目评价应包括四种评价：形成评价（formative evaluation）、过程评价（process evaluation）、效果评价（effectiveness evaluation）和总结评价（summative evaluation）。

阅读笔记

形成评价是指在项目执行前或执行早期对项目内容所作的评价,包括为制定干预计划所做的需求评估及为项目设计和执行提供所需的基本资料。对项目进行形成评价的目的是使项目计划更完善、更合理、更可行、更容易为群众所接受。形成评价的内容包括预试验、项目评价用的问卷的预调查、项目实施早期阶段可能出现的问题。

过程评价是项目实施过程中监测项目各项工作的进展,了解并保证项目各项活动能按项目的程序发展。过程评价包括对项目的设计、组成、实施过程、管理、工作人员工作的情况等进行评价。过程评价评估项目活动的质量和效率,而不是评估项目的结果和行为变化。

效果评价分为近期效果评价、中期效果评价和远期效果评价。近期效果评价的重点是影响有关健康行为的因素;中期效果评价行为改变的情况和环境改变的情况;远期效果评价健康促进项目的最终目的是否实现。

总结评价是采用综合性指标去全面地反映项目成败。总结评价从项目的成本-效益及各项活动的完成情况做出判断。实例 6-4 以在上海社区开展的以提高妇女乳腺癌早期筛查参与率为目标的护理干预项目实例,说明发展和实施护理干预项目的过程和内容。

实例6-4

提高妇女乳腺癌早期筛查参与率的护理干预方案

1. 评估社区需求

(1) 评估上海市乳腺癌发病率、发病趋势、发病特点。

(2) 社区的人口统计学资料。

(3) 社区的健康服务资源。

2. 确定优先项目 与社区医务人员讨论项目的意义。

3. 制定目标

(1) 总目标:提高妇女乳腺癌早期筛查参与率。

(2) 具体目标

1) 一年后改变妇女对于乳腺癌及其早期筛查的认知。

2) 一年后改变妇女对于乳腺癌早期筛查的态度。

3) 一年后改变妇女对于乳腺癌早期筛查的信念。

4) 一年后改变妇女参与乳腺癌早期筛查的行为。

4. 制定干预策略

(1) 教育对象:40 岁以上未曾患过乳腺癌的妇女。

(2) 教育内容:乳腺癌的流行病学知识、早期筛查意义、内容和方法。

(3) 教育方法:上课教授、乳房自我检查的小组练习、示范和回复示范。

(4) 教育资料:VCD 录像、正常和异常的乳房模型、健康教育小册子。

(5) 教育时间:初次上课、课后练习、3、6、9 个月后分别进行电话随访和强化。

5. 项目实施

(1) 社区开发:与社区医院和社区妇女委员会联系,获取支持和配合,由他们组织妇女参与项目。

(2) 项目培训:培训社区医院的医生和护理学院的高年级护士学生。

(3) 社区为基础的干预:在社区选授课地点,根据妇女们的方便决定授课时间和训练时间,分批分组进行乳房自我检查的示范、练习和回复示范;在 3、6、9 个月后分别进行电话随访,有问题和困难者再组织学习和训练,在 6 个月时邮寄宣传资料进行强化。

阅读笔记

（4）项目执行的检测与质量控制

1）在项目设计时，与多方人员协商、沟通，讨论干预的方法、可行性、注意事项等，保证干预的顺利进行。

2）定期进行项目执行人和管理者的会议。

3）调查问卷的信效度检测。

4）项目实施前对所有研究助理进行为期4个半天的统一培训，并对培训内容进行考核，在进行随访前，对研究助理进行随访指导，以确保干预的质量和统一性。

5）研究进程和随访内容一律进行记录备案，随访结束后由研究者对研究对象进行选择性的随访质量调查，以保证随访的真实性和有效性。

6. 项目评价

（1）形成评价：聘请专业顾问，召开项目可行性研讨会，设计实施方案，项目预试验。

（2）过程评价：定期例会制度，由项目执行人向项目负责人报告实施情况、问题，讨论解决的方法。

（3）效果评价

1）授课前，对参加项目的妇女用乳腺癌及其早期筛查知识问卷、乳腺自我检查态度问卷、乳腺癌早期筛查信念问卷、乳腺癌早期筛查行为问卷进行基本情况调查。

2）授课后即刻，用乳腺癌及其早期筛查知识问卷调查授课的有效性。

（4）总结评价

1）一年后用授课前用过的调查问卷再调查。

2）收集参与妇女的感受和意见。

3）召开项目成员和社区相关人员会议，报告问卷调查结果。

4）项目人员总结工作经验和收获。

四、临床路径

临床路径（clinical pathway）是一种管理理念和模式，在保证、维持和改善医院的医疗质量中起到重要的作用，也为医疗部门的管理者、计划机构、医院和临床部门的决策提供依据。目前，应用临床路径于医疗护理服务上已日趋广泛，最常见的是在外科手术治疗和护理的应用，如产妇的正常分娩管理、老年髋部骨折管理、膝关节镜手术护理管理等；也有不少的医护团队应用临床路径于复杂的内科住院病人的管理，如脑卒中病人的管理、心力衰竭病人的管理等。临床路径不仅被应用于住院服务，也应用于社区康复，如老年急性心肌梗死病人康复管理、慢性阻塞性呼吸道疾病康复管理。临床路径是APN取得高质量和高成效护理服务的可靠工具。

（一）临床路径的定义

临床路径是医生、护士及其他专业人员针对某个疾病或手术所做的最适当、有顺序和时间性照顾计划。它以减少康复延迟与资源浪费、使服务对象获得最佳照顾质量为目的。临床路径的英文原名是"critical pathways"。其他名词包括"clinical path""care map""collaborative care""integrated care"等。

临床路径的定义告诉我们，临床路径的设计有几个关键点：多专业协调、有时间顺序、能控制和改进质量、以服务对象为中心。临床路径常用于多发的、费用高的、需多专业健康服务人员共同配合的疾病或手术。它用简单明了的计划方式，将常规的治疗、检查、护理活动立项、细化，即由多学科的专业人员将该疾病关键性的治疗、检查和护理活动标准化，根据住院天数及时间设计表格，使治疗、检查、护理活动按时间的顺序安排以达到最优化。运用临床路

阅读笔记

径,大多数病人由入院到出院都依流程接受照顾,达到缩短平均住院日、降低医疗成本、减少医疗资源浪费、提高服务质量的目标。

（二）临床路径的内容

临床路径的内容根据疾病的不同、手术的不同、医院的不同、病房的不同、专业人员的不同而会有服务项目内容的不同。但一般都包括预期结果、评估、多学科的服务措施、病人及其家人的相关教育、会诊、饮食、用药、活动、检验与检查、治疗和出院计划、变异记录等内容。

（三）实施临床路径的优势和困难

1. 实施临床路径的优势

（1）提高医疗服务效率:临床路径保证医疗护理措施在既定的时间内实现从而保证和提高服务的效率。

（2）降低医疗服务成本:临床路径通过对某一种疾病或手术规定应采取的措施及执行时间,达到减少不必要的浪费、消除过度的、重复的干预措施。

（3）保证服务质量:临床路径通过提供标准化的流程管理控制服务质量;通过路径变异的分析和改进增进服务质量。

2. 实施临床路径的效果 有关临床路径实施效果的研究结果表明,临床路径的运用可以达到多方面的效果:

（1）增加病人和家属满意度;

（2）测量和改善临床结果;

（3）持续的服务质量改善;

（4）促进多专业服务记录文件的整合,提高使用效率;

（5）有效管理和控制住院天数;

（6）减少并发症发生率;

（7）减少病人再住院率;

（8）有效管理财务和社会资源使用;

（9）降低住院病人的费用;

（10）提高工作人员满意度。

3. 实施临床路径的困难和障碍

（1）临床路径缺乏个性化考虑:由于临床路径的设计针对具有某种疾病的群体,提供的措施对群体中的任何个人都是一致的,所以,提供的医疗服务不能考虑群体中个人间的差异。因此,临床路径也容易被误认为是去专业化和去个性化的医疗护理服务手段。

（2）发展和实施临床路径费时费力:对很多医疗机构,在刚开始实施临床路径时花费较多。制定临床路径的发展计划,制定政策、程序和形式,指导研究,培训研究人员和各专业小组以及其他人员需要一定的时间。

（3）选择临床路径中的病种或手术困难:并不是所有的疾病和手术都适合用临床路径解决问题。因此在临床路径发展的早期需要确定哪些病种或哪些手术适合运用临床路径,这对于有些医院来说可能是困难的。例如某医院很少做移植手术,那么发展移植手术的临床路径就意义不大。

（4）医务人员对实施临床路径缺乏积极的态度:在刚刚发展和实施临床路径时,医务人员往往把临床路径看作是常规工作以外的额外工作。如临床路径的实施需要填写大量的记录单,花费一定的人力物力,这容易使工作人员对实施临床路径采取消极的态度。

（四）临床路径的发展步骤

1. 准备自己、说服他人 APN 的首要任务是要说服医护团队的全体成员和上级管理者,使他们认同临床路径的理念和可能带来的好处。APN 必须清楚临床路径的概念,多阅读临床

阅读笔记

路径应用实例,分析成功或失败的原因。

2. 选择临床路径　　在临床路径的病种选择时需要考虑:①医院的特长;②医生的兴趣;③已经实施临床路径的医院的成功及失败的经验;④费用的承受能力;⑤病例分布和住院量、平均住院天数、各种疾病的专业治疗量、各常规检查和功能检查的工作量等;⑥参与人员的业务素质,如专业水平和沟通能力等。选择临床路径的原则是:①常见的及需多个专业共同处理的疾病,如在骨科病房,会选择老年髋关节骨折需植入人工股骨头手术;在神经内科病房,会选择脑卒中;②高危的手术,如心血管搭桥手术;③昂贵的医疗费用,如肾移植手术;④混合以上几种原因的疾病或手术。

3. 组成专职发展临床路径的医疗护理团队　　选择合适的人选成为团队的组员和领导对日后发展临床路径有重要的意义。团队各成员需对临床路径做出正面的评价,以开放的态度,积极投入和贡献,还能接受个人及其他医护专业人士的意见。以脑卒中为例,发展此临床路径的医护团队最理想的成员应包括神经内科医师、脑卒中护理的 APN、物理治疗师、职业治疗师、言语治疗师、营养师和医务社会工作者等。同样,如果要发展用于内镜植入胃造瘘管术病人的治疗护理的临床路径,外科医师、外科 APN 和营养师是这个团队的重要成员。一般而言,为手术而发展的临床路径,术后护理成分较多,APN 是发展临床路径的最好人选。团队的领导需要有高度的分析能力和协调能力,有效处理团队中的矛盾,使团队成员以开放和真诚态度,在融洽的气氛中交流有关治疗和护理的意见。在很多情况下,APN 是联系整个团队的协调人,使各成员能了解临床路径的实践模式,协同作战。

4. 设计及确定工作目标及进度　　当医护团队成员找到共识,决定了合适的课题发展临床路径后,团队的领导需在多层面、多角度计划及落实目标及工作进度。实例 6-5 以临床路径来处理内镜植入胃造瘘管术的目标及工作进度的具体方法。

实例6-5

以临床路径护理内镜植入胃造瘘管术病人的目标及工作进度

1. 目标

(1) 病人及家人方面

1) 能接受不能正常由口进食;

2) 明白及依从术前准备和术后护理;

3) 做好出院安排;

4) 缩短住院期,减少医疗费用。

(2) 医护人员方面

1) 能按临床路径为病人执行由内镜植入胃造瘘管术的护理;

2) 为医护人员提供内镜植入胃造瘘管术护理指南。

(3) 医院方面

1) 缩短住院期使更多市民可使用医疗服务;

2) 提高医疗护理质量及医院声誉。

2. 工作进度

(1) 首次会议确立运用临床路径处理内镜植入胃造瘘管术的价值、分配工作进度和管理层在行政上的支持;

(2) 2个月内完成编写内镜植入胃造瘘管术的临床路径的初稿;

(3) 初稿完成后1个月完成内部咨询;

阅读笔记

（4）发展信息科技（information technology），为分析临床路径提供支持；

（5）分工监督进度，包括：指南的制定、信息科技支持及分析、推广及在职培训、临床执行，分析路径差异和整体进度监督等；

（6）临床测试临床路径第一稿内容的可行性及测试信息科技支持系统；

（7）举办在职培训，向第一线医护人员推广有关临床路径的使用；

（8）定期检查推行结果及报道路径差异分析结果，探讨改进方法；编写及制作对外推广稿件及临床推行成效。

5. 收集相关资料　发展临床路径所需收集的资料包括：①该疾病在最近几年在本医院或本病房的平均住院日；②该疾病的一般用药、检验、治疗、护理的常规；③该疾病每天的治疗护理实施情况；④该疾病治疗护理的结果和并发症发生的情况；⑤国内外有关该疾病的最新资料和研究结果。

6. 建立临床路径　对要实施的疾病或手术确定临床路径的预期结果，设计干预措施的内容，确定对病人及其家属的相关教育的内容、时间和方法，安排出院计划、确定变异的内容和记录要求。

7. 设计临床路径的版面　一般的临床路径多运用表格形式来指导使用者有关服务的内容和优先次序。良好的版面设计不但有助于使用者简化填写内容和缩短记录时间，而且能让阅读者对病人的病情进展一目了然。临床路径版面字体要端正及清晰可读，预留足够空间填写路径差异的资料。设计临床路径时要尽量简化记录，减少书写时间。如使用计算机软件作记录和统计工具，需要额外注意版面设计与计算机软件的匹配。

8. 诞生临床路径的初稿　制作临床路径的初稿是比较困难的。这个过程挑战各医护人员坦诚、开放和接受他人的态度，挑战团队协作的能力。编写临床路径前，每位组员最好先按时间次序列出自己对课题有关的常用的处理方法，寻找科研文献支持自己的论据。团队的领导或协调人在会议之前先思考及找出课题的关键，把这关键放入临床路径表上。一般临床路径的关键是要决定时间和指南的内容。编写临床路径并不一定以日作为时间单位，有些临床路径是用护理措施作为时间单位，以利物浦的临终关怀护理的临床路径为例，其第一部分是用护理评估作时间单位，第二部分是选用每隔四小时作时间单位。表6-8是护理内镜植入胃造瘘管术病人的关键内容和时间表。

表6-8　发展内镜植入胃造瘘管术病人临床路径的内容和时间表

日期	术前准备	手术日	术后第一日	术后第二日	术后第三日	出院前指导
转诊						
诊断						
药物及疼痛处理						
口腔卫生						
皮肤卫生						
营养补给						
插管及造口护理						
一般护理						
健康教育						
出院计划						
路径差异						

阅读笔记

以上临床路径是运用术前准备、手术日、术后数日、出院前指导作为时间单位；而内容选用了转诊、诊断、药物及疼痛处理、口腔卫生、皮肤卫生、营养补给、插管及造口护理、一般护理、健康教育和出院计划作单位。决定临床路径的时间单位需要参照该服务机构当时服务为依据，以符合有关服务的实质运作。以内镜植入胃造瘘管术为例，有些美国医院儿科的内镜植入胃造瘘管术是在日间手术室进行，在术后当天小孩的父母即可带患儿回家。推行短的住院期，当然要有多方面的合作配合，包括父母愿意承担术后的护理，他们在术前必须学会照顾技巧。一般而言，患儿术后较少发生并发症。这是因为美国的 APN 在术后数日会进行电话随访或家访，确保患儿得到正确的照顾，加上美国的医疗保险制度鼓励尽早出院。因此，短的临床路径天数就在这医疗制度下推行。其实，即使同一个临床路径题目，在不同的医疗制度和社会环境下，会用不同的时间单位。上述的内镜植入胃造瘘管术临床路径举例来自香港某一间综合性医院的老年科病房，这群接受内镜植入胃造瘘管术的老人，合并有多种慢性疾病，他们的伤口愈合时间和调节喂饲量时间均比一般成年人长，所以编排的临床路径的时间也较长。

9．确定临床路径　临床路径初稿需要经过团队人员多次讨论和协调、参考日常临床工作的实况、参考循证文献和医疗护理标准后才最后确定。

（五）临床路径的实施

临床路径的实施过程包括以下几个方面。

1．制定标准化医嘱和护理方案　标准化医嘱和护理方案是指依据某一种疾病的发展与变化制定出的该疾病基本的、必要的、常规的处理措施。这一标准化的医嘱和护理方案应与临床路径的内容相对应。使这一疾病的处理相对全面化、程序化、固定化，以方便明确临床路径的实施。

2．设定电脑套装检验单　将某病种某日需要做的检验项目一并输入电脑及套装化，以方便明确临床路径的进行，避免漏检或多检。

3．教育宣传　在实施临床路径前应举办说明会，对各专业人员进行说明和培训，使医生、护士和其他科室人员明确各自的角色和职责，通过沟通协调达成共识。同时，要向社会、病人和家属说明实施临床路径的目的和相关内容。

4．试行临床路径　通过试行对临床路径进行检测，找出存在的问题并加以修改，逐步完善临床路径。

（六）临床路径的记录

要完成一份完整的临床路径设计，还需注意临床路径记录方法及细则。发展临床路径的目的之一是简化日常的医疗护理服务记录，使阅读者能清楚知道病人病情的进展。在设计临床路径记录前，需要详细了解现行的医疗护理记录的系统，利用新发展的临床路径尽量减少重复的记录。

临床路径的记录是医护团队共同的责任而绝非病室护士独有的工作。每位负责处理有关病人的医护人员都需亲自记录病人的病情进展。每日上班前医护人员需阅读临床路径的指示来执行有关医护行动，下班前检查当日工作的进度和病人病情的进展，把结果记录在临床路径表上。实例 6-6 是一份完整的内镜植入胃造瘘管术的临床路径记录。

（七）临床路径的评价

临床路径的评价一般包括下列内容：①住院天数；②住院成本；③病人的临床结果；④病人及家属的满意度；⑤工作人员的满意度；⑥资源的利用度；⑦病人的并发症发生率；⑧病人的再住院率。

（八）路径差异的处理

路径差异（variance），也称路径变异，是指在按照临床路径的标准计划实施病人照顾的过程中出现了事先没有预计的情况。由于这些新情况的出现可能改变病人的住院天数，改变预

阅读笔记

实例 6-6

临床路径 - 内镜植入胃造瘘管术病人的完整记录单

××医院　内科	胃造瘘管型号___	姓名___	入选条件:	成效目标:
临床路径: 内镜植入胃造瘘管术	尺码___ 皮肤水平刻度 (cm)___	性别___ 年龄___ 病室___ 床号___	经内镜植入胃造瘘管术的成年人	1. 病人及家人依从术前准备和术后护理方案 2. 预防伤口感染 3. 做好出院安排及延续护理支持 4. 缩短住院日

日期	术前准备	手术日	术后第 1 日	术后第 2 日	术后第 3 日	出院前指导
转诊	转诊给胃造瘘 APN	转诊给营养师				转诊给社区 APN
诊断	1. 血液检查（凝血功能、血红蛋白） 2. 营养状况评估（体重、血清蛋白） 3. 肺部 X 线		由医师 / 胃造瘘 APN 确定肠蠕动正常后开始由胃造瘘喂饲			确定病人或家人胃造瘘管喂饲技能达标
药物及疼痛处理	1. 计划禁食期的给药方法 2. 计划术前抗生素的使用	禁食前给药（病人常规药物）、术前抗生素及止痛药	1. 恢复病人常规药物 2. 每 4 小时给止痛药	1. 经胃造瘘管喂饲病人的常规药物 2. 每 4 小时给止痛药	1. 经胃造瘘管喂饲病人的常规药物 2. 按需要给止痛药	1. 确定家人掌握经胃管给药 2. 确定家人掌握药物作用、副作用及正确地按医嘱用药
口腔护理	术前 3 日每日 4 次用消毒漱口水清洁口腔	每日 4 次用消毒漱口清洁口腔	每日 4 次用消毒漱口水清洁口腔	每日 4 次用消毒漱口水清洁口腔	每日 4 次用消毒漱口水清洁口腔	正常刷牙及清水漱口至少 2 次 / 日
皮肤护理	术前 3 日每日用冰浴露清洁皮肤	术前用冰浴露清洁皮肤	床上沐浴	床上沐浴	床上沐浴	1. 保持皮肤清洁 2. 免盆浴

阅读笔记

日期	术前准备	手术日	术后第 1 日	术后第 2 日	术后第 3 日	出院前指导
营养补给	确定不能安全地经口进食	1. 术前8小时禁食 2. 术后禁食 3. 静脉输液	1. 开始由胃造瘘管喂饲，每日4次，首次用清水100ml缓慢喂饲，如无渗漏转用100ml营养流质 2. 减少静脉输液量	1. 每日慢速喂饲4次，每次200ml营养流质，喂饲前后各用50ml温水冲洗胃造瘘管 2. 减少静脉输入量	1. 每日慢速喂饲4次，每次按需喂饲营养流质，喂饲前后各用50ml温水冲洗胃造瘘管 2. 不需静脉输液	1. 指导正确地管饲食物，给予足够的营养，定时、定量、定速喂饲 2. 随访管饲卫生措施
插管及造口护理		1. 术后即刻记录插管在皮肤水平面的刻度 2. 保持敷料清洁 3. 观察伤口渗液量 4. 每4小时抽取胃内容物	1. 保持敷料清洁 2. 保持插管在术后的皮肤水平刻度 3. 勿牵拉插管、切忌意外拔脱插管，套上储液袋	1. 保持敷料清洁 2. 保持插管在术后的皮肤水平刻度 3. 勿牵拉插管、切忌意外拔脱插管，套上储液袋	1. 用生理盐水清洁皮肤 2. 保持敷料清洁 3. 保持插管在术后的皮肤水平刻度 4. 勿牵拉插管、切忌意外拔脱插管，套上储液袋	1. 指导正确更换造口敷料方法以保持清洁及干燥 2. 保持插管在术后的皮肤水平刻度 3. 勿牵拉插管、切忌意外拔脱插管，套上储液袋 4. 注意造口周围皮肤感染症状
一般护理	1. 签手术同意书 2. 向病人及其家人解释术后护理计划	1. 每4小时检查血压、心率、体温及肠鸣音 2. 术后卧床休息 3. 床头贴上"胃造瘘管喂饲"标记	1. 每日2次检查血压、心率、体温及肠鸣音 2. 可以下床坐	1. 可在床边散步 2. 注意有否发热	1. 可进行正常活动但不可作蹲下和弯腰动作 2. 注意有否发热 3. 注意排便情况	1. 可进行正常活动但不可作蹲下和弯腰动作 2. 注意排便情况
健康教育	向病人及其家人介绍胃造构造	指导病人及其家人有关预防意外拔脱插管	指导病人及其家人有关胃造瘘管喂饲技巧	由病人或家人回复示范胃造瘘管喂饲技术至达标	由病人或家人回复示范胃造瘘管喂饲技术至达标	1. 指导复诊 2. 插管意外拔脱的居家应变方法
出院计划	确定出院后居住地点（居家/老人家）		指导家人订购喂饲食物	确定家人订购喂饲食物正确	确定家人掌握胃造瘘管喂饲技巧和造口护理	安排合适的交通工具

测的病人费用、改变预期的结果。所以,假设的标准临床路径与实际过程出现了偏离,与任何预期的决定相比有所变化的称为路径差异。

路径差异在使用临床路径时经常发生。路径差异反映了个案的独特性,医护人员在执行临床路径的同时需要对路径差异进行辨别和认识。需要系统地去收集、分析病例数据和经验,并进行临床路径的改进。一般来说,路径差异大致可分三大类:病人因素的差异,这是指病人的健康状况未能达到预期治疗或护理的效果;照顾者因素的差异,这是指照顾者未能预期为病人提供适当水平的照顾;机构因素的差异,这是指因机构运作问题未能为病人提供预期的服务。

发现路径差异依赖于及时的资料收集和分析。当个案具有相当数量的数据时,路径差异的内容分析就会变得复杂,需要处理一大堆文字资料,分析员可考虑应用质量研究方法,把复杂的资料重组,例如:与病人有关的路径差异可能分为术后感染(伤口、肺部)、术后胃造瘘管意外脱落、管饲流质吸收不良(腹泻、呕吐)等类型;与照顾者有关的路径差异可能分为没有固定照顾者、照顾者没有掌握照顾技巧、病人及照顾者不能负担管饲流质的费用等类型;与医疗系统有关的路径差异可能分为在术前没有提供化验报告结果、术前忘记转诊给胃造瘘的 APN、没有按照临床路径的标准来执行护理工作及没有记录路径差异等类型。掌握了以上的资料,分析员要考虑有关原因和发生率。针对术后感染问题、胃造瘘管意外脱落问题和管饲流质吸收不良等问题找出解决方案。如需要加强培训、加强临床督导或检查临床路径的关键点等措施。

处理路径差异时需要考虑其严重性,如果路径差异可能造成健康严重受损,那就需要立即处理。有些路径差异对服务无不良影响则不必处理。例如术后的胃造瘘管脱落会导致腹膜炎而危害病人生命,团队的领导需即时检查事故,找出导致胃造瘘管脱落的可能原因及改进方法。

注重于群体化服务的 APN 在临床路径的设计、实施、修订等各个方面都起着重要的作用。这个作用不是单纯的操作和执行,而是在团队中起领导作用。他要在评估临床群体的健康问题后与团队人员商量是否能用临床路径解决临床问题,如果答案是"是"的话,就应该着手设计临床路径,设计可能不是一个人完成的,APN 要起组织和领导的作用,与同事们一起设计。在运用阶段,APN 要跟踪实施的情况,什么情况是预计的,什么情况又是在意料之外的。在实施后,要组织对路径差异的讨论并组织对路径的修改。

近年来,群体化高级护理实践的工作方法除了上述的设立护理常规、建设临床工作指南、临床路径、护理主导项目等,还逐渐发展了以问题为中心的病人自助小组、健康网站等方法,让更多的目标人群参与健康项目。

小结

本章主要叙述了群体化高级护理实践的概念、群体的界定、群体化高级护理实践的工作目标和任务,群体化高级护理实践的工作程序,以及群体化 APN 的工作方法。

群体化高级护理实践相比个体化的高级护理实践有其自己的特性和特点。注重群体护理服务的 APN 在关注个体病人的健康问题时需要思考患有同样健康问题的其他人是怎样的,他们之间有没有共同点,又有哪些不同点。从这里起步开始群体化的护理实践。在护理计划和护理措施的实施阶段,APN 扮演者领导者、组织者、协调者的角色,引导整个工作团队为解决这一群体的健康问题共同工作。通过与个体化高级护理实践的比较,读者可以进一步理解群体化高级护理实践的内涵和方法。

(刘德贤 夏海鸥)

思考题

1. 群体化高级护理实践的特征有哪些?

阅读笔记

2．叙述群体化高级护理实践与个体化高级护理实践的区别和联系。

3．APN 在实践中的关键知识和能力有哪些？

4．试用一个理论作为框架发展一个解决一位住院病人健康问题的高级护理实践项目。

参考文献

1. 傅华，李枫. 现代健康促进理论与实践. 上海：复旦大学出版社，2003.

2. Anderson E T，McFarlane J M. Community as partner: Theory and practice in nursing. 3rd ed. Philadelphia：Lippincott Williams & Wilkins，2000.

3. Curley A C，Vitale P A. Population-based nursing: concepts and competencies for advanced practice. New York：Springer Publishing Company，2012.

4. Dykers P，Wheeler K. Planning implementing and evaluating critical pathways. New York：Springer Publishing Company，1997.

5. Hanchett E S. Nursing frameworks and community as client: bridging the gap. East Norwalk：Appleton & Lange，1988.

6. Laffrey S C. An exploration of adult health behaviors. Western Journal of Nursing Research，1990，12（4）：434.

7. Leavell H R，Clark E G. Preventive medicine for the doctor in his community: an epidemiological approach. 3rd ed. New York：Mcgraw Hill，1965.

8. Stanhope M，Lancaster J. Community & Public Health Nursing. St. Louis：Mosby，2004.

阅读笔记

第七章　APN 的管理

学习目标

1. 讨论卫生行政部门及医院管理者在推动高级护理实践中的角色与作用。
2. 阐述 APN 的岗位设置和职责。
3. 描述 APN 岗位与护理管理岗位的关系。
4. 阐述 APN 的准入、遴选和认证。
5. 了解 APN 培训基地的评审条件和程序。
6. 讨论 APN 的临床培养和成长。
7. 阐述高级护理实践评价的内容与方法。

　　高级护理实践活动在世界各地蓬勃发展，APN 的管理工作也受到越来越多的重视。从 20 世纪中叶开始，在美国、英国等许多国家兴起的高级护理实践活动对提高护理质量、加快护理专业发展、提升护士社会地位起到重要作用。但是，国内在 APN 的培养和管理上还存在诸多问题，如何培养出一支业务精、能力强、素质高的 APN 队伍，建立规范、科学标准化的 APN 培养模式和认证体系，明确 APN 在临床使用中的角色定位、工作职责和范畴，确定合理有效的 APN 使用和管理机制，探索一条中国特色的 APN 培养、使用和管理的合理化道路，充分发挥 APN 在专科护理领域的作用，推动高级护理实践的发展，是政府部门、医疗机构管理者共同努力的方向。本章介绍政府机构、医疗机构在推动高级护理实践中的角色和作用，APN 的培养和使用以及高级护理实践服务评价。

第一节　卫生行政部门在推动高级护理实践中的角色和作用

　　进入 20 世纪下半叶后，医学分科不断细化，各专科诊疗技术朝高精尖的方向发展，护理学科的发展也面临着前所未有的机遇与挑战。在这样的大背景下，高级护理实践活动应运而生并迅速发展，护理理论和实践得到扩展并被深入研究，这有力地促进了护理学科的纵深发

阅读笔记

展。高级护理实践活动在世界范围内的发展仅有几十年，在很多国家和地区仍处于起步阶段，政府机构在其规范与发展中起着不容忽视的作用。2016 年 11 月，国家卫生计划生育委员会印发的《全国护理事业发展规划（2016—2020 年）》（简称《规划》）将"发展专科护士队伍，提高专科护理水平"列为"十三五"规划的主要任务之一，同时制定了专科护士发展计划，并提出建立监督评估机制，对《规划》的实施进度和效果进行中期和终期评估，以及时发现问题，研究解决对策，推动规划有效落实。卫生行政部门常代表各级政府制定医疗卫生方面的法律法规政策，指导管理医院的运行和监督等工作，是高级护理实践活动的规划者和监管者。

一、卫生行政部门是高级护理实践活动的规划者

随着医疗卫生事业的迅速发展，人们对护理服务的需求不断提高，护理专业的发展走高级护理实践道路已成为国际化大趋势。然而法律保障缺乏、APN 管理欠完善、APN 管理制度不统一等问题严重制约了高级护理实践的发展，使 APN 的培养同样面临着挑战。加强对高级护理实践工作的规范化管理，有助于推动高级实践护理管理体制机制和制度创新，使 APN 队伍建设能平稳、健康发展，全面提升专科护理服务能力和专业技术水平。卫生行政部门作为高级护理实践活动的规划者，其职责包括：①成立权威的 APN 资格认证机构；②制定或完善相关政策法规并督促落实；③规划和指导高级护理实践活动的发展；④出台 APN 准入、培养、认证、使用与管理标准等系列规范。

1. 成立权威的资格认证机构　APN 认证机构必须具有执行 APN 认证制度的必要能力，在 APN 认证过程中能够客观、公正、独立地从事认证活动。在美国，除了国家许可的 APN 资格认证机构——美国专科护士委员会（ABNS），至少还有 67 家非政府认证机构，认证项目 95 种，涉及 134 个专科护理领域，各机构的认证资格在全国均承认有效。而在国内，各种认证机构同时存在，卫生行政部门、护理学术团体、医院、护理院校各自或联合推出自己的认证标准和程序，一家机构认证的 APN 常常得不到另一家机构的完全认可，这在一定程度上阻碍了 APN 的发展。因此，卫生行政部门有必要设立 APN 的专门的、权威的管理机构，组织对全国 APN 进行教育培训、资格认证、质量控制等统筹管理；也可委托专业护理学会全权办理，从而避免管理混乱。

2. 制定并完善相关政策法规　卫生行政部门组织护理学会等学术团体，学习和借鉴国外成熟、先进的管理和认证模式，结合我国 APN 培养现状，制订高级护理实践活动的总体发展规划及相关政策法规，构建适合我国 APN 发展的专科护理理论，指导各医疗机构规范开展高级护理实践活动，不断完善高级护理实践的政策及相关规范、标准，促进其规范、科学、有序、快速的发展。

3. 构建 APN 培养与使用　要发挥 APN 推动高级护理实践活动发展的作用，培养好 APN 队伍是前提，使用和管理好这支队伍是关键。目前，美国已经建立了一套完整的专科护理分类、培训、资格认证和管理体系，而国内在 APN 的准入、培养、资质认证、使用和管理标准等层面尚未形成规范的体系。规划和构建适合我国的 APN 人才培养体系和使用体系关系到 APN 队伍是否能健康发展、高级护理实践活动能否得到持续推进。卫生行政部门应加强对高级护理实践活动的科学研究，规范划分专科护理领域，将 APN 工作的领域拓展到多科护理领域，使更多病人接受专业化的护理服务；规范各领域 APN 的准入标准、培训内容和进阶制度；加强师资队伍培养和培训基地建设；确立 APN 认证与再认证的各项指标及标准；探索符合我国国情的 APN 人员配置、选拔、工作职责、绩效考核、薪酬福利等管理制度，激发 APN 的工作积极性和创造性。

二、卫生行政部门是高级护理实践活动的监管者

阅读笔记　　高级护理实践活动的兴起，使护理学科向纵深扩展，学科知识更复杂，学科技术更先进，

并涌现出一批受教育程度更高、实践范畴更专业、行使职能更独立的 APN 群体。保持高级护理实践活动质量的稳定、建设 APN 人才队伍，均离不开完善、有序的监管体系。高级护理实践的质量不仅取决于 APN 的素质和技术水平，也有赖于卫生行政部门的质量监督和管理水平。卫生行政部门应督促医疗机构落实高级护理实践发展的各项政策法规，统一高级实践护理活动的质量标准和评价体系，同时加强对高级护理实践活动的质量监督和服务评价，主动为高级护理实践活动的发展提供必要的支持与指导。

1. 督促落实高级护理实践活动的政策法规　卫生行政部门充分认识高级护理实践活动发展的重要性、必然性和紧迫性，将其与医药卫生事业发展规划相结合，组织医疗机构贯彻落实各项相关政策法规。督促落实高级护理实践的各项规章制度及各专科护理领域培训制度，落实 APN 岗位管理制度。在组织实施高级护理实践活动过程中，细化工作指标和任务，结合实际、积极探索、总结经验、逐步推广，确保各项任务落到实处，从而促进高级护理实践的稳步发展。

2. 监督与评价高级护理实践活动　高级护理实践质量是医院整体医疗质量的一部分，建立敏感的质量监督和评价指标体系，并对其进行质量监督和服务评价，对高级护理实践的效果有积极影响。国内对高级护理实践活动质量评价的研究尚处于起步阶段，严重滞后于高级护理实践的发展。卫生行政部门加强对高级护理实践活动监管队伍的建设，充分发挥护理学会等学术团体和其他社会组织的作用，建立专业化监管组织和多方位联合的监管模式，提升监管的信息化程度，确保监管效果。制订切实可行的评价方案，全过程监测高级护理实践政策法规的落实情况，并开展阶段性和终期评估；加强对 APN 培训工作的督导和管理，评价 APN 培训需求和培训效果并持续改进培训质量；制定医院临床高级护理实践工作考核评价标准，监控和管理医院专科护理质量，以提高高级护理实践活动的质量，最终使病人得到优质、高效、高度专业的护理服务。

第二节　医疗机构在推动高级护理实践中的角色和作用

在高级护理实践的发展过程中，和卫生行政部门一样，医疗机构的管理者同样起着不容忽视的作用，医院院长是高级护理实践活动的支持者、护理部主任是高级护理实践的推动者、科主任和护士长是高级护理实践的协调者。

一、院长是高级护理实践活动的支持者

APN 的培养与使用，高级护理实践活动的规范与推进，离不开医院在政策及人、财、物等多方面上的支持。充分展示高级护理实践活动的工作成效，让医院领导充分认识其在增加病人护理满意度、提高医疗机构护理专业水平和促进护理事业发展中的重要作用，以取得院长的支持。院长重视 APN 的工作，一方面在政策上旗帜鲜明地加以引导，引导全院医务人员正确认识专科护理工作、支持专科护理工作，为高级护理实践活动的发展创造良好的环境条件；另一方面积极解决高级护理实践活动发展过程中的障碍，在 APN 培养资金、学习机会、APN 地位及待遇上给予护理部门大力支持，为临床 APN 的使用提供机遇和平台，为高级护理实践活动在中国的发展创造良好的条件。总而言之，院长是高级护理实践活动的支持者。

1. 引导全院医务人员正确认识和支持 APN 的工作　随着病人对专科护理服务需求的显现，单纯技术熟练型的护士已不能满足现代护理工作的需求，医院需要一批临床经验丰富、专科技术娴熟、专业知识扎实及具有国际视野、综合素质全面的 APN，在某一专科领域为病人提供专门化的护理服务、解决专科护理难题，进而成为护理发展的领军人来带动专科护理技术的发展，高级护理实践活动应运而生。以 APN 为主体开展的高级护理实践活动在缩短平均住院

阅读笔记

日、降低医疗费用、减少并发症、提高病人生活质量和满意度方面发挥了显著作用，得到了同行及病人的好评。APN 的工作与全院各个科室的科主任、医生和护士有关联，为了得到他们的理解和支持，医院领导者有必要引导全院各个部门、各职工认识 APN 在临床医疗服务中的作用，为他们顺利开展工作营造开放、接纳的环境。

2. 积极清除高级护理实践活动发展过程中的障碍　在美国，APN 有较为完善的工作模式和薪资体系。由于护理教育水平和社会经济发展水平不一，其他国家和地区在高级护理实践推行过程中存在着各种各样的困难。很多国家和地区的医院并未设立 APN 岗位，或者设立了岗位，但其岗位职责、工作模式、岗位考评制度和岗位薪酬待遇不完善，严重影响了高级护理实践活动的发展。在国内，APN 在保证病人得到专业化高质量护理服务方面发挥着无法替代的作用，但仍存在没有专门职位、调动工作岗位随意等现象，造成了人才的浪费。院长要对 APN 给予高度重视和珍惜，为他们科学设置工作岗位和给予合理待遇，为其发挥作用提供平台和机会。

二、护理部主任是高级护理实践活动的推动者

在认清当前护理发展形势的基础上，护理部主任要积极抓住发展的机遇，在政策允许的范围内，制定符合临床岗位需求的 APN 培养与岗位管理方案，为推动医院高级护理实践活动的顺利开展争取良好的环境。

（一）制定 APN 培养方案，积极培养 APN

制定 APN 培养方案，积极培养 APN 并逐步提高其专业能力是护理学科建设的重要组成部分，是促进护理学科发展的重要战略举措，是推进高级护理实践活动的基础与灵魂。

1. 明确 APN 培养目标　APN 的培养目标是 APN 教育最终要达到的标准，是 APN 人才培养模式构建的核心，反映对 APN 培养的规格标准、努力方向和社会倾向性等方面的要求，对 APN 人才培养活动具有调控、规范、导向作用。护理部主任应重视专科人才培养系统规划体系的建立，立足医院学科的发展、临床护理工作的需要及护理队伍的现状，科学评估专科护理岗位需求，明确医院 APN 培养方向、目标、数量等，如选择在院内外有一定的影响力或是有较大社会需求的护理专科，制定 APN 培养计划，培养相关领域的 APN，以点带面，逐步推进。

2. 明确 APN 培养选拔条件　明确 APN 培养的选拔条件，是培养高质量 APN 队伍的基础，应对护士进行综合评估，选拔合适人员作为培养对象。护理部主任可以从专业素养、学历层次、工作经验和专业能力等方面设定选拔标准。为保障 APN 队伍的质量，可将选拔标准适当提高并与国际接轨。同时将 APN 培养选拔流程制度化，按照自主报名→科室评议→护理部审核的选拔流程，对培养对象进行层层筛选与考核，选拔出热爱护理专业、基础理论与技能扎实、团结协作精神强、刻苦钻研、发展潜力大的护士作为 APN 培养骨干。

3. 拓宽 APN 培养渠道　积极争取各方面资源，不断拓宽 APN 的培养渠道。依托地方机构或学会为 APN 的培养提供支持和培训机会，也可选派护士到港澳及发达城市参加 APN 培训，对于国内尚未开展 APN 培训的专业，积极联系国外培养机构，选送骨干力量赴国外进行专科培训，以促进医院 APN 队伍的茁壮成长，提升专科护理水平。

（二）建设 APN 岗位体系

"有位才能有为"，护理部主任有责任加快 APN 岗位体系建设，为 APN 发挥作用铺平道路。护理部主任应积极与医院领导协商，并组织对 APN 岗位职责、任职资格、工作模式、所属部门和薪酬待遇等进行分析，实现因事设岗、因岗择人，为 APN 在专科护理领域充分发挥其作用提供平台。岗位体系建设包括三个部分，即岗位设置、岗位分析和岗位评价。

1. APN 岗位设置　建设岗位体系首要的工作是进行岗位设置，它是设置 APN 岗位并赋予岗位特定功能的过程。目前，APN 往往先在业务上开展工作，然后由专门团体或政府为其立法和管理，存在 APN 权责不明、难尽其责的尴尬处境。因此，做好 APN 岗位设置工作，对于

阅读笔记

整体推进高级护理实践发展意义重大。

2. APN 岗位分析　岗位分析是指通过系统地收集、整理岗位相关信息,对岗位进行分析,最终确定岗位的定位、目标、工作任务、岗位职责、任职资格、工作条件与环境、业绩标准以及工作关系,由此制订岗位规范和岗位说明书的过程。对 APN 岗位进行分析,有助于明确 APN 工作职责和任务,建立规范的工作程序和模式,避免推诿扯皮、职责不清的现象。明确 APN 任职资格,有助于医院人事部门招聘、甄选和配置合适的人员,护理管理者据此培训 APN,使其更加胜任其工作。

3. APN 岗位评价　是在 APN 岗位分析的基础上,对岗位所承担的责任大小、工作强度、难易程度及任职条件等进行相对价值大小的评价,以此确定 APN 岗位报酬的过程。通过岗位评价可以建立与 APN 岗位相配套的薪酬待遇,体现其岗位价值,起到激励作用。建立 APN 岗位体系有助于实现高级护理实践管理的科学化、规范化和制度化,凝聚优秀护理人才,促进高级护理实践的发展。

三、科主任和护士长是高级护理实践活动的协同者

在欧美等高级护理实践发展比较成熟的国家,APN 与病区经理(护士长)是专业与管理两条发展路径。病区经理的专业发展路径侧重于管理;而 APN 的专业发展方向是成为在某一专门领域具有专长的专家型临床护士,主要从事专科护理、科研及专科会诊等工作。有些专科护士隶属于护理部,由护理部直接管理,有些则由临床部门主管管理,其待遇等同于病区经理。国内高级护理实践活动开展较晚,大部分医院对 APN 的选聘、培养、使用和管理未形成统一的管理架构和规范。

在高级护理实践活动的起步阶段,护士长应重点处理好两件事来促进高级护理实践活动的顺利开展。①处理好与 APN 的关系:护士长应在其管理中,为 APN 开展工作提供便利条件,促使 APN 职能作用得到充分发挥;APN 也应自觉接受护士长的管理。②处理好 APN 与 APN 的关系:APN 是从专业护士中成长起来的,目前 APN 培养名额有限,护士长要充分利用科室内 APN 的才能,以点带面促进科室 APN 的专业成长。

作为基层科室的决策者和管理者,科主任是医院方针政策、规章制度的落实者和执行者,他们对 APN 工作的协同能够有力地推动高级护理实践的发展。科主任多了解 APN 工作开展情况、所遇障碍及思想动态等,及时予以帮助和支持,提升 APN 及时发现问题和解决问题的能力。科主任和护士长在高级护理实践活动发展过程中能够有重要的促进作用,是 APN 工作的协调者。

APN 在世界各地发展的层次和水平不一,管理者应积极借鉴国内外 APN 发展的经验,扮演好高级护理实践活动支持者、推动者和协同者的角色,与各方一起努力促进高级护理实践活动开展得更快、更好。

第三节　APN 岗位的管理

在护士队伍中实施分层级管理,设置 APN 岗位,是调动护士积极性、稳定护士队伍的关键举措,是提高临床护理质量、促进护理学科发展的有效途径。加强 APN 岗位的管理,是发挥 APN 作用的重要保障。各级卫生行政部门和各医院要实行临床护士分层级管理,设置 APN 岗位,明确 APN 岗位职责,规范高级护理实践工作,营造高级护理实践人才成长的良好环境。

一、APN 岗位设置

护理工作的范畴越来越广,服务对象包括个人、家庭、群体和社区,服务地点涵盖医院、门

阅读笔记

诊、家庭和社区。医疗机构应根据能级对应的原则,实施临床护士分层级管理,分别设置 APN、责任护士、助理护士等不同层级的护理岗位。APN 岗位的设置,是实现高级护理实践活动的基础和保证。各医院可根据医疗护理工作需要确定优先发展的专科护理领域及其 APN 岗位。不同等级医院对 APN 岗位的要求不同,原则上所有医院都应设置 APN 岗位。建议三级医院的每个临床三级学科(专科)都要设置 APN,原则上一个专科护理方向设置一个 APN 岗位,如果专科有两个以上的病区,可考虑每个病区设置一个 APN 岗位。一、二级医院根据医院发展的需要和专科实际情况设置 APN 岗位,可先在发展得较好的专科建立 APN 岗位,负责医院本专科领域的高级护理实践活动。

在护理学成为临床一级学科的背景下,国务院学位办指出,各高校可以按照一定的申报程序自主设置二级学科,但护理学科的二级学科如何划分,其学科内涵如何科学界定,尚缺乏系统、深入的研究。APN 岗位的设置,要确保临床医学二、三级学科建设和诊疗服务需要以及专科护理发展的需要。早在 1859 年,南丁格尔就提出了护理的本质及对知识的需求不同于医疗,如果护理学科基本跟随医学专业划分的脚步,很多方面有悖于护理学自身的规律和特点。因此,APN 岗位的设置,既要保证临床医学发展的需要,也要加强护理专业自身的学科建设和专科护理建设,适当设置老年护理、糖尿病护理、造口护理、伤口护理、失禁护理、静脉治疗护理、营养护理、麻醉护理、血液透析护理、腹膜透析护理、移植护理、中医护理、医院感染护理、母婴保健、儿童保健、社区精神卫生、公共卫生等 APN 岗位,满足病人的护理需要。

二、APN 岗位与护理管理岗位的关系

高级护理实践活动是护理学科发展的必由之路。医院要建立临床护理晋级体系与护理管理晋级体系之间的对等关系。要建立管理、专业两条线并行的管理思路,独立设置 APN 岗位,使护士在专业上有更多的发展空间。明确 APN 的业务和行政隶属关系,APN 在业务上接受专科主任指导,在行政上隶属护理部管理。APN 与病区护士长有高度的职责分工,互不从属。APN 具有高度的专业自主权,护士长要充分发挥 APN 的专业主导作用。APN 主持并组织、指导本医院、本专科领域的全面业务技术工作。病区护士长主持科室人力和物质资源的管理,以确保护理单元高效率的运作。医院和护理管理者要为 APN 提供健康的工作环境,健康的工作环境包括 APN 专业发展的自主性,适当的基础设施支持,提供更多的学习机会和晋升机会,以及信息、通信和计算机技术的可用性等。

广东省在 2005 年开始培养 APN 并设置 APN 岗位,护理管理者刚开始的想法是 APN 不能同时兼任护士长,医院必须独立设置 APN 岗位。但有一些医院的 APN 同时兼任了护士长,实行一段时间后发现,由护士长兼任的 APN 干得更出色。因为在高级护理实践活动初始阶段,APN 有时难以协调和护士长的关系,以致不能很好地发挥作用。其实在临床工作中,护士长也可以是专科技术和学术上的带头人。因此,广东省护理管理者调整思路,在高级护理实践发展初始阶段,允许护士长兼任 APN,APN 也可以兼任护士长工作。从此,大量的 APN 走上护士长岗位,甚至护理部主任岗位,他们在专业和管理上都发挥着重要作用。实践证明,APN 同样可以像医疗专家一样兼任管理岗位,一样可以在管理岗位和专业岗位上同时发挥作用。但因为高级护理实践发展仍然处于起始阶段,需要 APN 花费大量的时间和精力进行临床实践并研究,而护士长或护理部主任工作繁忙,如果兼任管理岗位,会减少 APN 从事专业工作和临床研究的时间,为了把专业工作和研究工作做得更精更细,建议有条件的医院和专科还是独立设置 APN 岗位。苏州大学护理学院培养的 APN(高级专科护士)角色已经可以在护士分级绩效进阶中获得越级奖励,如按照年资仅可以在 N1 的临床护士由于具有 APN 的高级专科护理能力可以提前进阶到 N2 或 N2 进阶到 N3 护理岗位。

阅读笔记

三、APN 的岗位职责

护理的目标是促进人类健康、治愈以及成长。APN 的工作是诊断及处理人类对各种现存的及潜在的健康问题的反应，这种反应可能与生理性、心理性、社会性以及精神方面有关的。APN 的工作场所包括医院、门诊、家庭和社区等。各国家各地区对 APN 的岗位职责有着不同的要求。

ANA 在 1995 年指出所有的 APN 都能够独立的或协同做出健康保健决定，并积极地参加临床护理实践。他们可以提供给病人超越普通护士水平的高级评估技术和具有综合分析资料的能力。1996 年美国护理联盟在《高级实践注册护士的实践范围和标准》一文中也指出 APN 在评估、诊断和治疗病人、家属或者社区中现实存在的或潜在的各种复杂的健康问题、预防疾病伤残、维护人们健康和提供舒适方面体现较高的专业水平。APN 仍然要进行基础护理技术的操作，但他们在掌握知识的深度和广度方面更进一步，对于信息资料的组织水平更强，并且能实施复杂的操作技能和干预手段。

加拿大的执业护士，作为 APN，他们拥有处方权，拥有解释医疗诊断的合法性，他们可以开药物处方，指导医疗器械和其他的治疗工作，并执行护理程序。

英国在 20 世纪 90 年代中开始发展不同层次的护理服务。英国将 APN 的职责定位为：

1. APN 要基于高度发展的护理知识、技能，包括还没有被护士经常训练的技能，做出专业的自主的决策。APN 有义务接受病人尚未诊断的问题和做出关于他们的卫生保健需要的评估，如体格检查。APN 要筛查病人的疾病风险因素和疾病早期症状，应用决策和解决问题的技能做出鉴别诊断，发展病人的健康照顾计划，强调预防措施。

2. 开展必需的研究，提供个体化的治疗和照顾，作为团队的一部分，转介到其他机构。

3. 作为一个支持性的角色帮助人们管理和生活在无病状态下，提供咨询和健康教育。

4. 有权承担或转移护理个案，适当的转介病人到其他医疗保健机构。

5. 与其他学科医护专业人员合作。

6. 当有需要时，提供领导和顾问作用。

中国香港将 APN 的主要职责定位在：①提供复杂的专科护理；②作为复杂病例的个案管理者和护理协调者；③负责根据病人的病情进行分类和向医生请教；④管理临床护士，使其为病人提供专科护理；⑤提供专家意见，以实现病人的护理目标。中国大陆对 APN 的岗位职责还没有一个统一的要求。广东省卫生厅于 2013 年成立了专科护理发展委员会，专门研究和管理专科护理发展以及 APN 角色定位、岗位职责及管理。该专科护理发展委员会旨在通过规范专科护理管理，为专科护理的发展提供机会和平台，通过开展高级护理实践，积极培养护理高级专科人才，推动护理学科发展；通过开展高级护理实践，促进护理专科教育发展，提高护理质量水平。该专科护理管理委员会的管理职能是：建立符合国际标准的专科护理实践的专业品行守则和道德守则；协助草拟或制定省专科护理工作管理制度，研究省专科护理发展规划及范畴，包括优先、重点发展的专科护理领域；定期组织专科护理工作研讨会，分析和评价全省专科护理工作的成效，必要时参与危重症及疑难病历护理问题的讨论，指导专科护理工作；提出有关专科护理实践和教育的政策建议，定期复审现有政策及评审等方面工作，并提出完善和改进的建议。

广东省卫计委对 APN 的专业定位是：APN 是能独立实践的，有高度自主权和高级健康评估、决策技能，能胜任各种临床专科护理，协调多种专业人员解决专科性护理工作中的疑难问题，实施个案管理，为医疗和病人提供咨询，并可指导其他护士工作的临床高级护理人才。经过几年的实践，总结出广东省 APN 的岗位职责（实例 7-1）。

阅读笔记

实例 7-1

— 广东省 APN 岗位职责 —

1. 领导专科护理团队，在日常工作中贯彻团队的核心价值观及目标。敢于创新，致力重整工序以提高工作效率和护理成效。

2. 履行护理在法律、条例、规则及守则方面须遵守的法律及专业道德责任。

3. 为病人提供专业化的健康照顾。通过评估、诊断、计划、实施和评价，全面跟进复杂的临床个案。组织本专科领域护理查房和院内护理会诊，参与或主持本专科的危重、疑难病例或重大/围手术期讨论，分析病人主要护理问题、制定并不断调整护理计划，对临床实践提供指导和建议，确保本专科护理质量。

4. 与病人建立良好关系，在病人患病及康复的过程中促进其身心健康。根据病人治疗和康复需要，以各种方式与其他专业团队合作，建立有助病人痊愈或康复的工作环境和团队文化。

5. 熟练掌握专科理论、知识、技能，将知识融会贯通于实践中，并使之精益求精。

6. 发起、组织或参与临床护理研究。发掘医院或本专科护理质量改进项目，促进临床护理质量持续改进。

7. 制定和修订本专科护理工作指南、常规、护理质量标准及应急预案。与不同医疗专科合作，确保本专科护理质量。

8. 在条件成熟的专科，根据病人和专科业务发展需要，开设专科护理门诊。为住院和出院病人、家属和公众提供咨询服务。

9. 以专科护理/高级护理实践为主，平衡并适当地均衡临床实践、教育/咨询、科研/循证、订立标准等各方面的角色职能。

10. 掌握本护理学科发展的前沿动态，积极组织本专科的学术活动，培养专业护士。根据本专科发展的需要，确定本专科工作和研究方向，有计划、有目的、高质量地推广和应用专科护理新成果、新技术、新理论和新方法。参与医院/本专科继续教育项目。主持或协助完成护理研究生的临床带教工作。

第四节　APN 人才的管理

高级护理实践已成为专科护理发展的趋势，APN 的管理对于提高护理人力资源利用效能，保证病人安全，提高临床专科护理质量与成效有着重要的意义。如何建立 APN 准入制度、如何培养临床 APN、如何建立认证制度以保证知识更新等，值得探讨和研究。美国在近年提出 LACE 模式，LACE 分别代表着注册（licensure）、评审（accreditation）、认证（certification）、教育（education）。注册取得执照是授予 APN 实践的权利，给予法律的保障；评审是由认可机构对护理或护理相关的教育程度或认证计划的正式审查和核准；认证是对能表现相关知识，技能和经验的专科 APN 的正式承认；教育是对研究生学位或研究生证书课程的正式培养。本节将以 LACE 模式为主线，参考国内外现状，结合内地 APN 实践，从 APN 准入制度、APN 培训基地评审、APN 认证及临床培养等方面来阐述 APN 人才管理。

一、APN 准入制度

阅读笔记

什么样的护士可以成为 APN？普通护士如何成为 APN？要回答这个问题，必须建立 APN

准入制度,实现 APN 准入管理。

美国 APN 的准入制度包括三个方面:APN 培养项目准入制度、APN 资格认证准入制度、APN 执业准入制度。APN 培养项目准入制度是对 APN 培养机构、培养项目的资格进行鉴定、认可。APN 的培养是学历学位教育,属于护理高等教育的一种类型,必须符合有关护理高等教育的要求和标准。APN 资格认证准入制度是对 APN 资格认证机构、组织的认可,目的是使这些 APN 资格认证机构的 APN 资格认证考试或发放的资格证书符合州护士局的规定,或者是向公众证明认证机构的权威性和高品质保证性,以第三方的身份对认证机构的认证品质予以保证,以促进专科护理的质量和信誉。APN 执业准入制度是指注册护士经过专科护士培养程序的培养,达到预定的培养目标,获得在某一护理专科从业的能力,通过一定的程序授予资格证书以证明这种能力,并通过一定的程序获得政府管理部门的执照以示允许执业。执业准入制度包括资格制度和执照制度。APN 在其获得专科护士资格证书后,还必须向护士局申请专科护士执照。

ANA 对 APN 的准入有要求,APN 必须是注册护士,并具备以下条件(criteria):①通过硕士、博士学位,且获得专业资格和证书;②学习获得与某个护理领域相关的科学知识和高级临床实践训练;③具有分析复杂的临床问题的能力,具有广博的理论知识并能恰当地应用,并能预见护理措施的短期和长期效果。

目前中国内地没有统一的 APN 准入条件和制度,对 APN 培养项目和机构没有统一的鉴定和认可,也没有规定 APN 资格认证的机构和组织。我国学者对 APN 执业的准入标准进行了探讨,有的认为需要具备硕士以上学历,要求具有特定的临床工作经验,加上良好的人格素养;有的认为鉴于我国高等教育体制恢复晚,尤其是护理硕士以上毕业的人员少,建议定为本科以上学历,要求具有一定的实际工作经验和管理能力。如《江苏省专科护士培训管理规定》中规定报名者须符合以下基本条件:①临床注册护士;②本科及以上学历;③原则上 40 周岁以下;④具有 8 年以上的临床护理经验(含 3 年以上专科经历);⑤具有 2 年以上的临床护理带教经验。符合基本条件者,本人自愿申请,由所在单位推荐,经审核合格可参加全省统一组织的笔试,达到笔试分数线的考生,按各专业当年招生规模 1∶1.5 的比例进行面试,面试由各培训基地负责。考生成绩为笔试、面试成绩总和,其中笔试成绩占 50%,面试成绩占 50%,择优录取。

广东省卫生厅于 2005 年起在全省范围内培养 APN,2005 年委托南方医科大学和香港理工大学共同合办专科护士研究生课程班,专业涵盖糖尿病护理、老年护理、危重症护理、医院感染护理等四个专科领域。在"十一五"期间(2007—2011 年)广东省卫生厅与香港医院管理局签署协议,联合培养了涵盖 14 个专科的 614 名专科护士,专科领域包括成人重症监护、新生儿护理及 NICU/PICU、心脏病及 CCU、急诊护理、肾脏病及血液净化、围手术护理、骨科护理、老年护理、临床肿瘤护理、脑卒中护理、精神科护理、高级外科护理、助产护理、社区护理等。经过多年的实践,制定了广东省专科护士准入制度、遴选条件、专科护士培训基地评审细则、专科护士认证标准、专科护士培养标准总则以及专科护士管理办法等。关于专科护士的资质准入,广东省卫生厅制定了准入条件(实例 7-2)。

实例 7-2

广东省专科护士的遴选条件

1. 取得护士执业证书的注册护士。

2. 学历及工作经历要求:全日制硕士(科学学位或专业学位),具有 3 年以上临床护理(含 2 年专科)经验;或全日制本科毕业并具有 5 年以上临床护理(含 3 年专科)经验;非全日制硕士或本科应具有 8 年以上临床护理(含五年专科)经验。

阅读笔记

3. 接受省级卫生行政主管部门组织或委托的 APN 培训,考核合格,并具有省级卫生行政主管部门认可的 APN 资格证书;或在教育机关接受 6 个月以上的相应专科教育课程学习,并结业者。

4. 熟悉本学科基本理论、专科理论和专业技能,掌握相关学科知识,掌握专科危重病人的救治原则与抢救技能,在突发事件及急危重症病人救治中发挥重要作用。

5. 有丰富的临床护理工作经验,能循证解决本专科复杂疑难护理问题,有指导专业护士有效开展基础护理、专科护理的能力。

6. 有组织、指导临床、教学、科研的能力。

7. 熟练运用一门外国语获取学科信息和进行学术交流。

8. 及时跟踪并掌握国内外本专科新理论、新技术,每年接受相应专业领域的继续教育。

各地对于 APN 的遴选有着不同的要求。香港对 APN 的晋升条件是:①获得高级护理专业的资格,如护理专业研究生证书/课程文凭、护理学硕士或在护理专业进行大量训练的证明;②显示相关专科的护理知识和技能,卓越的临床领导才能,为临床进步的专业发展作出贡献;③拥有 10 年或以上的注册后经验,至少有 5 年以上相关临床专科经验。

二、APN 培训基地评审

APN 培训基地是为参加培训的 APN 提供专业理论课程和临床实践训练的重要场所,其硬件设施和软件环境都至关重要。APN 培训基地的设置应根据专科护理发展需要和 APN 培养的需要,并经过卫生行政主管部门或卫生行政主管部门委托的专业学会(或协会)作为第三方的评审和认定。近年来,各省卫生行政主管部门相继制定了专科护士培训基地评审细则,如广东省、江苏省、湖南省、贵州省及重庆市等卫生行政主管部门都颁发了《专科护士培训基地评审细则》并实施。

江苏省卫生厅于 2012 年下发了"江苏省专科护士培训基地评审细则",统一了全省专科护士培训基地的评审标准,并要求 APN 培训基地必须经过市级和省级卫生行政主管部门审核批准。评审标准包括基本条件和师资条件。

(一)基本条件

1. 医院及科室要求;

2. 相关疾病种类、专科护理技术例数要求;

3. 仪器设备;

4. 相关科室或实验室要求;

5. 所在医院或机构医疗相关指标;

6. 护理质量管理;

7. 临床护理教学;

8. 护理实践研究。

(二)师资条件

1. 人员配备。

2. 专科指导老师条件(包括师资队伍基本条件、理论课师资条件、实践课师资条件等)。

湖南省卫生厅 2013 年下发了《湖南省省级专科护士培训基地监督管理与考核办法》,明确了省级专科护士培训基地是指由省卫生厅确认成立的、专门进行全省相关专科领域护士专业能力培训的机构,并由省卫生厅及其委托机构省专科护理质量控制中心对基地的组织管理、教

阅读笔记

学管理、学生管理、教学质量、培训效果等实施监督、检查、考核及评定等。医疗机构申请成为某专业专科护士培训基地的,要对照《湖南省专科护士培训基地标准细则》组织自评,达到条件的可进行申报。每个单位原则上最多能申报 3 个专业的省级专科护士培训基地,可申报若干临床实习基地。培训基地实行动态管理,评审周期为 4 年。

2013 年 3 月重庆市卫生局印发了《重庆市专科护理培训基地管理办法》,规定申报专科护理培训基地应当符合下列基本条件:

1. 申报单位是国家三级甲等医院或医药高等院校,其医疗护理技术水平在市内领先,相关专科为医学专科中心(研究所)或者医疗护理专科技术水平具有一定优势;

2. 护理学科带头人为高级专业技术职务、有较高的学术水平和一定知名度;

3. 师资队伍整体实力雄厚,具有一批高学历和高级专业技术职称的临床医疗、护理师资队伍;

4. 具有承担本专业护理人才教学培训工作的条件和能力;

5. 具有承担国家和地区科研课题的能力,近 5 年获得相应护理科技、医疗成果奖。

重庆市卫生局并制定了临床专科护理培训基地的主要工作内容、建设标准及定期考核制度。医院每年组织考核评估一次,卫生局每 3 年组织考核评估一次。

贵州省按照《贵州省卫生厅办公室关于印发〈贵州省专科护理领域护士培训管理办法(2013版)〉的通知》《贵州省糖尿病专科护士培训基地评审标准(试行)》有关要求,由专科护士培训专家委员会对申报糖尿病专科护士基地的相关单位进行评审。

广东省卫生厅于 2014 年下发了《广东省专科护士培训基地认定管理试行办法(征求意见稿)》,该办法规范了专科护士培训基地的类别、数量和设置原则,制定了培训基地的认定条件、评审程序以及基地管理要求等。培训基地认定条件包括:医院资质、专科资质、教学条件、组织管理及保障条件。评审程序包括申报和评审,评审步骤包括形式审查、实地评审、评审结果、公示、公布等。培训基地每 4 年需复审一次。

三、APN 认证

APN 认证(certification)能规范 APN 的服务范畴,确保执业者能合乎相关的教育背景、资历及专业核心能力,确保 APN 的权利和义务得到保护和落实。APN 需要高水平的教育和展示高水平的临床和认知能力,但他们通常会受到一些阻碍,因为缺乏对他们安全和适当的实践能力的正式认证,因此,需要建立 APN 的认证制度。关于 APN 的认证,国际尚无统一标准,各国及不同地区有着不同的标准。

为了保证 APN 资格认证的质量和公信度,美国为认证机构的认证资格设定了复杂的规则和程序,主要包括两方面:一方面是第三方保证,即由认可机构对认证机构的认证资格进行审核、证明;另一方面是政府管理,即由官方的护士执业管理机构对认证机构和保证机构(认可机构)进行规则指导,以使最终的认证结果(APN 资格)得到官方的承认。各 APN 资格认证机构都制定有严格的 APN 资格认证程序,具体包括申请条件、考试要求、证书发放、证书更新、管理与费用等。如申请条件包括:①具有注册护士资格;②具有符合规定的学位:通常为硕士学位以上;③具有符合规定的护理实践;④具有符合规定的教育过程。认证考试分为笔试和计算机两种方式。APN 的资格认证考试是对 APN 具有执业能力的最终评价。考试通过,认证机构会给申请者颁发专科护士资格证书。APN 资格证书一般都有有效期,一般为五年,超过有效期要进行再认证。

日本护理协会对临床护理专家认证的基本条件为:通过专科护士资格认证考试,有保健或助产士或护士资格;临床工作 5 年以上;特定专科领域工作 3 年以上;通过护理系大学研究生课程,并取得特定护理专科领域规定的学分;再提出申请,经评审委员会评审合格后即可得到资格认定证书,得到资格认证的专科护士每 5 年接受一次资格审查进行资格更新,以保证其工作能力和质量。

中国内地尚未建立统一的认证系统。各省市根据自身情况会有不同的做法。有些省份是由省卫生厅认证并发证,也有些省份是由省护理学会认证并发证。如江苏、湖南、安徽、重庆等地是由省卫生厅发证的。《江苏省专科护士培训管理规定(试行)》中规定,专科护士在完成所有培训课程后的次年由"省级专科护士培训管理委员会"负责组织专家实施答辩工作,内容包括专题阐述(以临床实用为主,辅以科研)、自由提问与答辩,评估学员专业水平和实践能力。通过答辩者,颁发省卫生厅印制的《江苏省专科护士培训合格证书》。湖南省卫生厅 2015年 13 号文件《关于进一步加强护理工作的通知》中指出,湖南省建立了专科护士培训制度,在急诊、重症医学、肿瘤、手术室、介入、血液净化、器官移植、新生儿、精神科等专业领域开展省级专科护士培训考核工作,截至 2015 年底,全省共培训与考核认定相关专业领域专科护士12 000 多名。安徽省在 2010 年有 190 名学员经考试合格获得省卫生厅颁发的专科护士资格证书。自 2006 年以来,安徽省已连续四年培养各类专科护士共 706 名。

广东省护理专家总结了近年来广东高级护理实践活动,在《护理管理工作规范》中提出,APN 应由省级卫生行政主管部门组织或委托的 APN 认证机构进行认证,每年举行一次,发给资格认定证书,五年后资格更新。APN 的认证条件和程序为:

(一)资格审查

符合专科护士遴选和认证条件,由申请资格认证者提出申请,资格审查合格者填写"专科护士资格认定申请表"。

(二)笔试

内容包括护理学科基本理论、专科理论和专业技能。

(三)答辩

选择专责护理、个案管理或护理质量持续改进病例报告等进行专题阐述,自由提问与答辩,以评估学员专业水平和实践能力。

(四)临床能力综合评价

包括医院条件、护理部条件、专科条件、个人条件和专科护理实践能力。

1. 医院条件 医院领导重视 APN 的专业成长和实践,医院有 APN 培养计划和相关政策,有完善的 APN 工作制度。医院为 APN 提供专业服务平台:有专科病区,专科护理小组,专科护理门诊等。在护士分层级管理的框架下,设立 APN 岗位。

2. 护理部条件 护理部将护理学科建设和 APN 的培养放在重要位置。护理部成立专科护理发展委员会和各专科护理小组,并定期有效开展活动。APN 参加相应的专科护理小组并承担重要的角色。护理部协调有关部门,共同推动专科护理发展,解决 APN 的困难。为 APN 提供专科护理服务平台,并有明确的专科护理服务项目,有提供专科护理服务的病区或病人人群。

3. 专科条件 将 APN 的工作纳入本专科发展计划。所在专科实施临床护士分层级管理,实施以病人为中心的责任制整体护理。APN 参加医疗查房和疑难、危重和术前病例讨论。APN与医生共同研究、讨论医疗 / 治疗 / 护理计划。有顺畅的专科医疗 / 护理转介服务渠道。APN与病区护士长密切合作,有各自的职权范围和各自的职责分工。APN 主持并组织本专科领域的业务技术工作,护士长主持科室行政管理和人力物质资源的管理工作。

4. 个人条件 持有护士执业证书,并注册有效。具有本科以上学历。具有主管护师以上资格。在省级卫生行政主管部门认可的专科护理教育机构接受专科护理培训 6 个月以上。临床护理实践时间≥8 年;本专科护理实践时间≥5 年;在 APN 岗位实践时间≥1000 小时 / 年。

5. 专科护理实践能力

阅读笔记

(1)主持本专科护理业务工作。实施专科护理查房,每周不少于三次。

（2）开设专科护理门诊，提供累计门诊病人数。包括个案护理案例、专责护理案例和院内外护理会诊案例。

（3）有完整的患者信息数据库，为随访、会诊、转诊提供资料。

（4）承担疑难危重患者的专责护理。对复杂个案全面跟踪。实施循证护理。

（5）组织本专科领域复杂、疑难、重大或新行手术病例的护理讨论。

（6）在临床护士分层级管理中，能体现 APN 的贡献，在护理文书记录中能体现 APN 的指导作用。

广东省卫生厅于 2015 年制定了《广东省专科护士管理试行办法》，该办法在省级专科护士组织架构、基地建设、培训、执业和管理等方面都做了明确的规范，正在实施过程中，并正在争取获得政府的认可。（详见附《广东省专科护士管理试行办法》）。

纵观目前中国内地对专科护士的培养和认证，有两点建议需专家们达成共识。一是关于 APN 的准入条件。根据 ANA 对 APN 的定义：APN 应有研究生学历；这些 APN 为受照顾者进行全面健康评估，显示高度的自主，拥有专家型知识及技巧，能诊断和处理个人、家庭及社区对现存或潜在健康问题的复杂反应，并且针对急性或慢性健康问题作临床决策，促进安康。因此，APN 应具备研究生学历和 / 或硕士学位以上。但鉴于国内还处在高级护理实践发展过程中，对 APN 的学历要求可以放宽到本科以上。若干年后，APN 的学历则需要完成过渡到研究生学历（和 / 或硕士学位）以上。二是 APN 的认证。目前既有省卫生厅的认证，由省卫生厅颁发专科护士证书，也有省级护理学会认证并发证的。建议统一由省卫生行政主管部门或其委托认可的机构认证并发证。

四、APN 临床培养

护士毕业后在临床的培养和再教育是护士临床能力的重要保障。APN 作为推动临床护理实践发展的主力军，研究和探讨其临床培养手段和策略，对提高护理专业人才的临床实践水平、改善临床护理质量具有重大的现实意义。

在美国，APN 的培养通常在高等院校。申请接受 APN 培训课程教育有一定的条件限制，而且不同的护理院系的规定也不完全一样，但前置学位和注册护士资格是必需的。美国研究生招生方式很灵活，大学具有招生自主权。没有政府组织的全国性招生考试，但有民间机构组织的统一考试如 GRE，考试成绩是高等院校重要的招生参考依据，但许多学校也并不要求 GRE 成绩。APN 课程通常的招生要求有：①申请；②推荐信；③ GPA（过往学习期间的平均成绩）、GRE 分数；④入学考试；⑤入学面试；⑥专科临床实践证明等。APN 的临床培养在大陆没有固定的模式，如北京市 ICU 专科护士培训时间为 3 个月，其中理论培训 1 个月，临床实践 2 个月，学生需在 3 个月中完成理论考试、操作考试、临床实习和一篇本专科综述。广州中山大学造口治疗师学校对造口治疗师的培训时间为 3 个月，包括理论培训、临床实践及考核。江苏省在《专科护士培训管理规定（试行）》中对教学时间做了统一的规定，理论课时不少于 1 个月，实践课时不少于 2 个月。江苏省糖尿病专科护士培训基地对糖尿病专科护士的培训分为三个阶段：理论学习（课堂教学）、临床实践（境内、境外）和答辩，总时间为全脱产 3 个月。时间分配为理论：实践为 1 : 1，理论学习采取分阶段集中的方式，即 1～2 周集中授课，然后回到临床，再集中再实践；临床实践除在特定的医院临床实习外，还有 2 周在香港威尔斯亲王医院糖尿病及内分泌科中心实习，由该中心的 APN、CNS 一对一带教；最后阶段是答辩。广东省卫生厅在《专科护士管理试行办法》中明确了专科护士的培训周期为 6～10 个月，包括公共基础课、专业理论课和临床培训课。理论课总学时不少于 1 个月，临床培训课不少于 5 个月。专科护士培训方式以临床培训为主，各相关专科的专业理论和临床培训交叉进行。临床培训期间实行 24 小时负责制。2007—2011 年期间，广东省卫生厅与香港医院管理局联合培养的赴港专

阅读笔记

科护士,培养时间为 10 个月,全部在香港培训,按照香港培养专科护士的方法来培养广东的专科护士,每周安排 4 天时间在临床实践,1 天时间理论培训。

高级护理实践是基于证据的护理,APN 应善于应用循证护理的理论寻找证据,进行循证护理。Langstaff 等提出,APN 应花费 50% 的时间在病房,对病人提供直接的护理、床边教育、病案讨论,另外 50% 的时间发展和研究临床护理。还有学者对康复 APN 的时间分配进行了研究,结果表明,这些 APN 将 39% 时间用于临床实践,16% 用于教育,38% 用于会诊,29% 用于研究。APN 是研究和发展临床护理和专科护理的主力军,必须具备循证能力和研究能力,为患者提供基于证据的护理。

APN 的培养和成长,是一个理论和实践逐步提高的过程。APN 的临床培养一定要立足临床,APN 要亲自管病人,开设门诊,坚持护理查房、护理会诊、临床讲课、疑难病例讨论及个案管理等,要将书本上学到的知识安全地应用到护理患者的实践中去。其中护理查房是临床护士成长的良好途径,也是让病人得到有成效护理的基本保证。通过护理查房,可以达到以下目的:①解决临床护理工作中的问题,作出处理决定;②不断提升专科护理内涵和质量;③及时发现高危高风险因素,实施前瞻性质量控制;④建立临床护士教育训练的长效机制。结合实际,培养和提高护士临床思维和专业能力。

APN 的培养和成长,从无到有,并非一帆风顺,诸多 APN 在成长过程中经历了太多的困难和磨炼,但他们终于成长起来了。实例 7-3 和实例 7-4 是两位 APN 的成长过程。

实例 7-3

专科护士成长经历及案例分享

我是 2007 年赴港研修的骨科专科护士,2008 年 5 月回到医院工作至今。专科护士工作从无到有,非常艰辛。让我感受最深刻的是第一年开展专科护士工作。护理部陈主任非常重视,以"有为才有位,有位更有为"激励着专科护士开展工作,不仅在我院设立了"专科护士"岗位,还经常抽时间与专科护士开会,了解我们工作情况,有了一点专业上的小成绩就在不同场合高度表扬我们,在了解我们工作中遇到的困难后还亲自与专科主任、护士长沟通,在护理部领导的不懈努力下,我院的专科护士顺利开展工作。

让我记忆犹新的是 2008 年在骨科推广截瘫病人的肠道排便功能康复训练新技术时碰到的困难。在四川地震救治的一位叫孙××病人,诊断是:腰 1 椎体骨折伴不全截瘫,她是我首次应用在香港医院学到的脊髓损伤导致截瘫患者的肠道排便功能及膀胱排尿功能康复护理新方法的成功个案。在之前,这类病人传统的排便护理方法无法解决大便失禁的问题,让病人及家属痛苦不堪。当时科室主任、护士长很支持开展这项新技术,但在开展的过程中困难重重,部分同事对此存在不正确的观念,认为我不但不参加护士的正常轮班还给大家添加又脏又累的工作,甚至不愿意参加培训,更不愿意主动地学习和开展这项新技术。为了推动这项新技术的开展,我们进行了全员培训,但部分同事在实际操作时不熟练或我不在班时训练中断,没有连贯性的训练影响了病人康复的速度,加上没有团队的支持让我非常苦恼。就在那时我有幸参加了广东省护理教育中心举办的第一期《解决问题,促进健康的学习班》,学会了如何去培训和引导护士工作,并向专科主任争取了在骨科医护季度读书汇报会上讲《截瘫患者肠道排便及膀胱排尿康复护理新方法》,得到医生们的认可。课后骨科李主任就对全体医护人员说:"这是目前对截瘫病人最好的护理方法,医生要了解及配合护士的工作,每一位护士都要学会这项新技术解决病人的大小便问题,提高病人的生活质量"。我重新调整培训方案,从

阅读笔记

11 名护士中挑选两名工作热情、责任心强者作为专科护理小组成员，专科护士进行现场示范和指导，并让护士亲身体会护理截瘫病人使其形成规律性排便的成功个案，在业务学习时让两人分享成功个案，让同事们感受护理患者给我们带来的成就感、深刻体现护理专业价值，主动为截瘫病人进行规律性排便康复训练。经过 3 个月全体护士的共同努力，我们顺利开展了这项技术，真正提高了截瘫病人的生活质量。

案例：林××，女性，39 岁

诊断：胸 11、12 椎体爆裂性骨折伴不全瘫

因 2008 年 12 月 25 日高处跌伤致腰痛伴双下肢感觉活动障碍 2 天收入院，患者受伤后双下肢麻木乏力，大小便失禁。专科护士指导责任护士为病人制定肠道排便功能及膀胱排尿功能康复训练计划，并一对一的现场训练指导，病人通过 45 天的康复训练形成了规律性的排便习惯并恢复了自主排尿功能。

（资料来源：暨南大学附属第一医院　刘翠青）

实例 7-4

伤口／造口专科实践过程

我是伤口／造口专科护士，有幸参加了 2008 年 3 月至 6 月中山大学造口治疗师学校培训，并取得国际造口治疗师资质。学成归来，回到普通外科，如何开展专科工作、如何拓展病员是摆在面前的问题。在病房，除了要完成本班的职责外，还要兼职护理伤口病人。我坚持利用中午、周末和自己的休息时间护理伤口病人。随着接诊的伤口造口患者数量的增加，医院独立设置了伤口专科护士岗位，让我真正成为了一名伤口／造口专科护士。在工作中，医院赋予我独立的专业自主权，主持并组织指导本医院、本专科领域的全面业务技术工作，工作的范围包括：住院部、门诊、居家的慢性伤口、造口、失禁的病人。护理范围包括慢性伤口、造口、失禁患者等病人。在伤口造口护理领域，伤口专科护士具有专业主导作用。但工作也并非一帆风顺，开展工作中遇到了诸多的困难，经过个人和团队的努力而迎刃而解。

1. 没有材料　开展专科工作初期，由于我是医院第一个外出学习归来的造口治疗师，开展伤口专科护理是一片空白，初期医院没有引进新型敷料时，评估后和病人或家属充分沟通，让病人自行到开展伤口护理较好的医院的药房自行购买。后来在医院领导、设备科、护理部的共同努力下，新型敷料作为自费耗材引进医院，使得工作开展顺利。

2. 没有病人　如何拓展病人的来源，让更多的医护人员、病人知道伤口专科护理，是开展工作的当务之急；开展伤口专科护理的核心是为伤口病人提供高质量的专科服务，若没有病人，一切的工作都为零。在医院领导、护理部、科室护长的帮助下，利用媒体宣传我院伤口／造口专科门诊开张、开展院内的业务学习在医院内推动伤口／造口专科的新知识、新业务。另外，一定要立足临床，亲自管理好病人。为打开局面，选择接诊的第一位病人十分重要，要求难度适中；与主管医生、病人做好沟通、充分评估，每次护理伤口时，主动邀请主管医生一起观察伤口，做好资料的全程收集，让医生见证伤口护理的过程，有问题及时沟通。这样，医生也会间接宣传和转介患者。记得接诊的第一位伤口病人，是在香港某医院术后的进行康复中左下肢不慎烫伤，两年多经传统治疗、吹氧创面经久不愈合，转诊到伤口造口专科，经过仔细评估，精心护理 21 天，伤口愈合。从那以后，医务人员转介慢性伤口病人逐渐增多。

阅读笔记

> 　　3. 工作过程遇到不理解、不支持　专科护士成长的过程，并非一帆风顺，从来都是铺满荆棘；成长的道路注定有支持、有反对，有欢笑、也有挫折。时常也会遇到同事的不理解、不支持等的时候，这时，我会去找护理部陈主任聊聊工作中遇到的烦恼，陈主任会耐心、细心地分析，开导我，引导我走向正确的方向。在伤口护理工作中，强调多学科团队合作的力量，伤口护理只是其中的小部分，任何一位慢性伤口病人伤口的愈合，都离不开医护人员、病人、家属、陪护等相互配合，缺一不可。建立完善的护理会诊制度，通过临床查房，不断提升伤口护理的内涵和质量，同时加强自身业务水平、临床思维和专业能力，获得医护人员和病人的支持和肯定。
>
> 　　始终记得陈主任说的一句话：有为才有位，有位更有为。医院领导、护理部为我们提供了良好的平台，我们要做出成绩，才对得起专科护士的称号。
>
> 　　　　　　　　　　　　　　　　　　　　　　（资料来源：暨南大学附属第一医院　朱燕英）

　　医学护理发展迅速，技术不断创新，APN 的临床培养需要终生接受教育。APN 要根据临床的需要，主动查找文献，独立思考，不断反思，开展以问题为基础的学习和以证据为基础的实践，不断提高自身素质、理论水平和技术水平。高级护理实践是以结局为导向的护理，APN 要关注和改善影响患者临床成效和健康结局。南丁格尔说：护理就是让病人感觉更好。让病人获得更好的护理效果是 APN 追求的目标。

第五节　高级护理实践服务评价

　　高级护理实践服务评价是指通过护理服务质量评价组织，根据既定的评价标准和指标，采用科学的评价方法对高级护理实践活动符合标准的程度进行系统评估，以了解其是否达到预定的标准和要求。服务评价决定护理行为的调整方向，直接影响护理效果，是提高和改善高级护理实践活动服务质量的重要环节之一。服务评价由护理评价组织、评价标准和指标、评价内容和评价方法等要素组成，是一项系统的科学工程。对高级护理实践活动的服务质量进行评价，有助于对护理的全过程进行监督、督促，能有效地规范 APN 的行为，从而保证病人安全，实现护理服务质量的持续改进。

一、服务评价的由来

　　护理服务质量是指护理服务满足规定或潜在要求的特征或特性方面的优劣程度，即护理效果的高低。护理服务质量评价是对护理质量进行判断，表明质量差异，区分优劣等级。护理质量评价指标不仅是衡量各项护理工作的准则和重要依据，也是指导护士工作的指南。科学的评价不仅可以帮助判断护理质量的优劣，更重要的是可以帮助鉴别护理工作中存在的差距和问题，从而有的放矢地改进、推动护理服务质量不断提高。

　　护理服务的评价实践源于南丁格尔时代。南丁格尔在克里米亚战争中记录和分析了健康服务的状况，开始系统地运用病人疾病转归来评价健康服务。自南丁格尔以后，人们开始试图定义、测量和使用病人结局作为评价健康服务系统服务质量的指标，但主要用于评价医生的实践活动。20 世纪早期，波士顿外科医生 Ernest Amory Codman 提出了使用以疾病转归为依据的测量工具来说明医疗服务质量的设想，他的工作开创了现代医疗实践以结局转归作为评价指标的先河。

　　美国学者 Avedis Donabedian 于 1968 年首次提出质量评价三层次理论，即结构、过程、结果。之后，这一评价框架在医疗质量研究和实践领域得到应用，即将医疗质量分解为基础条件质量、

阅读笔记

工作环节质量和服务终末质量三个部分。这个理论模型的产生和发展为护理服务质量管理提供了科学工具，成为 20 世纪 80 年代初期各国建立护理服务质量标准与评价的主要理论基础。美国健康保健评鉴联合委员会（Joint Commission on Accreditation of Healthcare Organization，JCAHO）率先发起了对护理服务质量评价指标体系的系列研究，通过建立指标体系对护理服务质量进行测定、评价。

进入 20 世纪 90 年代，护理服务质量评价指标的研究已经成为热点问题。ANA 以 Donabedian 的理论模式作为理论基础，大规模地针对急症医疗机构进行护理质量评价，筛选出 10 项护理质量评价指标，之后 ANA 组织建立了护理质量评价指标国家数据库，完成了 10 个基于社区的非急症护理质量评价指标。20 世纪 90 年代后期，国外学者将 Evans 和 Stoddard 的健康模式与 Donabedian 的质量模式相结合，形成一个新的概念模式，用于护理质量评价。该模式提出护士、服务对象、环境、健康和疾病、护理结果五个重要概念，解释了护士角色要求、服务对象特征和需求、护理和服务对象环境要求、健康教育管理、疾病管理以及最终护理效果，这一模式多用于美国社区和家庭护理质量标准和评价体系的建立。与此同时，通过多种研究方法，对专科护理领域服务质量评价的研究也进一步得到加强。

二、服务评价的指标

护理质量评价指标是对护理质量的数量化测定，是评价临床护理质量及其护理活动的工具。护理质量评价指标应具备易测性、数据可及性、有效性、特异性、客观性和灵敏性等特征，对护理学科的发展具有导向和促进作用。高级护理实践服务评价指标应包括结构指标、过程指标和结局指标。

（一）结构指标

结构指标即要素指标，是指进行护理服务时组织结构、人力资源、物资设施等配置。

1. 组织结构层面　管理组织架构、管理制度与规范等。

2. 人力资源层面　APN 岗位管理体系，如床护比、专科护理时间、资质与考核、实践能力、权利和职责、继续教育与培训等。

3. 物资设施层面　专科护理场地基础设施配置、特殊仪器配置等。

（二）过程指标

过程指标即环节指标，指各种要素通过组织管理形成的各项工作项目及其工作程序的质量，属于护理活动过程质量，着眼于评价护理工作的过程，包括制度执行情况、专业化护理实践等。

1. 制度执行层面　护理核心制度、工作职责、质量管理落实情况等。

2. 护理实践层面　病人评估和病情观察、护理操作技术、感染控制、文书记录、健康教育等。

（三）结局指标

结局指标即结果指标，主要指病人接受护理服务后身体及心理状况的改善和产生的直接效益，主要包括病人临床指标、满意度指标、效益指标等。

1. 临床指标　临床指标可以分为与病人安全相关的敏感指标、与病人的功能恢复相关的功能指标和反映高级护理实践的延续性和持续不断改进的动态指标。

（1）敏感指标：将评价临床质量和病人安全的国际认可的敏感指标用于评价不同于基本护理的结局。如意外拔管率、误吸误食率、意外跌倒、走失率、坠床率等。

（2）功能指标：APN 对功能缺失病人的关注度，通过国际通用功能量表在临床的选择和使用，评价状态的识别与处理。如吞咽功能的评估与训练、营养问题的评估与处理、日常生活能力的评估与训练、脊髓损伤病人排泄功能的评估与重建等。

（3）动态指标：动态反映高级护理实践延续性和持续改进效果的指标。如护理疑难病种类

阅读笔记

别的变化,复杂案例积累数量的变化,不良事件发生率、意外拔管率、跌倒率、压疮发生率及变化等。

2. 满意度指标　病人和同行是 APN 业绩最好的见证者,能客观、公正地反映 APN 的工作状况。如调查显示 92% 的病人认为 APN 的工作非常有价值,并希望 APN 继续为他们服务;而针对护士的调查显示,护士认为 APN 具有存在价值,其中 65.8% 的注册护士认为 APN 是最关心病人,最容易接近,知识最丰富的护士。

(1)病人满意度:通过病人群体的满意度的变化,评价 APN 的专业水平和解决疑难复杂问题的能力,相关改进措施在病人群体中的反应,直接了解 APN 的工作业绩。

(2)护士满意度:通过调查 APN 个人的工作满意度、个人的专业成就感、护士非正常流失率,评价护士个人的满意度,以间接评价高级护理实践的管理成效。

3. 效益指标　主要包括社会效益和经济效益两个方面。APN 创造社会效益的方式有提供临床护理、书写会诊记录、个案管理、法律顾问、举行讲座、编写教案、出版书籍和发表学术论文等;创造经济效益的渠道有使病人提早出院和提供低成本、高效益服务与护理改革等。通过伤口愈合率、功能恢复率、平均住院日等指标,评价护理的效果和间接产生的经济效益;也可以通过开展新的护理服务项目,如开设专科护理门诊、髋关节术后深静脉血栓形成的预防、肺部机械排痰等,计算为医院增加的经济收入。有关病人费用的调查显示,APN 组早期费用高于对照组,但后期的花费及总体花费明显低于对照组。

三、服务评价的方法

评价方法是指评价组织采用什么样的方式对评价内容开展评价活动。评价组织可以是卫生行政部门、医疗机构专设的评价组织,持续或定期对服务质量进行评价,确定评价的结果,并对结果进行反馈。在组织一次全面、系统的高级护理实践服务质量评价前,可先成立由护士、医生、行政人员组成的服务质量评价小组,评价小组的成员需是各自领域的专家,并掌握了 APN 的国际评价标准。结合我国 APN 的工作情况,服务评价的方法有以下几个分类。

(一)根据服务评价的目标确定方法

1. 整体评价　对高级护理实践整体活动进行全面、系统的评价,一般在高级护理实践实施 1 年后进行。

2. 专项评价　对高级护理实践的某个项目进行评价。

3. 专题分享　交流高级护理实践既能推动高素质护理工作,亦是一种宣传 APN 的好方法,在活动的过程中进行评价。

(二)根据服务评价的时段确定方法

按照服务评价的时段可以分为目标评价、过程评价和结果评价三种。评价所需时间可以不固定,一般包含以下几种方法:

1. 回顾分析　包括对医院的相关政策、会议记录等进行相关数据分析。

2. 实地考察　考察 APN 的工作场所、医院设施和相关环境,了解医院层面给予的支持和保障,如岗位设置、专科门诊、会诊流程等。

3. 案例评价　专家与医疗护理人员一起阅读病人的住院病历(一般 2~3 份),听取 APN 对某一个案的分析,到病人床边了解其服务质量以及解决复杂疑难问题的能力。

4. 问卷调查　利用测评量表对 APN 核心能力、病人满意度进行评价。

5. 随机访谈　向与 APN 一同工作的医生、护士,了解其合作能力、沟通能力以及专业角色的体现。

6. 约见领导　向护士长、科室主任、护理部主任、分管院长等医院各层领导反馈服务质量评价的结果,讨论需要改进的建议和意见。

阅读笔记

小结

　　本章阐述了政府机构和医疗机构在高级护理实践发展中的角色和作用、APN 岗位的管理、APN 的管理以及高级护理实践服务评价。高级护理实践在世界范围内迅速发展，是护理服务向专科化发展的标志，对护理学科发展具有举足轻重的作用。在这个过程中，APN 的管理工作至关重要，政府和医疗机构的管理者应着重探讨其在高级护理实践发展过程中的作用，研讨 APN 的准入、遴选和认证制度，关注 APN 的培养和再教育，推动 APN 岗位和岗位职责的建立与完善，加速高级护理实践服务评价指标体系和数据库的建立，规范专科护理管理工作，营造高级护理实践人才成长的良好环境。

（陈伟菊　赵丽萍）

思考题

　　1. 分析管理者在高级护理实践发展过程中的角色和作用。

　　2. 以某医院为例，讨论 APN 的岗位设置和职责。

　　3. 评论 APN 岗位与护理管理岗位的关系。

　　4. 结合医院实际情况，设计高级护理实践护士的准入和遴选。

　　5. 组织护理结局评价的实施过程。

参考文献

1. 陈伟菊. 美国高级实践护士发展现状及对我国护理的启迪. 现代医院, 2007, 7 (10): 155-156.

2. 丁炎明. 基于岗位需求的专科护士培养与使用探索. 护理学杂志, 2013, 28 (24): 1-3.

3. 伏鑫, 郭彩霞, 魏春艳, 等. 国内外专科护士发展现状及培养策略研究. 中国医院管理, 2014, 34 (9): 76-77.

4. 高敏, 李晓芳, 张巧妮, 等. 临床护理专家角色职能及资格认证的分析. 护理研究, 2009, 23 (36): 3294-3296.

5. 高圆圆, 左停. 浅谈卫生行政部门对公立医疗机构的监管. 卫生经济研究, 2008, (3): 15-16.

6. 郭红艳, 谢红. 美国护理质量评价体系对我国护理质量管理的启示. 中国护理管理, 2014, 14 (5): 459-462.

7. 何利, 尹继云, 王晓霞, 等. 专科护士管理机制在护理工作中的评价. 武警医学, 2012, 23 (11): 1004-1005.

8. 黄金, 张艳, 李乐之, 等. 我国目前专科护士培训管理中存在的问题与思考. 中国护理管理, 2015, 15 (2): 243-245.

9. 姜安丽. 高级护理实践和高级实践护士的现状及展望. 解放军护理杂志, 2002, 19 (4): 1-3.

10. 金三丽, 郝元华, 庞冬, 等. 护理人员对高级实践护士角色职能认同情况的调查. 护理管理杂志, 2013, 13 (2): 99-101.

11. 李华, 黄惠根, 钟华荪, 等. 专科护士管理实践. 中国护理管理, 2011, 11 (12): 69-71.

12. 李洁, 商临萍. 美国高级实践护士课程以学生为中心教学策略的理论及实践探讨. 护理研究, 2008, 22 (34): 3177-3178.

13. 李梦婷, 李国宏. 护理质量评价体系的研究进展. 中国护理管理, 2015, (2): 212-214.

14. 李亚洁, 周春兰, 张立颖. 专科护士的培训、资格认证及管理. 中国实用护理杂志, 2006, 22 (2): 51-52.

15. 李焱, 金霞. 专科专控的评价方法在护理质量监管中的应用. 解放军医药杂志, 2012, 24 (10): 65-67.

16. 凌健, 夏海鸥, 贾守梅, 等. 上海市护理管理者对专科护理实践评价的质性研究. 护理管理杂志, 2012, 12 (7): 506-507.

阅读笔记

17. 刘金凤，李艳秋，张海鑫，等. 高级护理实践存在的问题及建议. 护士进修杂志，2014，29（22）：2048-2050.

18. 刘明. 专科护士核心能力架构之探讨. 中国护理管理，2009，9（4）：27-29.

19. 刘云，田付丽，霍孝蓉，等. 专科护士的使用与管理. 中国护理管理，2011，11（9）：15-18.

20. 彭刚艺，陈伟菊. 护理管理工作规范. 4 版. 广州：广东科技出版社，2011.

21. 任小英，赵素琴. 专科护士的发展及工作现状. 全科护理，2016，14（19）：1967-1970.

22. 汤爱玲，翁素贞，叶文琴，等. 应用焦点小组访谈法探讨上海市专科护士培养与管理. 解放军医院管理杂志，2016，23（3）：221-224.

23. 汪欢，喻姣花. 专科护理质量评价指标研究进展. 护理研究，2013，27（29）：3205-3206.

24. 魏春苗，穆燕. 国内专科护士再认证的可行性分析. 护理学杂志，2014，29（24）：76-79.

25. 许亚红，吴瑛. 美国高级护理实践的发展历史及其启示. 中华护理教育，2012，09（5）：235-237.

26. 杨敏. 美国专科护士培养模式的研究及对我国的启示. 重庆医科大学，2009.

27. 张勤娥，李秋洁，洪素，等. 黑龙江省专科护士专职化岗位管理初探. 护理学杂志，2014，29（7）：10-13.

28. 赵艺媛，丁玥，庞冬，等. 肿瘤科高级实践护士角色职能框架构建的研究. 护理管理杂志，2011，11（6）：386-389.

29. American Association of Colleges of Nursing.（2004）. AACN adopts a new vision for the future of nursing education and practice: position on the practice doctorate approved by AACN member schools. http://www.aacn.nche.edu/Media/NewsReleases/DNPRelease.htm，2009-4-16

30. American Nurses Association. Nursing-sensitive quality indicators for acute care settings and ANA's safety and quality of care initiative. [2013-01-08]. http://www.nursing world.org.

31. ANCC. 2008 General Testing and Renewal Handbook. http://www.nursecredentialing.org/Certification/PoliciesServices/GeneralTestingandRenewalHandbook.aspx，2009-4-16

32. Armstrong B N. The role of the critical nursing specialist. Nurse Stand，1999，13（6）：40-42.

33. Commission on Collegiate Nursing Education. Procedures for Accreditation of Baccalaureate and Graduate Degree Nursing Programs. http://www.aacn.nche.edu/accreditation/pdf/Procedures.pdf，2009-4-16.

34. Consensus Model for APRN Regulation: Licensure，Accreditation，Certification & Education. DRAFT APRN Joint Dialogue Group Report. https://www.ncsbn.org/7_23_08_Consensue_APRN_Final.pdf，2009-4-16.

35. Donabedian A. Quality of care: Problems of measurement. Ⅱ. Some issues in evaluating the quality of nursing care. Am J Public Health Nations Health，1969，59（10）：1833-1836.

36. Fesler-Birch D M. Critical thinking and patient outcomes: A review. Nursing Outlook，2005，53（2）：59-65.

37. Hamric A B，Spross J A，Hanson C M. Advanced nursing practice: An integrated approach. 2nd edition. Washington Saunders Company，2000：4-105

38. Langstaff D，Gray B. Flexible roles: A new model in nursing practice. British Journal of Nursing，1997，6（11）：635-638.

39. Lewandowski W，Adamle K. Substantive areas of clinical nurse specialist practice，a comprehensive review of the literature. Clinical Nurse Specialist，2009，23（2）：73-90.

40. NLNAC. NLNAC Accreditation Manual-2008 Edition. http://www.nlnac.org/manuals/NLNACManual2008.pdf，2009-4-16.

41. Weber S. Measuring quality in critical education. Journal of the American Academy of Nurse Practitioners，2005，17（7）：243-244.

附 7-1 广东省专科护士管理办法
（由广东省卫生计划生育委员会 彭刚艺提供）

广东省卫生和计划生育委员会 广东省中医药局关于专科护士管理的试行办法
第一章 总 则

第一条 为适应我省医疗卫生改革与发展需要，促进护理事业与医学科学和社会经济同步协调发展，提高护士队伍整体素质，根据《护士条例》，制定本办法。

第二条 广东省建立专科护士培训和管理制度。广东省各级各类医疗卫生机构建立专科护士岗位和专科护士工作制度。

第三条 发展专科护士队伍的目的是在临床护士分层级管理体系中，培养各专科护理领域的学科带头人，建立临床护理专家岗位，推动发展专业规范的护理服务，适应医学科学的快速发展，满足人民群众日益增长的健康服务需求。

第四条 培养专科护士的指导思想是坚持以病人为中心、以临床为重点、以专业为支撑的护理发展观，依据专科护士核心才能，着重培养专科护士的临床思维和解决疑难复杂问题的能力，改善医疗护理服务和患者结局，控制医疗风险，提高医疗护理成效。

第五条 专科护士培训是指完成院校教育、取得《护士执业证书》、已从事临床护理工作且符合专科护士培训条件的护士，在获得认可的专科护士培训基地，接受以提高某一专科护理领域临床循证能力为目的的系统化、规范化的培训。

第六条 全省专科护士的培训工作统一教学管理、统一基地标准、统一培训标准、统一师资标准、统一实践标准。

第七条 本办法适用于我省各级各类医疗卫生机构。

第二章 组 织

第八条 广东省卫生和计划生育委员会（以下简称"省卫生计生委"）、广东省中医药局负责全省范围内专科护士管理工作的计划、组织、领导、协调和质量监控，为我省各医疗卫生机构专科护士岗位输送高级护理人才。

第九条 省卫生计生委和省中医药局组织社会团体和专业机构制订专科护士培训基地标准、教学大纲及教材编写、课程设置、招生、考试及专业答辩等工作，并提供咨询与指导。

第十条 成立专科课程筹备委员会，组织专家根据培养目标研究制定教学大纲及各专科的专业理论课程和临床实践课程，确定培训目标和内容、预期成效和实践效果评价等。

第十一条 成立专科课程统筹工作小组，负责制定课程实施计划，编排课表、分配任务、确定培训时间。

第十二条 专科护士的培训实行基地管理制度，应按照要求完成专业理论课程和临床培训课程。

第三章 基地建设

第十三条 加强专科护士培训基地建设。基地建设的标准和管理规定另行制定。

第十四条 建立专科护士培训课程。按照课程认可的条件和程序，由行业学 / 协会组织业内专家对医疗卫生机构申请开展的专科护士培训课程（包括课程目标、结构、内容、方式、时间等）进行审核，以确认其符合专科护理领域专科护士核心能力培养的要求。

第十五条 专科护士培训基地按照专科护士培训大纲和课程计划组织教学，定期接受考核评价，并保持持续改进。

第四章 培 训

第十六条 参加专科护士培训应符合以下遴选条件：

阅读笔记

1．注册护士；

2．年龄原则上不超过 45 周岁；

3．学历及护理工作经历要求：

全日制硕士（科学学位或专业学位）具有 3 年以上临床护理（含 2 年专科）经验；

或全日制本科具有 5 年以上临床护理（含 3 年专科）经验；

或非全日制硕士及本科应具有 8 年以上临床护理（含 5 年专科）经验。

4．护师以上资格或高级责任护士 2 年以上工作经验，完成专业护士核心能力培训；

5．具有 2 年以上的临床护理带教经验；

6．热爱护理专业，全心全意为病人服务。

第十七条 专科护士培训周期为 6～10 个月，包括公共基础课、专业理论课和临床培训课。理论课总学时不少于 1 个月，其中公共基础课占 30%，专业理论课占 70%。专业理论课贯穿临床实践全过程，包括每周一次、全天的临床教学课。临床培训课不少于 5 个月。

第十八条 专科护士培训方式以临床培训为主，各相关专科护理领域的专业理论和临床培训交叉进行。临床培训期间实行 24 小时负责制。

第十九条 学员在接受培训期间须完成相关作业，包括个案护理、个案管理、护理门诊、病历讨论、院内外护理会诊的案例及建立信息数据库，专科文献阅读、成组护理计划、护理质量改善项目、健康教育项目、新技术和新项目临床应用报告等。

第二十条 培训基地及其所在的医疗卫生机构应建立完善的培训工作档案，培训相关内容应在《专科护士临床实践手册》和《专科护士培训考核登记手册》中及时、如实、详细地记录。

第二十一条 参训人员未完成培训内容的，培训时间可顺延，3 年内完成全部课程内容视为有效。

第二十二条 参训人员应完成全部课程内容和学时并通过专科课程筹备委员会和培训基地组织的考试和答辩。

第二十三条 考试和答辩合格的专科护士应具备开展高级护理实践的临床专科核心能力标准：

1．能熟练掌握专科理论、知识、技能，融会贯通，循证实践，精益求精；能掌握本专科新业务、新知识、新技术，并推广应用；

2．能主持本专科护理业务工作，实施专科护理查房，提供个案护理报告；

3．能组织本专科领域复杂、疑难、重大或新开手术的病历讨论，护理会诊，提供病历讨论和护理会诊的案例；

4．能开展专科护理门诊，提供累计护理门诊案例；或能开展延续护理或长期护理服务并形成案例报告；

5．有各种护理案例报告及其较为完整的信息数据库；

6．能组织临床教学和临床讲课等；

7．能在临床护士分层级管理中，体现专科护士的贡献，发挥临床护理文书记录的指导作用。

第五章 执 业

第二十四条 专科护士在执业活动中享有下列权利：

1．主持并组织、指导本医院和本专科护理领域的全面业务技术工作。

2．在护士执业范围内，进行健康评估、疾病调查，诊断和处理患者对健康问题的反应，选择合理的预防、保健、教育和护理方案。

3．可承担专科护理门诊、护理咨询、护理会诊等活动，并获得必要的设备条件。

4．享有相应的工资及其他待遇。

阅读笔记 **第二十五条** 专科护士在执业活动中履行下列职责：

1. 领导专科护理团队，并在日常工作中贯彻团队的核心价值观及目标。

2. 为受照顾者及其家属提供专业的健康照顾。对急危重症及疑难患者有良好的临床决策能力。为慢性病患者提供延续护理和长期护理服务。

3. 根据病情和患者需求与其他医疗团队合作，与病患建立伙伴关系，建立有助于患者痊愈或康复的环境和团队文化。

4. 主持、组织或参与医疗护理质量持续改进项目，敢于创新，致力于工作流程再造以提高效率和护理成效。

5. 开展循证研究和循证护理实践。组织制定和修订本专科护理常规、技术规范、护理指引、护理质量标准及应急预案。对临床实践提供指导并提出适宜性建议。

6. 培养专业护士，协助制定和实施专业人才培养计划。组织继续教育项目。

7. 向患者、家属、公众及其他医务人员提供护理教育和咨询。

8. 平衡临床、教育、科研、管理、领导和咨询等各种角色职能。

9. 推动专业发展。

第二十六条 专科护士在执业活动中履行下列义务：

1. 履行法律责任和专业操守，遵循医学伦理学原则。

2. 树立敬业精神，遵守职业道德，履行护士职责，尽职尽责为患者服务。

3. 关心、爱护、尊重患者，保护患者隐私。

4. 终身接受继续教育，更新知识，不断提高专业技术水平。

5. 在实践中，与其他对健康环境有影响力的人建立团队共事关系，建立安全、有效的护理系统，维护患者权益，加强护理专业的公信力。

6. 不断提高专业标准。

第六章 管 理

第二十七条 专科护士培训经费实行单位支持、个人分担、政府资助等多渠道筹集的方法。培训经费专款专用。

第二十八条 培训基地医院应保证专科护士培训工作所需经费，为参训人员提供必要的培训条件，包括住宿等生活条件。

第二十九条 我省医院实行护理管理岗位（护理部主任、科护士长、区护士长、组长）和护理专业岗位（专科护士、高级责任护士、初级责任护士、助理护士）的层级管理。

第三十条 专科护士独立设置。原则上一个医疗或护理单元只设置一个专科护士，服务一定区域内有相同健康护理需求的受照顾者。

第三十一条 病区护士长协助科主任全面负责本科室工作，主持科室人力和物质资源管理，确保医疗安全质量和高效运作。专科护士在科主任、护士长领导下负责科室患者护理、医护及其他医疗资源的衔接、护理专业发展及与其相关的业务、技术及其资源配置和管理。

第七章 附 则

第三十二条 本文所指专科护士（Advanced Practice Nurse，APN）是指拥有本科以上学历，经过相关专科护理领域的教育训练并经考核，能为受照顾者进行全面健康评估，拥有专家型的专业知识和技能，能诊断和处理个人、家庭和社区对现存和潜在健康问题的复杂反应，对急危重症患者及疑难、复杂护理问题有良好的判断及临床决策能力，有高度专业自主，可协调多学科专业人员管理患者，能为医疗、护理团队及患者或家属提供护理咨询，并可指导其他护士工作的高级实践护士，包括临床护理专家、高级助产士、高级社区（全科）护士、高级公共卫生护士、高级麻醉护士等。

第三十三条 《广东省专科护士培训基地建设标准》《广东省专科护士培训基地管理试行办法》由省卫生计生委、省中医药局共同制定，另文下发。

阅读笔记

第三十四条   根据我省专科护理发展的实际需要，我委组织并在以下 26 个专科护理领域培养专科护士：危重病护理及成人综合重症监护、新生儿护理及新生儿重症监护、儿科护理及儿科重症监护、急诊 / 急救护理、老年护理、康复护理、围手术期护理、糖尿病护理、舒缓 / 疼痛护理、高级内科护理、高级外科护理、麻醉护理、高级助产及内科重症监护、精神科护理、心脏病护理及冠心病重症监护、临床肿瘤护理、神经科护理（脑卒中护理）、肾脏病护理（血液透析 / 腹膜透析 / 移植护理）、骨科护理、医院感染护理、造口（伤口 / 失禁）护理、临床营养护理、静脉治疗护理、中医护理、社区护理、公共卫生护理。

第三十五条   本办法解释权归省卫生计生委和省中医药局。

第三十六条   本办法自 2015 年 9 月 1 日起实施，有效期 3 年。

阅读笔记

第八章 高级护理实践研究

学习目标

1. 阐述高级护理实践研究的意义。
2. 举例说明高级护理实践和 APN 发展领域的各阶段的研究。
3. 分析国内外高级护理实践研究的重点和难点。
4. 解释 APN 角色评价的关键概念。
5. 评论国内外高级护理实践研究需要加强的领域。

高级护理实践的形成与 APN 的产生，是社会进步和卫生事业发展的需求，也是护理教育和护理研究发展的结果。APN 队伍的形成对推动护理学的研究，推广护理研究的成果起到了极其重要的作用，而高级护理实践的研究成果反过来又验证了 APN 的价值。本章首先叙述高级护理实践研究（advanced nursing practice research）的意义。然后介绍和讨论高级护理实践研究的主要内容及方法，包括高级护理实践和 APN 发展领域的研究及 APN 角色的评价。最后叙述中国内地高级护理实践研究现状及需关注的问题。

第一节 高级护理实践研究的意义

高级护理实践把理论知识、以研究为基础的知识和临床实践融为一体。在该过程中，以研究为基础的知识不断地向高级护理实践注入新的能量和活力，使高级护理实践得以蓬勃发展。高级护理实践研究的意义不仅体现在高级护理实践的发展上，还体现在高级护理实践对社会的贡献中，它对促进护理学科的发展有深远的影响，对促进医疗服务体系的发展和提高护理服务质量也有着重要的意义。

一、促进护理学科的发展

护理学科和所有专业学科一样有其独特的知识体系，护理概念、护理理论与护理模式是

阅读笔记

185

护理学科知识体系的重要组成部分。高级护理实践建立在指导实践的理论基础上,应用护理的概念、理论和模式,制定创新的循证护理方案,并常将其他学科的理论应用于护理实践,解决复杂和疑难的健康问题。任何学科的科学都是探索过程(研究)和知识产物(理论)两者之间的关系的结果。护理理论和护理模式通常以假说为基础,需要经过实践来检验。APN在研究中,应用理论来指导研究框架的构建和研究的过程。随着高级护理实践研究广泛而深入的开展,护理理论和护理模式在实践中获得检验的同时得到不断的发展,其中延续护理概念和模式的发展过程就是一个很好的例子。

延续护理概念于20世纪80年代在美国产生。90年代,美国宾夕法尼亚州大学的一个研究团队,以改善因慢性心血管疾病急性发作入院老年病人出院后的结局为目标,用了10年的时间研究由APN主导的心血管疾病老年病人延续护理模式。研究在证实延续护理模式能降低医疗成本的同时,还得到了该模式对内科与手术病人病情的影响、老年人不良结局的风险、照顾者负担预测因子、老年人的独特需要、APN在满足老年人这些需要上的贡献以及关于居家护理转介的决策制定等方面的研究结果(Naylor,2000)。学习美国的经验,香港理工大学护理学院的研究团队将延续护理模式引入护理实践。在糖尿病、COPD、慢性肾病、脑卒中、老年慢性病、癌症和终末期器官功能衰竭的病人中进行了一系列的随机对照试验(randomized controlled trial,RCT)。发展了具4-Cs(全面性、连续性、协调性和协助性)特征,由担任个案管理师的APN主导,多专业团队与社会合作伙伴支持,适用于医院和社区的延续护理模式(Wong 等,2005;Wong 等,2011;Wong 等,2016)。延续护理的概念于20世纪90年代引入中国内地,2002年至2003年首个冠心病病人出院后延续护理项目在天津研究实施(Zhao 和Wong,2009)。2011年12月31日,原卫生部颁布《中国护理事业发展规划纲要(2011—2015)》(简称《纲要》)正式启动内地延续护理服务模式的探索和构建。此后,《中国护理管理》在2013年第13卷第10期上设置延续护理专题,通过探讨病人对延续护理的需求展示延续护理发展的前景,介绍日本延续护理模式引发探索适合中国国情的延续护理模式。延续护理服务模式的构建和效果评价逐渐成为了护理研究的热点。2016年《中华护理杂志》第51卷第4期也为延续护理设置专题,报道了内地延续护理实施现状、实践和成效的相关研究。总的来说,在《纲要》发布以后,国内护理人员结合社会需求和护理资源,在延续护理方面做了大胆的尝试,惠及了从新生儿到老年人几乎全生命周期的多类人群和多个病种。美国、中国香港和内地的大量研究已经证明延续护理模式是一个经过严格测试的护理模型,与常规的护理相比,其始终显示能够处理高风险人群复杂的需要,改善整体的健康结局,增强病人的护理经历,同时有效地降低医疗成本。延续护理模式的发展对护理实践和护理理论的发展均做出了贡献。

通过理论与实践的研究,改革不合理的护理方式,推动护理工作的发展已经成为APN最重要的职能之一。APN从一开始就着重于解决临床护理实践中的问题,不仅提高了护理质量,也使临床实践上升到理论的高度,这极大地促进了临床护理学的发展。高级护理实践研究的开展不仅大大地提高了护理水平,同时不断地丰富了护理学的理论体系,有效地推动了基础护理、专科护理、护理技术、社区护理等领域的护理发展,夯实了护理学朝着成为一门以研究为基础的独立学科方向发展的基础。

二、促进医疗服务体系发展

医疗系统是一个综合的系统,涉及健康服务提供的人、机构和资源;服务提供者由多学科专业团队组成,在各个不同层级的医疗组织机构中,利用各种资源合力为人类提供健康服务。护理专业是医疗系统的重要组成部分,护士是多学科专业团队的重要成员之一。伴随着高级护理实践的发展和APN的成长,多国在APN角色上的积极探索,如成功建立护士诊所、提供咨询和教育等,确立了APN在医疗体系中的独特作用。APN作为护士队伍中的一支先锋队

阅读笔记

伍,勇于不断地通过研究去开拓实践的领域,改革现行的实践,以其优质的服务提高医疗服务的整体水平。

APN的介入使得初级卫生保健的队伍得到有力的加强,已显示出APN在健康保健中的独特贡献,改善了许多国家初级卫生保健力量不足的问题。APN所具有的知识、能力与素质,提高了护士服务社会的能力,将护士的服务范围从医院拓展到社区、学校、家庭等所有需要健康维护的领域。APN所提供的服务跨越疾病全过程、从医院到家庭和社区的无缝护理,使人们能够获得及时的、低消费的、高质量的健康服务,从而促进了医疗服务体系的发展。

在欧美国家,以NP为主的APN已成为初级卫生保健工作的主力军。作为医疗团队的重要成员,NP能够独立地诊断和处理许多常见的慢性疾病,在不同场所行使维护健康、预防疾病、提供咨询和教育等职能。包括病史采集、体格检查、诊断、治疗健康问题,制定实验室或其他检查计划;进行健康教育、指导病人采用健康生活方式,学习自我护理技术,提高自我护理能力;为病人提供个案管理以及制订家庭保健计划,甚至开具处方药物或提供其他治疗方法;领导和参与研究计划等。

研究还表明,APN在护理工作中替代了医生某些方面的作用,提供过去某些只能由医生提供的专业服务,如手术前造口定位,外周置入中心静脉导管等,而且接受APN服务的医疗费用比医生的少。APN同时还能提供更多的健康教育指导和健康促进工作。这些研究均证明,APN不仅满足了病人及时就医的需要,也降低了医疗费用,使病人得到高质量、低成本的服务。APN在病人的延续照顾、家庭康复、医院与社区联动等若干方面发挥了独特的作用。

三、提高护理服务质量

发展护理专业的最终目标是改善护理人员的临床实践,提高护理服务质量。APN的重要角色作用是为病人、家庭、群体和社区提供直接和间接的护理,同时,他们承担着提供领导和教育,推动循证实践和开展护理科研来提高护理实践水平和服务质量的责任。APN所接受的专业和研究能力训练为他们开展循证护理实践打下了良好的基础,成为循证护理实践的先锋和主力军。APN能够跟踪最新研究进展,将护理研究和护理实践有机地结合起来,为选择最佳的护理方法提供科学依据。通过直接服务、参与医疗干预,与其他医务人员的密切合作,运用最新的研究结果去解决临床问题,包括对病人的护理及临床教育,不断改进处理如疼痛、失禁、压疮、伤口或造口、活动障碍、焦虑等问题的传统方法和护理常规。大量证据表明,高级护理实践对于减少并发症、降低感染率、改善功能和提高能力、减少住院费用和住院时间、减少急诊次数、提高病人和照顾者对护理的满意度等发挥了积极的作用。APN不仅能为大众和病人提供优质、高效及个体化护理,也能较好地满足服务对象生命过程中的特殊需求。

APN善于在护理实践中,运用评判性思维和临床判断能力捕捉病人的个体化反应,通过对病人全面、深入、细致地了解和分析,形成自己的专业判断,实施及时且有效的护理处置。如在肿瘤、糖尿病、康复、疼痛、伤口等各专科的临床问题上,APN能根据病人的健康问题及其反应来进行专业判断,运用相关知识制订护理方案和做出决策。此外,APN所处的独特位置有助于通过多学科的合作获得最佳的护理方案,从而进一步提高专科护理水平。

综上所述,高级护理实践研究对促进护理学科和医疗体系的发展,以及提高护理服务质量有着不可估量的贡献。一个专业没有研究很难得到发展。高级护理实践研究就是通过系统的方式收集与护理相关的知识和证据,通过科学的方法全力发展与临床实践相关的专业知识,APN应用这些科学的知识和依据去指导他们的护理实践,以达到护理专业的最终目标。高级护理实践研究主要集中于高级护理实践或APN自身发展的研究和评价APN角色的影响的研究两个方面。

第二节　高级护理实践和 APN 发展领域的研究

高级护理实践的雏形可追溯到 19 世纪后期,但 APN 是近 20 年才在世界范围内有了较大的发展。在高级护理实践发展的过程,尤其是初级阶段,各国的研究多集中在 APN 的角色、核心能力、工作模式,APN 的教育与培养,高级护理实践的建立与发展,以及 APN 对社会和护理的贡献等方面。这些研究理清了高级护理实践发展初期必然经历的一些模糊认识,为界定高级护理实践和 APN 的概念与特质、APN 的角色功能与工作范畴、APN 的准入条件与培养方向等提供了依据,为高级护理实践的发展奠定了基础。此外,伴随着高级护理实践和 APN 的发展进程,通过对 APN 工作模式的进一步探索和客观评价 APN 的贡献,不仅推进了高级护理实践的发展和 APN 角色的成长,也增进了同行、社会对高级护理实践和 APN 的理解与认同。下面以中国香港在高级护理实践发展过程的相关研究为例介绍该领域的研究内容和进展。

香港于 1993 年启动高级护理实践的探索,整个发展历程一直是以研究来推动。20 多年来,香港医院管理局为高级护理发展的重大决策推出了多个试行方案,并以顾问项目的形式资助香港护理学者对试行方案进行全面的评价。学者们就 APN 的角色作用、工作性质、工作模式、专业价值以及对医疗和社会的贡献等问题进行了系列研究,研究结果为医院管理局和政府的决策提供了科学的依据。本节将沿着香港高级护理实践发展的三个关键进程:APN 角色的引进和发展(始于 1993 年)、护士诊所的设立(始于 2000 年)、护士职业发展模型(Nurses career progression model)的推出和顾问护师职位的设置(始于 2009 年),对伴随着高级护理实践发展的相关研究(附 8-1 香港高级护理实践发展的关键进程和相关的研究、评价报告等文献列表)进行描述。

一、APN 角色引进和发展的相关研究

在 20 世纪 90 年代初,香港医疗服务体制改革,成立了香港医院管理局。CNS 是医院管理局成本效益管理和充分利用人力资源政策下产生的新职位之一,是首先发展的 APN 角色。1993 年,22 名经过培训的 CNS 受聘于香港的 14 个专科领域(Wong, 2001)。在 CNS 职位设立 3 年后,医院管理局和香港理工大学学者分别发表了对 CNS 试行方案的评价报告(Hospital Authority, 1996; Wong, 1999)。执行试行方案顾问项目的学者还发表了观察性研究(observational study)和民族志研究(ethnographic study)的结果(Wong, 1997; 1998)。这些评价报告和研究揭示,CNS 的主要角色职能作用是为病人提供护理服务、健康教育、参与员工发展(如指导临床工作,提供专家意见)、质量改善和护理研究工作。CNS 为病人提供的服务包括直接的病人护理(如健康评估、病人教育)及间接的病人护理(如建立护理指南、制定改进护理服务策略)。研究还发现,CNS 与普通注册护士工作性质上的最大区别主要有两个方面:一是 CNS 的工作有较大的自主权,可根据病人的需要和轻重缓急主动提供护理;二是他们能够处理一些需要转诊的病人,可为病人提供更加便捷的服务。

为了进一步明确 CNS 的工作模式、角色功能和应具备能力,CNS 与医疗服务团队其他成员之间的关系,以及 CNS 对病人服务的贡献,医院管理局委托香港理工大学的学者进行了进一步的研究(Wong, 2001)。该项研究通过非参与性观察法和访谈法进行资料收集,探究三位来自肾脏科、精神科和糖尿病科 CNS 的工作情况后发现:CNS 的工作模式有以病人-服务为中心的模式、以项目为中心的服务模式和以指南为中心的模式三种。CNS 在角色特性上显示了多方面的能力,如专业领域威信、对改善服务质量的贡献、在项目管理和研究上的才能、领导和人际关系能力等方面。对个人成长也具积极的意义。他们具有创造性、灵活、自信、果断和敏锐等个人特性。CNS 所拥有的工作自主权和自由性以及顾问式的工作特性,不仅是其工

阅读笔记

作独特性的体现,同时也给 CNS 带来了很大的工作满足感。

在进一步探索 CNS 的工作范畴、角色功能、工作模式的同时,研究者就 CNS 的专业价值进行了研究。上述的同一项研究结果显示肾脏科、精神科和糖尿病科的三位 CNS 分别在各自的领域做出了贡献。如肾脏科的 CNS 成功地帮助慢性肾功能衰竭病人掌握了自行注射增加体内血红蛋白药物的技能,每年节省护理 26 名病人所需的 215 小时工作时间;帮助腹膜透析病人加强了自我管理能力,使病人的血红蛋白水平提高的同时肌酐值也有所降低,病人能参与一定的社会活动,生存质量明显提升;通过研究(RCT 验证两种不同消毒方法的效果)改进了腹膜透析导管外出口皮肤的消毒方法,提出使用喷雾式消毒剂比使用传统的消毒液擦拭方法的伤口感染率更低,费用更少,使用更方便的研究实证(Wong,2001)。

经过 10 年的发展和努力,CNS 对卫生事业的贡献日渐突出(Wong,2002)。2003 年,基于研究和临床实践的证据,医院管理局推出 APN 试行方案,正式开设 APN 职位。相应的研究围绕 APN 的工作具有三大特征:①以目标为导向;②全人照护;③循证实践展开论述,说明 APN 是拥有精深能力、更高资历、更大自主权和正式的工作岗位,代表着最佳护士的精英群体(Wong,2004)。医院管理局在 APN 试行方案实施 3 年后发表了评价报告(Chan,2006),APN 职位获得确立。香港的 APN 发展进入了为整个医疗系统建设和社会民众健康作贡献的高峰阶段。护理研究的焦点转移到评价 APN 临床实践的价值和贡献上。研究者通过 RCT 探讨 APN 实践的成效。如 Wong 等(2005)执行的糖尿病病人 CNS 随访护理模式成效评价的RCT。研究比较干预组病人的提前出院计划和对照组病人接受常规护理的效果,结果显示:干预组的 HbA1c 比对照组的低,自我监测和锻炼的依从性比对照组高,住院时间干预组平均比对照组少 3.7 天;提前出院计划使干预组每位病人平均节省住院费用 12 652 元港币,获得了高质量低成本的医疗服务。上述结果令 APN 的价值得到了充分的体现和肯定,不仅获得了病人的认同,APN 的工作也获得了护理同行和医生的认同。另一项 RCT(Wong 等,2010)针对需要透析的终末期肾功能衰竭病人依从性差的问题,采用使用 APN 和普通护士技能组合的创新模式,在干预组实施为期 7 周的疾病管理,结果与对照组比较发现项目的干预能够改善病人饮食、透析不依从行为和生活质量,并提高病人的护理满意度。

二、护士诊所建立的相关研究

随着疾病谱的变化和社会的发展,医疗服务开始注重为病人提供综合的照顾,推行医院与基层机构结合共同为民众提供服务。作为一项承接疾病急症期至过渡期的医疗服务策略——护士诊所在医疗体系中萌生。在医院管理局的再次资助下,香港理工大学的研究团队考察了护士诊所的最佳实践模式(Wong,2003),并对 APN 护士诊所建立的架构、程序和效果进行了一项探索性研究(exploratory study)(Wong 和 Chung,2006)。研究分两个阶段进行:第一阶段访谈了 34 位在诊所工作的 APN;第二阶段观察了 162 次病人就诊的过程,访谈了 162 名病人和 16 名医生。研究结果表明,门诊 APN 具有相当丰富的经验,并有充足的资源支持他们的工作,医生也较重视在健康照顾上与护士的伙伴关系,并关注高级护理实践中 APN 可能承担的法律责任。APN 的工作超过 80% 是独立或相对独立的技术性工作,如按照既定的指南进行药物调整、初步治疗和诊断性检查。主要的干预包括评估、教育和健康咨询。护士把"症状管理""并发症预防"和"病人满意度"列为前三位最能反映他们工作成就的重要指标。所有参与研究的病人到护士诊所就诊之后,其症状均有不同程度的改善,护士和病人的满意度整体较高,尤其是伤口科和理遗科(处理大小便失禁)护士诊所,在持续性的评价中得分最高。该研究不但以科学的证据表明,护士诊所是一个能为病人提供高质量的、有效而可行的整体护理的模式。研究还界定了护士诊所的组织架构、工作程序和效果评价指标等内容(见第一章护士诊所的阐释)。现在,该研究结果已被医院管理局采纳,并成为护士诊所营运的评审标准。

阅读笔记

2008 年，护士诊所的贡献获得了香港政府的充分肯定，被纳入到政府的施政计划中，进而得到了全面的发展。自 2007 年护士诊所获得认证开始至 2014 年，全港共有 146 所认证诊所，分别为伤口、造口、骨科和创伤、骨科、围产期（包括产前、产后、唐氏综合征筛查、哺乳、围产期心理健康诊所）、外科（烧伤、乳房、泌尿、小儿外科）、内分泌（糖尿病）、肾科、呼吸、脑科（脑卒中）、心脏、肿瘤、理遗、老年、康复、血液、风湿病、临终护理、精神（包括儿童及青春期、成人、老年人）、初级保健（包括戒烟、糖尿病、高血压）护士门诊。

经过专科教育和培训的 APN 担负起了病人的护士诊治服务，他们以主导者的角色通过护士会诊、健康评估、并发症检查、病情处理、健康教育、电话随访等方式提供全面的护理随访，并配合医生随访病人医疗护理计划的实施，与病人及家属一同制定治疗计划和目标，直接参与诊治。医院管理局 2013 年 4 月 2 日在《成报》"医院管理局发展'护士诊所'提升专业减轻医生压力"的撰文中指出，面对医疗需求与日俱增，发展护士诊所有助提升服务水平、减轻医生压力及缩短病人的等候时间。除了上述的贡献，研究还证明护士诊所可带来积极的临床和病人结局。一项由 APN 在护士门诊进行的 RCT 显示，与没有接受随访的控制组比较，高血压病人在护士诊所咨询并继续接受 8 周电话随访后血压控制得更好，自我监测血压和运动依从性更高，病人对护理的满意度也更高（Chiu 和 Wong，2010）。该研究的结论是这种护士诊所咨询结合电话随访服务模式可增强咨询的效果，在其他慢性病和管理项目中值得考虑。这提示伴随着护士门诊的发展，APN 的角色作用会在实践探索中继续拓展和不断增强，护士门诊的专业价值将进一步在发展中提升。

三、推行护士职业发展模型和顾问护师职位的相关研究

如全球许多地方一样，随着人口老化，香港市民对医疗服务的需求持续上升。然而，医院管理局护士流失率自 2003 年起在不断上升，香港面临着护士人手短缺的挑战。为了挽留人才，提高护士的能力和指导职业发展，2008 年医院管理局推出护士职业发展模型及留用策略，将护士职系架构改革为 3 个层级：注册护士、CNS 和顾问护师。并在 2009 年初推出顾问护师试行方案，在糖尿科、肾科、精神科、失禁科和伤口及造口护理五个专科领域开设了 7 个顾问护师职位（Hospital Authority，2008；食物及卫生局，医院管理局，2011）。香港中文大学那打素护理学院研究团队评审该试行方案的成效后发现，顾问护师有 47.7% 时间从事临床工作、35.0% 时间用以服务发展或规划、其余时间进行教育（8.7%）、质量保证（5.0%）及科研（3.6%）的工作。获顾问护师照顾的病人，其入院、急诊求诊次数及住院时间明显减少，血糖控制等结果也较好（Chan 等，2014）。2011 年医院管理局整合护士职业发展模型，正式推行顾问护师职系，并赋予顾问护师五项职能：①专业实践：作为临床护理顾问，本着以病人为本的理念，护理复杂的个案以及担任与医院里各专科协调的角色；②专科服务发展：建立专科服务发展模式，启动新的服务计划，强化医院和社区的联系；③专科教育：以互联网作为平台为护理职系提供专科教育；④持续性服务质量改进计划：提出持续改善专科护理质量的方案；⑤专科研究：推动及实行循证实践的实证护理。顾问护师的出现进一步延伸和拓展了护士的角色和服务范畴，使 APN 能够在各个专业领域为香港民众提供独当一面的专业化服务（Hospital Authority，2015）。

香港中文大学那打素护理学院研究团队（Lee 等，2013）采用历史配对研究（historically matched controlled study）的方法，纳入 280 案例（控制组和非控制组各 140 例），评价比较病人健康和服务结局（包括急诊、入院、住院天数、急性并发症、护士根据病情变更治疗或治疗方案的次数、HbA1c 水平、尿素氮和肌酐清除率、伤口换药次数），以及评价顾问护师护理组的满意度。研究结果显示，与非顾问护师照顾组比较，接受顾问护师护理的病人有更佳健康和服务结果；顾问护师护理组的病人满意度处于高水平。该研究结论证实了在专科领域引进顾问护师能对病人的健康和服务结局产生积极的影响；病人满意度得分高表明病人喜欢接受顾问护师的服务。

阅读笔记

为了进一步建立顾问护师对病人护理、专业以及卫生医疗系统的影响力，香港理工大学的研究团队新近开展了一项案例研究（case study）审视顾问护师的工作及其影响（Wong，待发表）。研究发现，在临床实践方面，顾问护师有 48.8% 时间直接或间接地为病人提供服务。直接服务是指由顾问护师亲自为病人提供护理；间接服务涉及顾问护师领导或监督团队去提供服务。他们花在员工发展、会议、研究或项目及其他工作上的时间分别约为 19.7%、11.7%、10.6% 和 9.2%。转诊方面，71.4% 的顾问护师接收来自所有专科的转入个案；100% 的顾问护师可以向外转介病人以寻求进一步的帮助，但转介局限在相关的专科。诊断和治疗实践方面，所有的顾问护师都认为他们依据医院制定的医护人员与病人协议指引处方治疗；42.9% 的顾问护师可以调整协议的处方药，但没有顾问护师可以处方新的药物；57.1% 的顾问护师能处方诊断性检验项目，1 人（14.3%）有签署入院的权力。顾问护师表示，他们的工作 83.3% 是独立的，13.6% 是相互依存和 3.1% 是非独立的。顾问护师认为，反映他们服务成效的五项最重要指标是：病人满意度（100%）、症状管理（100%）、再住院率（85.7%）、并发症的预防（71.4%）和其他（指标具体到相关专业，包括母乳喂养率，危机管理等）。顾问护师自身也有较高的工作满意度，得分为 7.1（1 分为最不满意，10 分为最满意）。研究员还采用香港专科护理学院参照国际上对 APN 的期望而设置的能力模型（见图 4-1 APN 的立体能力框架模型），建构了一个获取顾问护师影响力的框架。在这个框架中，影响涉及病人、系统和专业三个方面，体现为七个领域的能力和三个级别的技能水平。结果显示，顾问护师的影响涉及全部的三个方面、七个领域的能力和三个级别的技能水平。

香港的高级护理发展经历了两个级别 APN 角色（CNS 和顾问护师）的引进和护士诊所的发展，目前已经踏上了争取立法认证的进程。

第三节　APN 角色的评价

APN 的角色作用被归类为一种复杂的健康照护干预（Bryant-Lukosius 等，2013）。评价干预很重要，评估实施策略的有效性和确定的影响，以便做出干预的长期可持续可推广的决定。APN 角色的存在已经超过 60 年，但是在全球不同的国家，APN 角色的发展正处在不同的阶段（Bryant-Lukosius 和 Martin-Misener，2016）。因此，每个国家对于 APN 角色的评价会有不同的需求和背景。本节将集中在最常见的两个 APN 角色类型：CNS 和 NP。然而，所概述的评价内容、原则和策略与所有类型的 APN 角色相关。

为病人、家庭、人群、社区提供直接和间接的临床实践是所有 APN 角色首要的关注点。APN 同样有责任提供领导和教育，推动循证实践和实施研究来促进护理实践和卫生保健服务（Mantzoukas 和 Watkinson，2006）。这些责任的综合效应有助于创新和健康照护的进步，体现角色的"先进性"。CNS 和 NP 如何实施这些角色可能有不同，取决于他们所服务人群的健康照护需求，以及他们现行工作中国家、组织机构和实践环境的背景。CNS 在护理实践的专科领域提供精深的专业知识，同时和注册护士有一样的实践范畴。他们倾向于领导改革，以及在实施和评价以循证为基础的实践中承担更多的责任。NP 则倾向于在为病人提供直接的服务中承担更多的责任，拓展涉及健康促进、高级健康评估、预防和治疗伤害和疾病的实践范畴。NP 在许多国家受法律允许提供诊断性的监测和开具治疗处方（Dowling 等，2013）。

与角色本身没有什么区别，评价 APN 的角色是一个复杂的过程（Bryant-Lukosius 等，2016）。对评价 APN 角色，以及实施评价来提取在各种医疗环境下这些角色的最优发展和使用有意义的信息来说，这种双重复杂性将会是一种障碍。下面将先从历史的角度描述迄今为止 APN 角色评价的途径、结果和不足。然后，为实施有意义的 APN 角色评价提供新途径、策略和资源建议。

阅读笔记

一、APN 角色评价的历史

APN 角色的评价源自 1970 年代中期,并由 William Spitzer 执行的一项在柏林顿初级保健中引进 APN 的 RCT 推进。Spitzer(1978)强调 APN 角色或任何其他新的卫生保健人员角色的引进都应该像引入新的健康干预或药物治疗方案一样。他建议启动 RCT 来决定 APN 各种角色的安全性、有效性和效益。这些结局指标一旦得到证实,后续的评价可评估 APN 角色对护理质量、角色的接受性和病人与医护人员满意度的影响。这提示角色转换的程度(如将医生功能转换为 NP 的角色),以及在卫生保健系统中长期的角色融合。伴随着卫生保健费用的增高,控制成本的需求增加,20 世纪 90 年代和 21 世纪初的 APN 角色模型强调经济评价的重要性,以确保 APN 角色在卫生保健中的责任,并通过证实 APN 角色在卫生保健的价值或者获得的增值作用来提供分配卫生资源的理由(Byers 和 Brunell,1998;Ingersoll 等,2000)。卫生保健的消费者、资助者和决策者都期望质量最高而成本最低的服务。这一潜在的原则也适用于 APN 所提供的服务。这样,价值可定义或概念化为由 APN 提供的健康照护服务除以这些服务产生的成本(Byers 和 Brunell,1998)。决定卫生服务质量是复杂的,取决于评审员的观点,病人、家属、健康照护提供者、卫生保健资助者以及社会都可能以不同的方式来定义质量。

(一)CNS 和 NP 角色有效性的证据——RCT 和系统评价的结果

基于 RCT 和系统评价的结果,有大量有关 CNS 和 NP 角色的安全性和有效性的证据。作为加拿大一项验证 APN 角色引入的大型研究的一部分,研究者进行了一个范围综述(scoping review),分析了截至 2008 年所有在国际上发表的有关 APN 角色的 RCT 之范围、特征和结果(DiCenso 和 Bryant-Lukosius,2010)。在这个范围综述中,被鉴别的 78 项 RCT 涉及三个类别的 APN 的角色:在急症护理环境中工作的成人和儿科 NP、初级卫生保健的 NP 和 CNS。每项研究的结局效应被分类为:健康状态、生存质量、护理质量、病人满意度、服务提供者满意度、费用和住院天数。该范围综述还鉴别了每个 APN 类别的结局指标和常规护理相比出现的提高、不变或者变差的程度。三个 APN 类别研究结果相似。总的来说,在 APN 类别中,78 项研究的结局指标提高了,68 项没有改变,两项和费用、住院天数有关的指标变差了。没有一项研究发现任何病人安全问题或 APN 护理造成的危害。

在过去六年里,有一系列在各种实践环境、广泛的疾病人群中 CNS 和 NP 角色的系统评价发表。表 8-1 提供的近期系统评价总结了过去 35 年发表的有关 CNS 和 NP 的 RCT 证据。这些系统评价的结果证实了 CNS 和 NP 角色对长期护理院的老年病人、从医院返家的高风险、复杂病人,以及正在接受住院、急诊或者初级卫生保健照顾的病人的安全性和有效性。整体而言,这些研究表明,和常规护理相比,CNS 和 NP 获得了同等或者更好的病人健康结局,提高了生存质量,并通过缩短住院天数和减少再入院降低了卫生保健的使用和花费。在 2010 年早些时候的概况回顾分析中,鲜有研究报道负面的病人结局或者 APN 角色导致的伤害。

(二)APN 评价的知识差距和方法学上的不足

然而,在仔细审视这些系统评价时发现在证据中或者已知的 APN 角色有效性方面的重要差距。方法学上的问题和研究质量不佳也会导致不一致的结果(如提高、不变、变差的结局),以及在何种状态和环境中 APN 角色最有效的不确定性。从现有的 APN 角色评价中识别到的知识上的差距和方法学上的不足,见表 8-2 和表 8-3。

Donald 等发表了一篇总结在 2012 年及以前发表的 43 篇 RCT 文章的一个系统评价,分析了 CNS 和 NP 角色的经济效益(Donald 等,2014)。这也许是迄今为止,在整个国际上有关 APN 角色的 RCT 范围最大、最复杂的系统评价。在这 43 个研究中,30 个(70%)研究在美国实施,而其他 13 个研究在加拿大、中国、荷兰和英国实施。这些国家绝大多数被世界银行分类为发达国家。因此,可能限制了该研究结果在中低收入国家和那些卫生保健系统完全不同

阅读笔记

表8-1　近期APN角色的系统分析举例

文献	APN角色	分析范围 人群/场所	结果
Bryant-Lukosius D, Carter N, Reid K, et al.2015. The effectiveness and cost effectiveness of clinical nurse specialist-led hospital to home transitional care: A systematic review. Journal of Evaluation of Clinical Practice, 21, 763-781.	CNS	• 1980—2012年国际的RCT • 从医院过渡到家庭	• 在降低癌症术后死亡率方面，CNS护理优于标准化的护理 • 与标准化护理比较，CNS护理延迟或降低心衰病人的死亡、提升治疗依从性以及病人满意度 • 老年病人或照顾者：CNS改善照顾者的抑郁，降低病人再次入院的住院时间 • 高危孕妇和低出生体重婴儿：CNS护理提高婴儿的免疫接种率、孕产妇对护理的满意度和减少孕产妇/婴儿的住院时间或成本
Bryant-Lukosius D, Cosby R, Bakker D, et al. 2015. Practice Guideline on the Effective Use of Advanced Practice Nurses in the Delivery of Adult Cancer Services in Ontario. Toronto: Cancer Care Ontario. https://www.cancercare.on.ca/common/pages/UserFile.aspx?fileId=340702	CNS 和 NP	• 1980—2012年国际RCT和观察性研究 • 跨越各期护理的癌症病人（直至生命终期的预防）	• NP与医生的筛查和诊断效果等同 • NP和CNS的咨询时间比医生的长 • 与标准化照护比较，病人满意或更满意CNS或NP护理 • 与标准化照护比较，接受CNS或NP照顾的病人有同等或更好的生活质量、机体和功能健康、症状、生存和生活自理 • 与标准化照护比较，CNS有同等或更低的医疗服务使用
Donald F, Kilpatrick K, Reid K, et al. 2014. A systematic review of the cost-effectiveness of clinical nurse specialists and nurse practitioners: What is the quality of the evidence? Nursing Research and Practice, Volume 2014, 1-28.	CNS 和 NP	• 1966—2008年国际的RCT或类试验研究 • 长期照顾的老年病人	• 与没有APN角色的比较，设有APN角色的抑郁、尿失禁、压疮、约束系统的使用和改击性行为较低，更有可能实现个人目标，家属对护理更满意
Donald F, Kilpatrick K, Carter N, et al. 2015. Hospital to community transitional care by nurse practitioners: A systematic review of cost-effectiveness. International Journal of Nursing Studies, 52: 436-451.	NP	• 1980—2012年国际的RCT • 从医院过渡到家庭	• 由NP替代医生的角色，病人结局指标和资源使用等同 • 与标准化照护比较，NPs的替代角色效果也等同，除康复病人焦虑程度较低外，术后病人的满意度也高 • NP的替代角色减少复杂病例90天和180天的再入院率，而且缩短康复病人-工作人员的电话咨询周期
Kilpatrick K, Kaasalainen S, Donald F, et al. 2014. The effectiveness and cost-effectiveness of clinical nurse specialists in outpatient roles: A systematic review. Journal of Evaluation in Clinical Practice, 20(6): 1106-23.	CNS	• 1980—2012年国际的RCT • 门诊病人	• 与标准化照护比较，CNS角色有同等的病人结局和更低的资源使用和成本 • 与标准化照护比较，替代的CNS角色有等同或更好的病人结局和医疗系统效果

阅读笔记

续表

文献	APN角色	分析范围人群/场所	结果
Kilpatrick K, Reid K, Carter N, et al. 2015. A Systematic Review of the Cost-Effectiveness of Clinical Nurse Specialists and Nurse Practitioners in Inpatient Roles. Nursing Leadership (Toronto, Ont.), 28(3): 56-76.	CNS 和 NP	• 1980—2012年国际的 RCT • 住院病人	• CNS护理相当于6个标准化护理提供者的护理和医疗体系效果 • NP护理和医生照顾的结局指标38项是等同的 • 3项结局指标NP护理优于医生照顾
Martin-Misener R, Harbman P, Donald F, Reid, et al. 2015. Cost-effectiveness of nurse practitioners in primary and specialized ambulatory care: A systematic review. BMJ Open, 5(6): e007167	NP	• 1980—2012年国际的 RCT • 初级卫生保健和专科门诊服务	• 作为供选择的提供者，与医生相比，NP照顾有等同的或者更好的病人结局，并且有节约成本潜能 • NPs的互补角色可能可以提高病人的结局指标
Morrilla-Herra J C, Gracia-Mayor S, Martin-Santos FJ, et al. 2016. A systematic review of the effectiveness and roles of advanced practice nursing in older people. International Journal of Nursing Studies, 53, 290-307.	APN	• 1990—2014年国际的 RCT和观察性研究 • 长期照顾的老年人	• 和标准化的护理比较，APN护理可减少再入院率，有较高的病人/家属满意度
Newhouse R P, Stanik-Hutt White K M. Johantgen M. et al. 2011. Advanced practice nurse outcomes 1990-2008: A systematic review. Nursing Economics. 29(5), 1-22.	CNS 和 NP	• 1990—2008年美国的 RCT或观察性研究 • 各种各样的	• 增加APN角色的参与医疗服务，尤其是在欠发达的地区 • NP与医生合作比医生单独的照护有等同或更好的效果 • 急症机构的CNSs可以减少住院病人的住院天数和医疗费用
Stanik-Hutt J, Newhouse R P, White, K M. et al. 2013. The quality and effectiveness of care provided by nurse practitioners. The Journal for Nurse Practitioners, 9(8), 492-500e13.	NP	• 1990—2009年美国的 RCT或观察性研究 • 各种各样的	• 在初级卫生保健机构，NP护理比医生照顾有更好的血脂水平 • NP和医生的照护，在病人满意度、健康状况、功能状态、急诊、住院、血糖、血压和死亡率等上有可比性
Swan M. Ferguson S, Change A, et al. 2015. Quality of primary care by advanced practice nurses: A systematic review. International Journal of Quality in Health Care, 27(5), 396-404.	APN	• 1974—2011年国际的 RCT • 初级卫生保健	• 在生理功能的测量，病人的满意度和经济指标方面，APN与医生有等同甚至更强的效果 • APN花费较长的咨询时间，但是随着时间的延长，病人需要较少的咨询

阅读笔记

表8-2 从目前的 APN 综合性评价研究鉴别得到的知识差距

1. 大部分的研究在美国开展,一部分在高收入国家开展(如加拿大、中国、荷兰和英国),这使结果的代表性受到限制,特别是低收入和中等收入国家。
2. 少有研究验证急症机构中 CNS 和 NP 的角色或者针对儿科病人的照顾效果。
3. CNS 和 NP 角色在健康照顾提供者方面的效果的相关研究很有限(如对 APN 角色的满意度、纳入、维持、团队效果)。
4. 大多数研究从临床维度评价 CNS 和 NP 的角色,以致在教育、研究、专业发展和组织领导方面的非临床角色活动方面影响的证据有限。
5. 缺乏 CNS 和 NP 角色成本效益方面的数据。
6. APN 角色活动如何影响病人、健康照顾提供者和卫生系统成效方面的证据很有限。

表8-3 APN 角色评价研究在方法学上的局限性

1. 对 RCT 的方法报道不充分导致随机化、随机化隐藏,样本量确定,盲法过程和数据完整性方面的偏倚。
2. 参与的 APN 和病人的样本量较小,导致统计检测效力不足难以观察到有重要临床意义和统计学意义的差异的结果。
3. 对作为干预项的 APN 角色缺乏详细的描述,导致进行评价时难以考量干预的保真性和代表性。
4. 缺乏概念性框架或理论性基础把 APN 角色活动和相关结果联系起来,可能导致选择的指标对 APN 干预不敏感。
5. 没有运用概念性框架来指导评价的设计,从而导致研究仅局限于 APN 结局性指标。因此,没有收集到与 APN 角色结构和过程相关的数据,以帮助理解或解释为什么能或为什么不能达到预期的 APN 角色效果。

国家的外在效度或可推广性。这个系统评价一个非常重要的优点是,在这些研究中的 APN 教育均符合 ICN(2008)确定的教育标准(如完成硕士学位,或者在本科或者硕士基础上获得 NP 特殊教育课程)。这些纳入标准确保了这个系统评价仅仅纳入 APN 角色的研究,从而加强了结果的外在效度,这也是之前的一些系统评价的不足之处。该系统评价把文章按角色(如 CNS 和 NP)和角色的关注点(住院、门诊、急诊、初级保健和延续护理)归类,数据根据类似的归类进行综合和汇总(Bryant-Lukosius 等,2015a;Donald 等,2015;Kilpatrick 等,2014;Kilpatrick 等,2015;Martin-Misener 等,2015)。这个分析识别了研究的不均衡性,研究主要针对门诊、急诊、初级卫生保健或延续护理的成人疾病人群;很少有研究(3/43 篇)涉及儿科疾病人群和 CNS 或 NP 提供的住院护理。

采用卫生经济学研究质量(quality of health economic studies,QHES)工具(Marshall 等,2015)进一步分析上述 43 项研究的成本效益,发现只有 3 项达到高质量标准。这与方法论上的限制有关,包括:不确定性的处理、研究获得所有重要或相关结果的周期和能力、对潜在偏见的讨论、纳入适当的有效及可靠的结局指标、数据抽象化的方法和合适的经济建模。成本效益分析是通过比较干预的成本和效益来估计项目整体经济效益的一种特定方法。计算成本效益比率来确定增量成本和干预结果(如每个单位结果改进的费用)。纳入系统评价的 43 项研究,几乎一半不是完整的经济效益分析,仅评估卫生保健资源的利用率而没有计算干预的成本。

该系统评价还发现报告的质量欠佳,缺少干预性研究有关随机抽样、随机分配隐藏、盲法程序这些关键方法和数据完整性的细节信息,导致 25 项(58%)研究有中度或高度的偏倚风险(Donald 等,2014)。这些潜在的偏倚威胁研究的内在效度或我们对干预有关结果的信心程度。Newhouse 和他的同事(2011)系统评价 69 项 1990—2008 年间在美国进行的 CNS、NP 和助产士的 RCT 和观察研究,发现了类似的研究缺陷。多个系统评价还发现了 APN 干预性研究的其他局限性,包括研究设计和效果指标不一致、样本量小、RCT 的数量少和缺少效应值的相关

阅读笔记

报告（Bryant-Lukosius 等，2015a 和 b；Donald 等，2013；Donald 等，2015；Kilpatrick 等，2014；Kilpatrick 等，2015；Martin-Misener 等，2015；Morrilla-Herrera 等，2016；Newhouse 等，2011；Stanik-Hutt 等，2013；Swan 等，2015）。

　　另一个与干预研究的内在效度相关的重要因素就是干预保真度。干预保真度是指所提供的干预与研究计划中所述的一致性和完整性。一项干预在研究中不能以类似的方式全面执行时，可能会低估干预的好处或对结果的全面影响，从而造成结果的不确定性。在整个研究过程确保干预保真度很重要，尤其像 APN 角色这种通常涉及一系列服务的形成或者相互关联的治疗性干预服务的复杂干预（Bryant-Lukosius 等，2015a 和 b；Newhouse 等，2011）。影响干预保真度的因素包括培训和干预提供者的经验（如 APN）、他们按既定计划执行干预的程度（如 APN 的整套服务）和干预执行的质量。干预的遵循包括一系列的综合性因素，如提供的数量（干预执行的量）和内容、频率和干预持续时间（如 APN 与研究参与者的互动）。APN 角色系统评价中反复报道，研究在以下两个确定干预保真度方面所提供的信息缺乏（Bryant-Lukosius 等，2015a 和 b；Donald 等，2014；Morilla-Herrera 等，2016；Newhouse 等，2011；Stanik-Hutt 等，2013）。首先，许多研究没有详细说明护士在角色中的特征（如教育和经验）或 APN 角色的特点（特定的角色类型，如 CNS 或 NP；角色活动的类型、时间、频率和持续时间）。培训和成熟的问题可以隐藏干预保真度或哪个 APN 角色的活动得到充分实施可以影响预期效果的程度。第二，鲜有研究描述用于测量干预保真度或干预实施的一致性的研究方法。在许多研究中缺乏对 APN 角色明确和详细的描述也限制了研究的外在效度或复制角色的能力。

　　大多数有关 APN，尤其是 NP 的研究，聚焦在展示有效性或与医生作比较来评价角色对病人的疗效或照顾质量（DiCenso 和 Bryant-Lukosius，2010；Bryant-Lukosius 等，2015b；Newhouse 等，2011；Stanik-Hutt 等，2013）。然而，大多数的 APN 与其他医疗团队成员合作。这使得与一个单一的提供者而不是与一个没有 APN 角色的团队进行比较时，难以辨别 APN 角色对结果的影响。其他的差距包括缺少对医疗团队和提供者效果（如满意度）的研究，尤其是有关 APN 咨询角色方面，以及支持和指导其他护士和医疗保健提供者的临床护理的潜在影响（Bryant-Lukosius 等，2015a 和 b；Donald 等，2013）。另外，有关 APN 角色在教育、研究、专业发展和组织领导能力这些相关的非临床方面的影响的研究也甚少。

　　观察范围综述和系统评价的结果发现一个有趣的结果，大量 APN 角色的结果与通常由医生提供的常规照顾的结果接近或一致（表 8-1）（DiCenso 和 Bryant-Lukosius 等，2010）。很有可能该组的成效实际上是相似的。然而，一些 APN 评价研究方法论上的局限也可解释这些结果。如许多 APN 研究由于样本量小，统计检测效力不足难以观察到那些小幅度却具有临床重要性差异的结果（Bryant-Lukosius 等，2015b；Donald 等，2014；Newhouse 等，2011；Swan 等，2015）。

　　此外，评价干预措施时，在理论和实践上对干预的作用原理有一个明确的理解很重要，这将影响相关的结果（Craig 等，2008）。然而，许多 APN 研究缺乏必要的概念或理论框架为评价提供有关介入之角色的重要细节（Bryant-Lukosius 等，2015a 和 b）。可能会导致计划不周的研究因素有：对 APN 角色是如何发挥作用的假设或假说错误，选择了不是直接受 APN 角色活动影响的结局指标，不充分或不恰当的 APN 角色活动时机或剂量（如频率、强度），以及未能考虑角色敏感性更高或更低的病人因素和其他风险因素，上述的任何一个方法论上的问题可能会导致研究的等效或消极结果（Bryant-Lukosius 等，2015a 和 b）。

　　迄今为止，大多数研究使用单一的设计方法如 RCT 或准实验设计。由于其他数据收集方法不到位，无法帮助理解或解释为什么能或为什么不能达到预期的 APN 角色效果。文献回顾已经发现有大量探索 APN 角色执行问题的研究，但很大程度上这些研究仅仅是干预研究（Bryant-Lukosius 等，2004；DiCenso 等，2010）。这些回顾性文献证明了和 APN 角色执行相关

阅读笔记

的实质性困难和可能影响成效取得的系统性障碍。因此，未来的评价必须纳入验证与干预保真度相关的 APN 角色障碍和促进因素的研究设计和方法。

许多研究未能利用概念框架或模型来阐明对 APN 角色的深入理解，这可能也会导致研究侧重于与医生比较，从而使 APN 角色成了疾病和医疗的替换模型。这种狭隘的关注已为建立对 APN 角色全面影响及其 APN 角色在其他临床和非临床上方面的增值较完整的理解付出了代价。如尽管健康促进是一项护理角色的标志性工作，却很少有研究去评价 APN 角色在预防方面的影响（Bryant-Lukosius 等，2015b；Swan 等，2015）。同样，相对于其他类型的护士角色，一直缺乏探讨合理使用 APN 角色的研究。

总而言之，虽然 Spitzer（1978）提供的早期评价指南对 APN 角色建立的安全性和有效性至关重要，现在需要有不同的策略来加强评价这些角色影响的进一步研究。新的办法必须拥有更广的视野，涵盖全方位和各领域的 APN 专业知识、解决研究设计和方法上的不足，填补这些角色对病人、提供者、组织和卫生保健系统的增值贡献实证上的空白。

二、评价 APN 角色的新方法和资源

（一）关于 APN 评价的进一步思考

早期的一些 APN 角色评价的是设计来回答像"与医生相比，APN 提供的临床护理是否同样的安全和有效？"和"与常规护理相比，APN 提供的临床护理服务有什么成本效益？"如上文所述需要通过进一步研究来回答有关成本效益的问题。然而，大量的综合证据表明，与常规护理比较，CNS 和 NP 照顾有同等的效果，在某些情况下效果更好（表 8-1）。关注有关安全性和有效性问题的进一步研究不太可能大大增加新的有关这些角色的信息。我们对 APN 角色认识方面的主要差距是角色如何取得更好、范围更广的结果，以反映这些角色的所有临床和非临床的范畴。关于临床成效，有必要增加对最大受益于 APN 护理的疾病人群类型的认识。最近的系统性回顾表明，与需要较少或风险较低的病人相比，那些有较复杂的健康需要和健康不良风险大的病人可能会有更好的健康结局（Bryant-Lukosius 等，2015a 和 b）。此外，还需要进一步的研究以更好地理解在不同的卫生保健环境下，影响 APN 角色发展和实施结果的障碍和促进因素（如团队、组织机构、国家）。因此，评价这些角色的进一步研究应旨在回答这样的问题："APN 角色如何执行、在什么情况下、在哪些疾病人群中和在什么实践场所才能最有效地改善病人、医疗保健提供者和团队、组织机构以及卫生保健系统的结局？"或者"APN 角色是否按计划实施并逐步达到预期的效果？"（Bryant-Lukosius 等，2013）。

回答这些问题需要更复杂和精密的研究设计，如个案研究和混合的方法，这些设计可以包括或超出传统所关注的 RCT。同样，与卫生保健创新评价的复杂性匹配的多面性研究方法也被推荐用于系统评价，以允许从决定"什么有效果"转移到"发生了什么"上，利于了解干预如何在各种环境和人群中发挥作用。

（二）APN 作为复杂的卫生保健的创新角色

英国医学研究理事会（The Medical Research Council）提供了订正准则，以改善复杂的健康照护干预措施的评价。根据这些准则，复杂的干预就是那些有若干的相互作用的成分，需要干预的执行者和接受者有多种、复杂的行为，有多个目标群体或组织层次，有多种不同的结局指标，以及需要高度的灵活性或适应性的干预（Craig 等，2008）。这些准则的制定用以处理类似于 APN 角色报道的那些方法上的类似限制，强调以下需要：在不同的发展和实施阶段使用系统和迭代的程序和方法去评价复杂的干预，区分过程和效果评价，运用实用的研究方法，提供干预的详细说明以便复制，干预措施应适应当地的情况而不是全盘照搬干预标准以促进其在不同情境下的有效性（Craig 等，2008）。

APN 角色已被喻为复杂的健康照护干预，因为 APN 具有多个相互作用的角色维度和多种

阅读笔记

所需的能力（如临床、领导、研究、咨询、教育），专注于具有挑战性的卫生保健问题，针对多种不同的群体（如病人、家庭照顾者、服务提供者、团体和社区）而行动，并需要以高度灵活性和反应性去满足动态的医疗系统需求（Bryant-Lukosius 等，2013），这些特征表明评价的目标和方法应考虑这些角色和环境的复杂性。

医学研究理事会准则中与 APN 角色有关的主要建议是建立对干预如何带来预期变化的良好理论认识。早期研究应该着眼于通过识别和合成证据来确定角色的主要组成或角色所提供的整套服务，以建立 APN 角色的证据基础。然后可以开发一个模型或理论来说明期望 APN 角色的要素是如何去改善结果（Craig 等，2008）。在大型评价前可以进行建模练习或一系列较小的研究来完善 APN 的角色。建议通过可行性研究或预试验，评估 APN 角色的执行和以下相关的研究方法上的问题：可接受性、依从性、不同角色成分 / 活动的实施、招募和留住研究参与者、确定可能的效应大小（Craig 等，2008）。更大规模评价 APN 角色效果的研究需要考虑效应大小和时间效应、可能的选择偏倚、实验的可行性和可接受性，以及费用等相关因素，以确定最适合的研究设计。在某些情况下，观察性研究可能优于 RCT（Craig 等，2008）。也有学者建议使用次序、嵌入或并行执行的研究来确定干预保真度和帮助解释为什么被推荐的 APN 角色作为一种干预会成功或不成功（Bryant-Lukosius 和 DiCenso，2004；Craig 等，2008）。

SCAPE（Specialist Clinical and Advanced Practitioner Evaluation）研究（Murphy 等，2014）就是务实性的混合方法研究的一个好的范例。这项多阶段的研究运用了定性和定量的方法，对在爱尔兰大规模引入 CNS 和 NP 角色进行评价。阶段一：通过文献系统评价、关键人物访谈、利益相关者团体焦点访谈和德尔菲调查法，确定对 CNS 和 NP 活动评价敏感的成效。阶段二：进行涉及 28 个临床领域的案例研究，记录角色互动、关键的行为指标和效果。采用观察、关键人物（病人、提供者和管理人员）访谈、文献分析法和病人调查来收集数据。阶段三：资料整合和访谈，与国家政策制定者分享数据结果，获得他们对如何定位与政策最佳关联的成效的建议。这种多阶段混合方法的好处包括病人和管理者在选择相关的和有价值的成效指标方面的信心，以及对成效的深入研究。通过检查、比较和整合不同实践场所和数据集的有关 APN 角色互动、行为和效果的数据，使研究人员可以将结果推广到相关的疾病人群。研究结果还提供了对 CNS 和 NP 角色及其影响的全面和整体的理解（Murphy 等，2014）。数据源的全面性和利用不同的数据收集方法也提高了总体数据的质量和可信度。

第二个例子是一项参与式行动研究，采用包括观察、焦点团体访谈和关键人物访谈的定性描述的方法，设计、监测和评价一项由 NP 主导的肿瘤疾病所致脊髓病理骨折病人姑息性放疗干预的实施（Vahedi Nikbakht Van de Sande 等，2014）。这项研究的一个重要特点是在阶段一，由病人和健康照护者参与确定要解决的实践问题并就此达成一致的认识。文献分析用于确定以证据为基础的解决方案，健康照护者小组的进一步建议用以设计新的护理模式。对病人和健康照护者的访谈主要用以评价干预的执行。这些是设计以病人为中心的护理模式的有效方法，使病人重视和获益，利于识别护理模式实施与可持续性的障碍和挑战（如各部门之间缺乏合作、缺乏行政支持、管理所关心的费用没有得到解决）（Vahedi Nikbakht-Van de Sande 等，2014）。

评价 APN 延续护理在不同的高风险疾病人群的成效的系列研究证实了应用其他研究方法补充 RCT 数据的重要性。在这些研究中，APN 完成了详细的日志，概述他们在医院、门诊及家访时，与病人互动的类型、频率和持续时间（Brooten 等，2002）。通过数据集的综合和详细的分析，把 APN 与病人互动的类型、时间和强度与效果相联系。APN 角色活动的文档记录还提供了确定干预费用的重要信息。

（三）测量 APN 剂量

阅读笔记

利用多种如上文所述的数据收集方法来衡量 APN 活动强度关系到 APN 剂量的概念以及干

预保真度。APN 剂量是指 APN 的数量及覆盖面或 APN 所提供的护理量（Brooten 等，2012）。在评价一个机构、地区或国家 APN 结局的成效研究中，剂量可以按每个人群 APN 的数量来测量。在某些行政辖区，APN 数量可能不足而难以产生影响。所提供 APN 护理量可以用花费在每个病人上的干预或其他角色活动的时间，或者干预或活动的频率来测量。影响 APN 剂量相关因素包括政策法规、实践范围、教育、经验和从事该角色的时间。所面临的挑战是确定在特定的情境或针对特定的疾病人群，以取得成果的最适当的 APN 剂量。如 Brooten 等在 2002 年发现，对发病率较高的病人的亚群来说，更密集的使用符合病人需求的互动的 APN 干预有更好的结局。而其他病人的亚群，如果能够通过电话联系到，APN 则需要较少的互动。干预的时机也是重要的，如在老年病人和极低出生体重儿出院 24～48 小时内，进行第一次上门访视可以提高干预的效果（Brooten 等，2002）。

（四）APN 的模式

各种各样的 APN 模型可以用于角色评价的报告。每个模型都有其对特定类型角色或评价目标的重点和优势，如 Kilpatrick（2012）的模型概述了急症护理机构中 NP 角色的复杂性、角色互动和与医疗团队有效性相关的可能性结局。此模型是基于 Sidani 和 Irvine（1999）更早的一个评价 NP 急症护理的框架。爱尔兰的国家护理和助产委员会（the National Council of Nursing and Midwifery）选择了一种质量改进方法评价 CNS 和护士助产士角色。Byers 和 Brunell（1998）概述了一个验证与效果和成效成本相关的 APN 角色价值的框架。这些模型的一个共同特征是对 Donabedian（2005）的卫生保健质量评价模型的整合。Donabedian 的模型建立于 1966 年，但一直是卫生保健评价的基石。最近的一项对澳大利亚 NP 的研究证实 Donabedian 的模型适用于 APN 角色的评价（Gardner 等，2013）。

Donabedian（2005）的模型阐明了三个基本的概念（结构、过程和结局），为评价卫生保健的干预提供了一个有力的基础。和 APN 角色有关的结构指的是影响角色的设计和实施的因素，如人、实践、经济、资源、社会 - 政治和环境因素（组织的、政策的、文化的）（Bryant-Lukosius 和 DiCenso，2004）。过程涉及 APN 角色的执行和活动的种类，所提供的干预和（或）服务以及如何实施。结局是指 APN 角色结构和过程的产物。

（五）APN 敏感的结局指标

从文献中可以提炼出范围较广的 APN 敏感结局指标（表 8-4）。尽管护理学者对结局指标的归类或命名不同，所确定的结果类型却相当一致并能说明 APN 角色影响的深度（Doran 等 2010；Ingersoll 等 2000；Kleinpell，2009）。一些结局指标可能特定于某些类型的 APN 角色（如 CNS 的结局指标）（Doran 等，2010），但这些不同的分类通常包括病人和家属、医疗保健提供者、护理质量、机构、卫生服务利用和费用等相关的结局指标（Bryant-Lukosius 等，2016）。同样重要的是要考虑如何使效果在卫生保健系统中广为理解和如何使卫生保健资助者和管理者做出使用 APN 角色的决定，如考虑 Institute of Medicine（2001）定义的有关安全性、有效性、以病人为中心、效率和公平的结局指标。Institute for Health Improvement（2012）强调可持续发展和有效的卫生保健创新应强调三大目标：更好的个人照护、更佳的人群健康和更低的成本。理想情况下，APN 角色应关注与这三大目标相关的结局指标。当只能达成一个或两个目标往往不利于其他目标的实现。无论使用哪种类型的结局指标分类，应根据其重要性和与目标及角色活动相关的指引，选用 APN 结局指标进行评价（Bryant-Lukosius 和 DiCenso，2004）。

（六）APN 评价的增强型框架

Participatory Evidence-Informed Patient-Centred Process（PEPPA）框架概述了一个以参与性证据为前提，以病人为中心的 APN 角色发展、实施和评价的九个步骤（Bryant-Lukosius 和 DiCenso，2004）。PEPPA 的研发旨在：①通过确保角色活动与未满足的病人、服务提供者和卫生保健系统需求之间的良好结合来促进 APN 角色的最佳使用；②通过关注障碍因素和促进

阅读笔记

表 8-4　APN 敏感的结局指标分类

文献	范围	结局指标分类
Doran D, Sidani S, & DePietro T. 2010. Nurse sensitive outcomes. In J Fulton, B Lyon and J Goudreau, Foundations of Clinical Nurse Specialists Practice (35-57). New York: Springer.	CNS 结局指标	**病人护理功能：**直接的（监测、提供照顾、促进支援小组）；间接的（个案管理、咨询），教育功能：正式和非正式 **组织或系统功能：**质量改进、政策和指引建立、程序开发和评价，循证实践，委员会工作 **病人导向：**病人的重点：疾病/状况特异的、生理和心理症状，早期识别以及并发症的预防、自我管理和依从、满意度 **机构导向：**住院时间，总的医疗服务收费
Ingersoll G, McIntosh E, & Williams M. 2000. Nurse-sensitive outcomes of advanced practice. Journal of Advanced Nursing, 32, 1271-1281.	德尔菲调查的头 10 项 APN 结局指标	护理满意度、症状缓解或减轻、生活质量、得到很好的照顾的感觉、信任健康提供者、遵守和依从治疗计划、病人和家属的知识、提供者之间的合作、针对需要的提供者的建议、程序要求的频率和类型
Kleinpell R. 2009. Measuring outcomes in advanced practice nursing. In R. Kleinpell (Ed.). Outcome Assessment in Advanced Practice Nursing, 2nd Edition (1-62). New York: Springer Publishing Company.	APN 成效指标	**护理相关的：**成本，医疗服务使用（住院时间、再入院率、再入院的间隔时间）、发病率、药物反应、处置的成功率或并发症、等候时间、病人身上花费的时间，病人访视次数、安排诊断测试、照顾管理、生活质量、咨询次数 **病人相关的：**满意度、医疗服务的可及性、依从性、症状缓解或减轻、健康维护、重返工作、压力水平、病人及家属的知识、血压控制、饮食和体重控制、等候时间、功能状态 **执行相关的：**护理质量、人际技巧、技术质量、文档完整性，角色能力上花费的时间、绩效等级、创收、医生招聘和留用、为医生节省的时间、医生工作量、抢救效果、临床检查的全面性、依从最佳实践指南

因素来确保角色的成功实施；③通过确定目标的优先顺序和结果指标来促进 APN 角色的评价。已有超过 16 个国家利用该框架成功引入 APN 和其他的医疗保健提供者角色（Boyko 等，2016）。PEPPA 框架的主要优势是整合了所有的 APN 角色维度（如临床、教育、研究、领导），并涉及过程中每个步骤的关键利益相关者（如病人、提供者、管理者），从而提高了角色的清晰度和接受性（Bryant-Lukosius 等，2013）。PEPPA 结合 Donabedian（2005）的结构 - 过程 - 结果模式，为 APN 角色评价计划的制定提供了广泛的建议。

为了解决当前研究的局限并提供更详细的 APN 角色评价指南，PEPPA 框架最近得到了强化（Bryant-Lukosius 等，2016）。强化了的框架称为 PEPPA-Plus，最终目的是生成更有意义的评价数据，以做出最优使用 APN 角色的有效卫生保健决策。如图 8-1 所示，PEPPA-Plus 以一个横跨三个角色发展的阶段，涉及结构、过程和结局的关键概念，以及多层面临床和非临床角色能力的影响的矩阵型 / 综合体，来强调 APN 角色的复杂性。框架的一个重要方面是鼓励使用不同评价方法和手段（如质量改进、项目评价、研究）来解决处于不同发展阶段的 APN 角色的各种信息和决策需要。

为了推广一个系统有序的评价路径，PEPPA-Plus 将 APN 角色发展的九个步骤分为三个阶段：引进、实施和长期持续发展（Bryant-Lukosius 等，2016）。概述每个阶段的具体评价目标帮助指导评价的重点、适当的时机和顺序。然后，可以针对每个目标制定与特定 APN 角色相

阅读笔记

评价框架模型–高级实践护士角色评价的关键概念

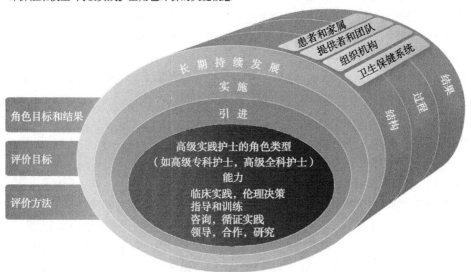

图 8-1 PEPPA-Plus

资料来源：Bryant-Lukosius et al. Framework for evaluating the impact of advanced practice nursing roles. Journal of Nursing Scholarship, 2016, 48（2）: 201-209.

关的评价问题。表 8-5 列出了这些评价目标。在引进阶段，评价目标和问题侧重在开发一个全面和明确并已经界定的角色，类似于医学研究局（Craig 等，2008）设计复杂的医疗保健干预措施的早期步骤。在执行阶段，评价目标和问题侧重在监测达成 APN 角色预期目标的进展及提高对 APN 角色如何去改善结局指标的认识。这一阶段有助于在进行更大规模评价去确定 APN 角色的有效性和成本效益之前，评估干预保真度和可行性（Bryant-Lukosius 等，2016）。

表 8-5 APN 角色发展各阶段的 PEPPA-Plus 目标

引入阶段

1. 确定在各种不同的实践环境和照护模式中，APN 角色能够满足的病人、家庭、医疗保健提供者或团队、组织机构和卫生保健系统的需求。

2. 向利益相关者清晰地推荐 APN 的角色，以确保 APN 的角色类型、角色能力和实践范围能够很好地迎合需要。

实施阶段

1. 确保专业、教育、组织机构和卫生保健系统的政策适当，资金和资源到位，以支持在不同的实践环境和照护模式中引入不同的 APN 角色。

2. 提高对 APN 角色如何影响病人、家庭、医疗保健提供者或团队、组织机构和卫生保健系统效果的认识。

3. 监测实践模式的动向，包括角色活动的发展、维持，以及角色执行的障碍和促进因素，以促进最佳的利用和实施 APN 角色，实现预期的效果。

长期可持续发展阶段

1. 展现 APN 角色对卫生保健的消费者、医疗保健提供者、组织机构和整个卫生保健系统的长期利益和影响。

2. 识别角色的现行发展和趋向，以及角色调整与支持的需要，以确保 APN 角色满足卫生保健系统的长期需求。

（七）额外的资源和工具

可支持 PEPPA-Plus 框架应用的在线资源包括一个简表、两个模板和案例研究（http://fhs.mcmaster.ca/ccapnr）。简表用以概述三个阶段中每个评价目标相关的结构、过程和结局。模板

阅读笔记

一提供了 APN 角色发展每个阶段有关结构、过程和结果的评价问题的范例。模板二可以用于开发 APN 角色的评价计划。案例研究用以演示该模型在每个 APN 角色发展每个阶段的应用。

详细的在线工具包支持 PEPPA-Plus 框架前六个步骤的应用（https://www.cancercare.on.ca/cms/one.aspx?pageId=9387）。尽管该工具包是为癌症护理中 APN 角色而设，其步骤、策略和资源也适用于其他疾病人群的任何 APN 角色（Bryant-Lukosius 等，2009）。该工具概括了每一个步骤相关数据收集的各种工具和策略。第六步包括开发一个综合的评价计划，其中提供了几个模板，包括发展 APN 角色的逻辑模型的模板。

PEPPA-Plus 框架工具包中，逻辑模型的开发从步骤四开始至步骤六（Bryant-Lukosius，2009）。该逻辑模型提供了一个项目或干预（如 APN 角色）的图表，用以回应特定的卫生保健问题或情况。逻辑模型并不是一项评价计划，但提供了评价的第一步，帮助形成假设和提出如何使 APN 角色运作、怎样运作及何时实施和评价什么的问题。通过开发逻辑模型的过程来明确和提炼 APN 角色目标与其各种能力的基本逻辑或背后的潜在逻辑和思考。逻辑模型也有助于说明 APN 角色的复杂性以及实现病人、健康照护者和卫生保健系统成效的角色活动的内在联系。再者，该模型可以概述 APN 角色的活动和结果与支持角色有效执行的必要资源之间的关系。逻辑模型是一个有用的工具，用于图示所期望的角色结果和目标达成的时间表，以报告综合评价的发展计划。最后，可以利用逻辑模型来监测 APN 角色的执行，以及向关键的利益相关者介绍角色的引进和评价的进展（Bryant-Lukosius，2009）。

另一个评价的在线资源是由加拿大研究人员开发和维护的 APN 数据集合工具包（http://apntoolkit.mcmaster.ca）。该工具包提供了 APN 研究中用于数据收集的工具汇编，并按 PEPPA-Plus 框架的 9 个步骤来组织。简要说明了每个工具的心理测量的相关属性，在研究中的使用和如何得到工具和获得使用权（Bryant-Lukosius 等，2013）。

TIDierR 清单（Hoffman 等，2014）是另一个研究人员用于评价 APN 角色的有价值资源。该清单是干预描述和复制的模板，提供了在发布干预研究结果时要考虑的 12 个项目。在开发研究计划的早期阶段使用此框架将有助于加强 APN 评价的质量和 APN 角色作用的基本原理和理论基础。清单提供了汇报的程序和资源支持的指引。资源支持指引涉及角色的执行、教育、培训和 APN 的经验、APN 服务提供的模式和地点，干预保真度（如时间、频率、强度、APN 干预的剂量、依从性），以及按需进行调整或修改的 APN 的角色作用（Hoffman 等，2014）。

总的来说，进一步评价 APN 角色影响的研究将要求一些新的方法，将脱离依赖于 RCT 和单一的关注结局指标。多种多样的研究方法和其他的评价方法被要求使用，去处理更加复杂的关于如何、以及在什么条件和环境下的 APN 角色是最有效的问题。

迄今为止，APN 角色评价的质量很不稳定。这说明需要进一步发展在评价复杂的健康照护干预（如 APN 角色）方面的护理研究，也需要在进一步的研究设计中结合不同评价方法的专业知识。另外，灵活地开发最小数据集以及利用现有与电子健康记录、机构和卫生保健报告系统关联的管理数据，对加强未来的 APN 角色评价，特别是有关健康服务利用和成本效益评估的效果来说也非常重要。

为了满足优先人群的健康和健康系统的需要，需要用系统和科学的方法来设计理论扎实、以循证为基础的 APN 角色的研究和评价。为了决定干预的保真度以及如何快速地转向较为大型的研究评价 APN 角色的有效性和成本 - 效益，有必要更多地关注评价并监测角色执行策略的有效性。在 APN 角色评价中，结合"结果 - 过程 - 结局"的方法将加强识别角色障碍和促进因素的能力，以及提高对 APN 角色如何影响关键指标的理解。当报告复杂的健康照护干预如 APN 角色时，背景资料很重要。为了使研究结果更具代表性，要求对背景的报告给予更多关注，尤其是 APN 角色的特点和角色实施的过程。

阅读笔记

在 APN 角色发展和评价过程中，有必要邀请利益相关者（包括病人）参与，以利于设计能够满足优先需求的角色，从不同的角度回应重要的评价问题，以及为评价选择有意义的结局指标。与主要的利益相关者分享结果同样重要，有利于形成政策性的意见和发展出关键的信息，进而促进研究结果用于最优使用 APN 角色的有效卫生保健决策。

第四节　中国高级护理实践研究的发展及未来需要关注的问题

我国内地 ANP 研究始于本世纪初。2000 年，浙江大学医学院附属邵逸夫医院率先在国内设立了糖尿病、伤口 / 造口两个专业方向的 APN 角色。通过公开选拔 APN 候选人、接受美国罗马琳达医学中心培训、设立 APN 岗位等系列措施启动了 ANP，并从 APN 的职能作用、工作和管理模式等方面进行了积极尝试，取得了良好的护理效果，获得了同行的认可。此外，2003 年，在广东省卫生厅和香港医院管理局的支持下，广州南方医科大学与香港理工大学联合在内地以研究生课程班的形式尝试开设 APN 培训（Wong 等，2010）更是推进了内地的 ANP 的发展。

近十九年，国内的 ANP 相关研究与其他国家发展初期阶段研究重点相似，集中在 APN 的角色定位、APN 的核心能力、APN 的工作、APN 的培训、APN 的管理等。同时，也有学者对于 APN 发展中的问题进行了分析，还有极少数关于 APN 角色效果的研究（附 8-2）。但与国际上和香港的 ANP 发展相比较，中国内地的 ANP 尚处于发展阶段，需要研究和完善的问题还很多。最近一项研究（郭等，2014）通过对国内外专科护士发展现状的 718 篇中文文献进行分析和比较发现，综述和经验总结占了绝大部分（分别为 31.1% 和 51.9%）、描述性研究占 14.3% 和质性研究的文献占 2.4%。该研究指出内地较多是在理论层面对专科的定义、准入、培训、资格认证等方面进行探讨，以及通过临床实践、经验总结、问卷调查等介绍临床专科护理人员的培养和使用状况；只有少数质性研究对专科护士的培训、评价体系、核心能力、角色职能、课程设计等进行了探讨。该研究还发现虽然 APN 相关文献的数量逐年上升，但直至 2005 年，才从综述类为主的文献转变为以经验总结和调查类的文献。目前，内地 APN 相关的经科学设计的研究性论文仍然匮乏，更鲜有涉及设计严谨的有关 APN 干预影响病人结局指标的报道。在研究设计时，可借助循证研究的步骤进行，即先设立科研问题，继而进行文献查证或进行研究使问题得到解决。

一、科学研究问题的提出

在 ANP 相关研究中，在确定研究问题时，要注意问题的目标要实际和切题、能够与日常临床实践相关。这样的研究结果易于被临床护士和护理行政人员采纳，并且能应用于病人健康服务之中。根据 Stillwell 等（2010）建议，临床问题主要分为两大类：背景问题和前景问题。背景问题比较广泛，只能提供一般知识，如：哪些护理措施可减低手术后疼痛？答案可以在一般教科书内找到。前景问题具体且与临床相关，主要用以引导研究改善病人结局。解答前景问题往往能为临床判断提供实证，如：与音乐治疗相比，引导遐想如何影响成年病人术后 24 小时内镇痛的效果？一个良好的临床科研问题能加快有效地运用研究结果去改革实践。PICOT（Population-Intervention-Comparison-Outcome-Time）模式（见第一章）可有助于临床科研问题的确立。PICOT 模式的定义和模板见表 8-6。该模式在问题确立中不仅具有一致性与有系统性，还便于进行结构解释及分析问题，方便日后文献查证。在上述前景问题中使用 PICOT 模式需要注意的是，在某些情况下，研究可以只用于披露某些特别的经验而非两种不同干预的比较。此外，指定时间段也是非必需的。但病人类别、干预或研究问题及结果是 PICOT 模式的三个主要元素。

表 8-6   PICOT 的定义和模板

研究问题类别	定义	模板
干预或治疗	确定哪类治疗达到最佳效果	＿＿＿＿＿＿＿＿＿＿＿＿病人（P） 接受某项治疗＿＿＿＿＿＿＿＿（I） 与其他治疗比较＿＿＿＿＿＿（C） 结果＿＿＿＿＿＿＿＿＿＿＿（O） 时间＿＿＿＿＿＿＿＿＿＿＿（T）
病因	确定导致发病的最高危风险	＿＿＿＿＿＿＿＿＿＿＿＿病人（P） 曾患上＿＿＿＿＿＿＿＿＿＿（I） 与不曾患上比较＿＿＿＿＿＿（C） 有更高 / 低风险＿＿＿＿＿＿（O） 时间＿＿＿＿＿＿＿＿＿＿＿（T）
诊断	确定哪类的测试能准确地诊断状况	＿＿＿＿＿＿＿＿＿＿＿＿病人（P） 接受某项测试＿＿＿＿＿＿＿（I） 与其他测试比较＿＿＿＿＿＿（C） 更准确地诊断＿＿＿＿＿＿＿（O）
意义	了解个人、群体及社会对某种经验的意义	＿＿＿＿＿＿＿＿＿＿＿＿病人（P） 患有＿＿＿＿＿＿＿＿＿＿＿（I） 感觉＿＿＿＿＿＿＿＿＿＿＿（O） 期间＿＿＿＿＿＿＿＿＿＿＿（T）

二、科学问题的解答

护理学作为自然科学和社会科学的一部分，在护理研究中引入实验研究方法，是护理研究科学化的必由之路。实验过程是科学探究的过程，用实验的方法对护理效果进行客观评定，用实验的方法研究护理手段，不仅能验证假说，而且能从更深层次去认识护理的规律性，去除偶然性，显示必然性。总结只能算是经验，称不上是规律性的东西。事实证明，判定事物之间的因果关系要依靠实验方法，并借助理论思维，才能弥补单纯观察的不足。然而直至今日，护理研究仍然以观察、调查性研究为主，实验性研究所占比例较低，而设计严密的实验性研究更是亟待加强。如表 8-2 和表 8-3 所示，既往研究的重点大多集中在 APN 角色，但 APN 角色活动如何影响成效方面的证据有限，特别是缺乏 APN 角色成本效益方面的依据。已有的来自 RCT 方法的报道存在方法学上的偏倚也威胁 APN 干预的有关结果的可信性。编者在回顾内地截至 2016 年 10 月发表在国内学术期刊的 APN 相关文献后发现（附 8-2），罕见有关 APN 角色效果的研究报道，为数不多的几篇相关文献却未对 APN 的资质（如教育程度、工作经验等）进行界定。有研究者（张等，2015）对国内外的糖尿病专科护士管理对病人血糖影响进行了 meta 分析，但在纳入的 18 篇文献中，在中国内地开展的 RCT 仅有 3 篇，却均存在随机方法不清楚的研究设计的问题。因此，内地 APN 在提高护理质量和护理水平方面所作的贡献仍待有设计严谨的研究来证明。由于护理对象的病症、年龄、性格、习俗、文化和地域等千差万别，使护理干预措施的研究具有变异性大、有独特的人文等特征，同样的护理方法不一定获得相同的效果。因此，必须加强对护理干预措施的试验验证和系统回顾，加强大样本临床研究或多中心临床实验，以提高其科学性。可以说，加强护理干预结果的研究是追求优质护理的永恒课题，也是我国 ANP 研究今后要强调和着力发展的方向。

三、研究结果的转化

阅读笔记

现代护理实践面临多种挑战，包括医疗制度改革、消费者意愿、信息交流和传播、高科技发展、安全护理和问责制、质量管理、成效评价和监测、重点人群的健康照护、成本意识和循证实践等。这些挑战都与研究相关，针对同一个研究问题，会开展多项研究，并可能获得不同的研究结果，而且在大数据的背景下，APN 很难获得全部的研究结果。如何有效甄别、筛选研究成果，为临床实践所用是 APN 所面临的一个巨大的挑战。同时，将研究成果转化为实践是高级护理实践研究的主要目的，通过研究去改革实践是 APN 的重要职责。APN 在决定开展项目研究前应该明确做研究的目的并非仅仅为了晋升、学位、发表文章和学术地位，更重要的是要达到研究的最终目的——发展护理专业的理论体系及创建优质的护理模式。APN 在进行高级护理实践研究时应该将研究向实践转化的理念贯穿在研究过程的每一个环节。为使读者进一步了解如何在开展科研项目的过程建立高级护理实践，本书第九章第五节的案例将进一步说明。

四、加强合作研究和跨学科研究

高级护理实践和 APN 队伍的形成与发展，极大地推动了临床护理研究工作的开展和学科的进步。目前各国护理学者满腔热情地投身于发展这项事业，学术研究和交流活动日趋活跃，形成了良好的发展势头。但是，目前我国的护理研究多数还处于各自为政的局面，护理研究人员相互之间缺乏密切的联系与合作，与其他相关人员之间的合作研究也较少，大规模的合作研究和跨学科研究更是凤毛麟角，这不仅影响护理研究水平的提高、发展与深入，也影响研究结果的应用和推广，无疑还将影响学科的发展与进步。因此，护理同仁必须加强专业内以及与专业外的合作研究，APN 应该成为合作研究的典范，逐步将个体的零散研究形成系统和规模，提高研究水平和效益。此外，APN 还需重视与医疗、基础以及其他专业之间的合作，通过合作促进护理专业和高级护理实践的发展。

当代科学发展的一个重要特点是不同学科间的联系越来越密切，跨学科研究已是未来科学发展的主要方向。实现科学研究的跨学科不仅是科学自身发展的需要，也是全球经济和人类社会发展的需要，得到了世界各国越来越多的重视。跨学科研究是团队或个人的一种研究模式，它把来自两个以上学科或专业知识团体的信息、数据、技能、工具、观点、概念和理论综合起来，加深基本的认识或解决那些不能用单一学科或研究领域来解决的问题。跨学科研究的典型特征是合作，是不同思想和方法的结合。为了深化护理理论研究、基础研究和技术研究，深入揭示护理学的内在规律，需要切实加强多学科的联合研究，用多学科综合研究的方法获得新的知识和智能，用跨学科的研究方法去寻求解决护理理论和实际问题的各种可能途径，这是今后护理学发展的方向。

五、加强热点难点问题的研究

高级护理实践之所以展现出很强的生命力，是因为它顺应了时代的发展，以满足人们日益增长的卫生保健需求为目标。因此，未来的高级护理实践研究必须加强对各国医疗卫生事业热点和难点问题的探讨，加强病人护理质量热点和难点问题的研究。

为此，APN 一方面需要对世界的卫生大趋势、国家的卫生政策、公众的健康问题时刻保持着敏锐的洞察力，紧随时代的发展，积极地寻求解决健康问题的切入点，力争在各国的卫生事业中发挥重要的作用。比如近年我国将大力发展基层卫生保健和社区护理、加强公共灾害的预防和处理、加强重大感染性疾病的预防等等，APN 应该投入到相关问题的工作和研究中，主动作为，有所贡献，并获得更好的发展。另一方面，APN 的研究工作应紧密结合病人的需求，结合临床实际工作的需求，结合本专业发展中的难点问题进行研究，加强对临床专科、专病疑难护理问题的研究，在提高临床护理水平和护理质量方面积极作为。

APN 在我国的发展还刚刚起步，还需要着力加强高级护理实践标准、APN 培养、管理和认证的研究，推动高级护理实践的健康发展。

阅读笔记

小结

　　本章第一节从学科发展、医疗服务体系发展和病人服务质量的提高三个方面陈述了高级护理实践研究的意义；第二节重点叙述了高级护理实践两大领域研究：高级护理实践与 APN 发展、APN 临床实践的研究；第三节以国际研究的视野从 APN 角色评价的历史和评价 APN 角色的新方法和资源的角度，详细介绍了 APN 角色影响的评价；第四节针对我国高级护理实践研究的现状，提出高级护理研究中应关注的问题，同时指明今后高级护理实践研究的方向。全章内容表明高级护理实践研究有以下特点：①研究内容侧重高级护理实践和 APN 自身的发展以及 APN 的临床护理实践领域，使临床护理研究的更加深入和广泛。②APN 常用的研究方法包括量性研究和质性研究的方法，更注重通过临床 RCT 开展研究。总而言之，研究者是 APN 的主要角色功能之一，护理研究是高级护理实践的其中一个重要组成部分和特征。只有加强高级护理实践研究的开展才能更好地促进高级护理实践和 APN 在中国发展。

（Denise Bryant-Lukosius　王少玲　朱雪娇）

思考题

　　1. 当前国际高级护理实践研究领域的热点和难点有哪些？

　　2. 发展我国的高级护理实践研究需要采取什么措施？

　　3. 护理研究生如何对发展高级护理实践研究有所作为？

参考文献

1. Boyko J, Carter N & Bryant-Lukosius D. Assessing the spread and uptake of a framework for introducing and evaluating advanced practice nursing roles. Worldviews on Evidence-Based Nursing. Article first published online, 2016, APR 13.

2. Brooten D, Naylor M D, York R, et al. Lessons learned from testing the Quality Cost Model of Advanced Practice Nursing（APN）Transitional Care. Journal of Nursing Scholarship, 2002, 34（4）: 369-375.

3. Brooten D, Youngblut J, DeosireW, et al. Global considerations in measuring effectiveness of advanced practice nurses. International Journal of Nursing Studies, 2012, 49: 906-912.

4. Bryant-Lukosius D & DiCenso A. A framework for the introduction and evaluation of advanced practice nursing roles. Journal of Advanced Nursing, 2004, 48（5）: 530-540.

5. Bryant-Lukosius D & Martin-Misener M. Advanced Practice Nursing: An Essential Component of Country Level Human Resources for Health. Policy Paper for the International Council of Nurses. 2016. Retrieved from http://www.icn.ch/what-we-do/hrh-policy-briefs/

6. Bryant-Lukosius D. Designing Innovative Cancer Services and Advanced Practice Nursing Roles: Toolkit. Toronto: Cancer Care Ontario. 2009. Retrieved from https://www.cancercare.on.ca/cms/one.aspx?pageId=9387

7. Bryant-Lukosius D, DiCenso A, Browne G, et al. Advanced practice nursing roles: development, implementation, and evaluation. Journal of Advanced Nursing, 2004, 48（5）: 519-529.

8. Bryant-Lukosius D, DiCenso A, Israr S, et al. Resources to facilitate APN outcome research//R. Kleinpell （ed.）. Outcome assessment in advanced practice nursing, （3rd Edition）. New York: Springer Publishing Company, 2013.

9. Bryant-Lukosius D, Spichiger E, Martin J, et al. Framework for evaluating the impact of advanced practice nursing roles. Journal of Nursing Scholarship, 2016, 48（2）: 201-209.

10. Byers J F & Brunell M L. Demonstrating the value of the advanced practice nurse. AACN Clinical Issues, 1998, 9: 295-305.

阅读笔记

11. Craig P, Dieppe P, Macintyre S, et al. Developing and evaluating complex interventions: The new Medical Research Council guidance. British Medical Journal, 2008, 337: a1665.

12. DiCenso A & Bryant-Lukosius D. Clinical Nurse Specialists and Nurse Practitioners in Canada. A Decision Support Synthesis. Ottawa: Canadian Health Services Foundation. 2010. Retrieved 09/05/2016 from http://www.cfhi-fcass.ca/Libraries/Commissioned_Research_Reports/Dicenso_EN_Final.sflb.ashx

13. DiCenso A, Bryant-Lukosius D, Martin-Misener R, et al. Factors enabling advanced practice nursing role integration in Canada. Canadian Journal of Nursing Leadership, 2010, 23 (special edition): 211-338.

14. Donabedian A. Evaluating the quality of medical care. Milbank Quarterly, 2005, 83: 691-729.

15. Donald F, Kilpatrick K, Reid K, et al. A systematic review of the cost-effectiveness of clinical nurse specialists and nurse practitioners: What is the quality of the evidence? Nursing Research and Practice, 2014, 2014: 1-28.

16. Gardner G, Gardner A & O'Connell J. Using the Donabedian framework to examine the quality and safety of nursing service innovation. Journal of Clinical Nursing, 2013, 23: 145-155.

17. Hoffmann T C, Glasziou P P, Boutron I, et al. Better reporting of interventions: template for intervention description and replication (TIDieR) checklist and guide. British Medical Journal, 2014, 348: g1687.

18. Institute of Health Improvement. Triple Aims for Healthcare Transformation. 2012. Retrieved from http://www.ihi.org/Topics/TripleAim/Pages/default.aspx

19. Institute of Medicine. Crossing the Quality Chasm: A New health System for the 21st Century. 2001. Retrieved from http://iom.nationalacademies.org/

20. International Council of Nurses. The Scope of Practice, Standards and Competencies of the Advanced Practice Nurse. ICN Regulatory Series. Geneva: ICN. 2008.

21. Kilonzo B & O'Connell R. Secondary prevention and learning needs post percutaneous coronary intervention (PCI): perspectives of both patients and nurses. Journal of Clinical Nursing, 2011, 20 (7-8): 1160-1167.

22. Kilpatrick K, Lavoie-Tremblay M, Lamothe L, et al. Conceptual framework of acute care nurse practitioner role enactment, boundary work and perceptions of team effectiveness. Journal of Advanced Nursing, 2012, 69 (1): 205-217.

23. LeMay S, Johnston C, Choiniere M, et al. Pain management interventions with parents in the emergency department: a randomized trial. Journal of Advanced Nursing, 2010, 66 (11): 2442-2449.

24. Mantzoukas S & Watkinson S. Review of advanced nursing practice: The international literature and developing the generic features. Journal of Clinical Nursing, 2007, 16: 28-37.

25. Marshall D, Donald F, Lachny C, et al. Assessing the quality of economic evaluations of clinical nurse specialists and nurse practitioners: A systematic review of cost-effectiveness. NursingPlus Open, 2015, 1: 11-17.

26. Moore Z & Cowman S. Pressure ulcer prevalence and prevention practices in care of the older person in the Republic of Ireland. Journal of Clinical Nursing, 2011, 21 (1): 362-371.

27. Murphy K, Casey D, Devane D, Meskell P, et al. Reflections on the added value of using mixed methods in the SCAPE study. Nurse Researcher, 2014, 21 (4): 13-19.

28. Naylor M D. A decade of transitional care research with vulnerable elders. Journal of Cardiovascular Nursing, 2000, 14 (3): 1-14.

29. Oermann M H, Flord J A. Outcomes Research: An essential component of the advanced practice nurse role. Clinical Nurse Specialist, 2002, 16 (3): 140-144.

30. Spitzer W O. Evidence that justifies the introduction of new health professionals//P. Slayton & M. J. Trebilcock (Eds.), The Professions and Public Policy Toronto: University of Toronto Press. 1978: 211-236.

31. Stillwell S, Fineout-Overholt E, Mazurek Melnyk B, et al. Asking the clinical question: A key step in

阅读笔记

evidence-based practice. American Journal of Nursing, 2010, 110（3）: 58-61.

32. Vahedi Nikbakht-Van de Sande C V M, Braat C, Visser A, et al. Why a carefully designed, nurse-led intervention failed to meet expectations: The case of the Care Programme for Palliative Radiotherapy. European Journal of Oncology Nursing, 2014, 18: 151-158.

33. Vanderwee K, Grypdonck M & Defloor T. Non-blanchable erythema as an indicator for the need for pressure ulcer prevention: a randomized-controlled trial. Journal of Clinical Nursing, 2007, 16: 325-335.

34. Wong F K Y, Ho M M, Yeung S Y, et al. Effects of a health-social partnership transitional program on hospital readmission: A randomized controlled trial. Social Science & Medicine, 2011, 73（7）: 960-969.

35. Wong F K Y, Ng A Y, Lee P H, et al. Effects of a transitional palliative care model on patients with end-stage heart failure: a randomised controlled trial. Heart. Published Online First, 2016.

36. Wong F K Y, Mok M P H, Chan T, et al. Nurse follow-up of patients with diabetes: randomised controlled trail. Journal of Advanced Nursing, 2005, 50（4）: 391-402.

37. Wong F K, Peng G, Kan E C, et al. Description and evaluation of an initiative to develop advanced practice nurses in mainland China. Nurse Education Today, 2010, 30（4）: 344-349.

38. Zhao Y, Wong F K Y. Effects of a post discharge transitional care programme for patients with coronary heart disease in China: a randomised controlled trial. Journal of Clinical Nursing, 2009, 18（18）: 2444-2455.

阅读笔记

附 8-1 香港高级护理实践发展的关键进程和相关的 研究、评价报告等文献列表

APN 角色引进和发展的相关研究

1993 年香港医院管理局引入 CNS（Nurse Specialist Pilot Scheme）

1. Hospital Authority. Report on the evaluation of nurse specialist scheme. Hong Kong: Hospital Authority，1996.（评价报告）

2. Wong F K Y. Work features of clinical nurse specialists. Hong Kong Nursing Journal，1997，33：7-16.（非参与观察研究）

3. Wong F K Y. Health care reform and the transformation of nursing in Hong Kong. Journal of Advanced Nursing，1998，28（3）：473-482.（民族志研究）

4. Wong FKY. Evaluation of the senior nurse specialist pilot scheme consultation report. Hong Kong: Hospital Authority，1999.（评价报告）

5. Wong FKY. Senior clinical nurse specialist pilot scheme in Hong Kong. Clinical Nurse Specialist，2001，25（4）：169-176.（非参与性观察和访谈）

6. Wong FKY. Development of advanced nursing practice in Hong Kong：A celebration of ten years' work. The Hong Kong Nursing Journal，2002，38：25-29.（综述）

2003 年医院管理局推出 APN 试行方案（Advanced Practice Nurse Pilot Scheme）

1. Wong F K Y. Advanced nursing practice in Hong Kong：Goal-directed，holistic and evidence-based. Hong Kong Nursing Journal，2004，40：7-12.（综述）

2. Wong F K Y, Mok M P, Chan T, et al. Nurse follow-up of patients with diabetes：randomized controlled trial. Journal of Advanced Nursing，2005，50（4）：391-402.（RCT）

3. Chan E. Evaluation of Advanced Practice Nurse Pilot Scheme. Hong Kong：Hospital Authority Head Office，2006.（评价报告）

4. Wong F K Y, Chow S K Y, Chan T M F. Evaluation of a nurse led disease management programme for chronic kidney disease：A randomized controlled trial. International Journal of Nursing Studies，2010，47（3）：268-278.（RCT）

护士诊所建立的相关研究

2000 年医院管理局发展护士诊所（Nurse Clinic）

1. Wong F K Y. Examination of best practices of nurse clinic. Hong Kong：Hospital Authority，2003.（评价报告）

2. Wong F K Y, Chung L C. Establishing a model for nurse-led clinic：structure，process and outcome. Journal of Advanced Nursing，2006，53（3）：358-369.（探索性研究）

3. Chiu C W, Wong F K Y. Effects of 8 weeks sustained follow-up after nurse consultation on hypertension：A randomised controlled trial. International Journal of Nursing Studies，2010，47（11）：1374-1382.（RCT）

4. 医院管理局. 医院管理局发展"护士诊所"提升专业减轻医生压力. 文章于 2013 年 4 月 2 日刊于成报. 2013.（新闻报道）

护士职业发展模型和顾问护师职位的相关研究

医院管理局 2008 年推出护士职系架构，2009 年推出顾问护士试行方案

1. Hospital Authority. Career Structure and Retention Strategies for Nurses, Hospital Authority AOM paper No. 540，2008.（评价报告）

2. 食物及卫生局，医院管理局. 立法会卫生事务委员会有关医院管理局护士人手和流失的问题. 立法会

阅读笔记

CB（2）1648/10-11（05）号文件. 2011. Available at http://www.legco.gov.hk/yr10-11/chinese/panels/hs/papers/hs0509cb2-1648-5-c.pdf（文件）

3. Lee D T，Choi K C，Chan C W，et al. The impact on patient health and service outcomes of introducing nurse consultants：a historically matched controlled study. BMC Health Service Research，2013，13：431.（历史配对研究）

4. Chan D S，Lee D T，Chair S Y，et al. A qualitative study on the roles and responsibilities of nurse consultants in Hong Kong. International Journal of Nursing Practice，2014，20（5），475-481.（质性研究）

5. Hong Kong Hospital Authority. Press Release LCQ17：Nursing services for specialties of Hospital Authority. 2015. Available at http://www.info.gov.hk/gia/general/201501/21/P201501210423_print.htm（文件）

6. Wong F K Y，Lau A，N G R，et al.（to be submitted）. Nurse consultants：impacts on patient care, profession and the healthcare.（案例研究）

附 8-2　中国内地 APN 相关研究

APN 的角色定位

1. 楼青青,盛洁华,冯金娥,等.我院糖尿病护士的培养与角色定位.中华护理杂志,2004,39(11):842-844.(经验总结)

2. 刘金莲,苏春燕,孙玉梅,等.护理专业化发展过程中的角色区别.护理管理杂志,2010,10(10):713-715.(综述)

3. 金三丽,郝元华,庞冬,等.护理人员对高级实践护士角色职能认同情况的调查.护理管理杂志,2013,13(2):99-101.(调查分析)

4. 赵艺媛,翁庚,路潜,等.肿瘤科临床护士对肿瘤科高级实践护士角色职能的认同程度与自身能力评价.护理管理杂志,2015,15(11):783-785.(调查分析)

APN 的核心能力

1. 姜晓丽,朱京慈.临床护理专家能力测评研究及发展趋势.护理管理杂志,2003,3(5):22-24.(文献回顾,专家访谈和德尔菲法)

2. 徐志晶,方琼,裘佳佳,等.乳腺专科护士能力标准的研究.中华护理杂志,2011,46(6):605-607.(半结构访谈和德尔菲法)

APN 的工作

1. 黄津芳.我国临床护理专家的研究方向.中华护理杂志,2004,39(11):836-837.(综述)

2. 王晓杰,沈宁.对我国专科护士和临床护理专家概念的探讨.护理管理杂志,2005,5(12):25-26.(文献回顾和专家访谈)

3. 李华,黄惠根,黄蝶卿,等.专科护士组织护理查房的实践与效果.中华护理杂志,2010,45(7):608-610.(经验总结)

4. 赵艺媛,丁玥,庞冬,等.肿瘤科高级实践护士角色职能框架构建的研究.护理管理杂志,2011,11(6):386-389.(德尔菲法)

5. 王艳华,杨树杰,易海英,等.新生儿重症监护病房高级实践护士职能的临床作用与期望度分析.护理管理杂志,2013,13(11):761-764.(调查分析)

APN 的培训

1. 李亚洁,张立颖,王秀岚,等.肾病临床护理专家的培养.中华护理杂志,2004,39(6):434-436.(经验总结)

2. 霍孝蓉,刘世晴,莫永珍,等.建立糖尿病专科护士培训基地的实践与体会.中华护理杂志,2007,42(6):496-498.(经验总结)

3. 张振路,史瑞芬,郑志惠,等.广东省三级医院专科护士培养及思考.护理管理杂志,2015,15(12):840-842.(回顾性分析)

4. 朱晓萍,施雁,Mary Courtney,等.中澳院校联合培养心血管专科护士的实践.中华护理杂志,2015,50(1):22-25.(经验总结)

5. 曹晶,李佳倩,贺茜,等.我国三级甲等医院专科护士队伍培养与使用现状的调查研究.中华护理杂志,2015,50(11):1349-1353.(问卷调查)

APN 的管理

1. 冯金娥,胡宏鸯,楼青青,等.开展高级临床专科护士角色的探讨.中华护理杂志,2004,39(2):115-117.(经验总结)

2. 肖江琴,侯铭,李萍,等.运用 Delphi 法构建 ICU 专科护士培训评价指标体系.护理管理杂志,2010,10(1):21-23.(德尔菲法)

阅读笔记

3. 廖晓艳,李亚洁,彭刚艺,等.粤港专科护士研究生培训项目的人才选拔及基础培训.中华护理杂志, 2011,46(12):1190-1191.(经验总结)

4. 李华,黄惠根,黄蝶卿,等.专科护士专职工作岗位的设立及实践.中华护理杂志,2011,46(4):364-366. (经验总结)

5. 汤爱玲,翁素贞,叶文琴,等.上海市专科护士培养与管理方案.护理管理杂志,2016,16(4):289-291. (焦点访谈)

6. 顾春怡,李玲玲,丁焱,等.医院高级实践助产士岗位内容分析和需求评估研究.中华医院管理杂志, 2016,32(7):534-538.(访谈、观察、日志)

APN 的发展中的问题

1. 尤黎明.专科护士在护理专业中的角色和地位.中华护理杂志,2002,37(2):85-88.(述评)

2. 朱京慈,张志君,姜晓丽,等.发展我国临床护理专家相关问题的调查研究.护理管理杂志,2004,4(12): 1-4.(调查分析)

3. 刘苏君.专科护士研究:从编辑相关论文中获得的启示.中华护理杂志,2011,46(6):600.(述评)

4. 郭娜菲,张玲娟.1992年至2013年我国专科护士现状研究的文献分析.中国实用护理杂志,2014, 30(29):21-24.(文献分析)

5. 李伦兰,夏海鸥,徐凤玲,等.安徽省ICU专科护士工作现状及阻碍因素的调查分析.中华护理杂志, 2015,50(10):1226-1230.(调查分析)

APN 角色效果

1. 楼青青,周小波,杨丽黎,等.高级临床护士对糖尿病手术病人的干预及效果.中华护理杂志,2004, 39(10):737-738.(后测指标和同类研究比较)

2. 楼青青,杨丽黎,王青青,等.1例2型糖尿病病人7年的随访管理.中华护理杂志,2008,43(7):613-614.(个案研究)

3. 那薇,张丽芬,杨小平,等.护理专科小组的建立与实施效果.护理管理杂志,2010,10(8):577-578. (经验总结)

4. 凌健,夏海鸥,贾守梅,等.上海市护理管理者对专科护理实践评价的质性研究.护理管理杂志,2012, 12(7):506-507.(半结构访谈)

5. 张菊霞,丁兆红,马彬,等.糖尿病专科护士管理对糖尿病患者血糖影响的Meta分析.中国实用护理 杂志,2015,31(10):703-706.(Meta分析)

第九章 高级护理实践的应用案例

学习目标

1. 能简述 APN 资格认证的意义及过程。
2. 能举例说明 APN 的成长历程。
3. 能理解急危重症高级护理实践全程追踪管理的过程。
4. 能理解如何完善和发展临床路径。
5. 能理解 APN 在高级护理实践研究中的角色。

第一节 APN 资格认证案例

香港护理紧跟世界高级护理实践步伐，于 20 世纪 90 年代初开始探索高级护理实践活动。20 多年来，香港的高级护理实践活动蓬勃发展，成绩斐然。本书的第八章第二节，运用研究实例展现了香港高级护理实践的发展历程及 APN 的贡献。而今，香港的高级护理实践发展进入争取立法认证的里程，现阶段已经建立了香港 APN 的资格认证体系。本节将介绍香港 APN 资格认证的实践，并以一位糖尿科 APN 的亲身经历展示资格认证的过程；期望通过这个案例，为其他地区提供 APN 资格认证的经验。

一、案例背景

随着香港高级护理实践的发展，护士渐趋专科化，受聘于香港医院管理局的 CNS 和顾问护师，他们已接受不同专科的训练，护理资历深厚，却没有法定机构确定其专业资格。为了确立护士资质，建立培训规范，全面提升护士水平，一群来自不同机构的护理领导者、APN 和学者致力于创建一个香港的护理专科实践监管机构。经历了 10 年的筹备，香港护理专科学院（Hong Kong Academy of Nursing, HKAN）于 2011 年 10 月成立，成为香港首个给护士颁授证书，认可他们在专科领域的资格和贡献的机构。2012 年 5 月 12 日（国际护士节）14 个专科学院在就职典礼上宣誓就职，首批护士被授予香港护理专科学院专科院士。

阅读笔记

二、案例描述

(一) HKAN 的宗旨、使命和目的

HKAN 是一个独立的机构,负责组织、监察、评核 APN 培训方案,同时监督专科护理继续教育的提供;通过规范 APN 的实践,以保障公众获得安全而高质量健康照顾服务的权利。机构的宗旨、使命和目的如下:

1. 宗旨　致力于追求卓越,通过规范专科护理实践,实现标志着国际水准的安全、优质健康照护服务。

2. 使命

(1) 建立一个法定资格认证机构,使高级护理实践合法化以保障公众的安全。

(2) 提高高级护理实践的知名度和专业影响力。

(3) 影响健康政策的决定以及预见公众的利益和关切的问题。

(4) 促进跨学科和跨部门的合作,以提高护理质量,实现社区的高效率、卓有成效、最佳的护理。

(5) 与全球合作伙伴交流,共同促进香港内外的高级护理实践发展。

3. 目的

(1) 精深护理的艺术和科学。

(2) 促进高级护理实践研究和继续教育的发展。

(3) 确保专业和道德行为守则和高级护理实践的标准。

(4) 为了市民的公共福利去影响健康政策的决定。

(5) 促进和保护社区的健康。

(6) 促进跨部门和跨学科的合作,以及就健康照护服务及高级护理实践事宜与全球合作伙伴交流。

(二) HKAN 的组织架构和管理委员会

HKAN 设置有赞助人、(本土)顾问、国际顾问、荣誉法律顾问、荣誉审计员、荣誉顾问及院务委员会(The Council of the Hong Kong Academy of Nursing)。院务委员会负责学院的日常运作及管理,组织架构如图 9-1 所示。

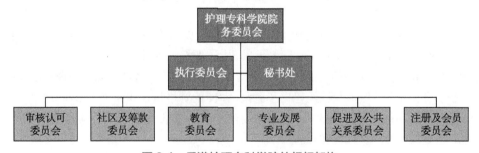

图 9-1　香港护理专科学院的组织架构
(资料来源:香港护理专科学院)

院务委员会下辖执行委员会、秘书处和 6 个委员会,各自具有独特的功能:

1. 执行委员会　其为 HKAN 领导人,包括主席、副主席、秘书和司库(或称财务主管),主要任务是商讨学院发展方向和关键问题的委员会。

2. 秘书处　提供 HKAN 行政和管理上的支持。

3. 审核认可委员会

(1) 建立、监察和实施分科学院的标准。

(2) 向院务委员会建议分科学院的认证标准。

阅读笔记

（3）向院务委员会建议分科学院认证的程序、文件资料和收费。

（4）向院务委员会建议进行分科学院认证的流程。

（5）向院务委员会提出专科护理实践和教育标准的政策性建议。

（6）持续检讨现行政策和认证过程，必要时向院务委员会提出改善的建议。

4. 社区及筹款委员会

（1）通过社区活动来加强社区网络。

（2）组织活动，为 HKAN 筹集资金。

5. 教育委员会

（1）协调和监督研究生的教育和培训及院校的继续护理学教育，确保他们达到学院所定的标准。

（2）确保考试的组织和执行恰当。

（3）向院务委员会提供有关教育和培训政策，研究生教育和培训，以及继续护理教育的咨询意见。

6. 专业发展委员会

（1）审查专科护理领域的实践。

（2）制定符合专科护理实践国际标准的专业人员行为守则和道德准则。

（3）确定专科护理实践和教育的发展趋势。

（4）确定护理专业的跨专业继续教育总体需求，组织相关的专科护理继续教育课程或项目及相关各方的合作研究。

（5）确定未来发展的战略准备，包括健康照护服务和专业发展需要。

（6）向院务委员会提供高级护理实践和 APN 准则、框架和政策方面的咨询意见和建议。

7. 促进及公共关系委员会

（1）组织活动进行推广和宣传 HKAN。

（2）与外部各方或利益相关者建立网络。

（3）通过出版物或其他沟通策略提升 HKAN 的形象。

8. 注册及会员发展委员会

（1）审核机构成员、普通会员和院士的准入申请，提出批准或拒绝的建议。

（2）审核机构成员、普通会员和院士的资格认证续期申请，提出批准或拒绝的建议。

（3）审核机构成员、普通会员和院士的除名申请，提出批准或拒绝的建议。

（4）保管及更新所有学院成员的专科登记名册。

（5）顾及各专科实践证书的签发事宜。

在上述委员会中，教育委员会承担最重要的责任，它负责建立标准、课程大纲要求和认证考试标准。

（三）HKAN 的成员类别

HKAN 成员分为四类：机构成员、普通成员、院士和荣誉院士。

1. 机构成员　机构成员是经院务委员会认可的分科学院，共 14 个，包括：香港心脏护士专科学院、香港社区及公共健康护理学院、香港危重病护理学院、香港护理教育及科研学院、香港急症科护理学院、香港老年学护理专科学院、香港内科护理学院、香港精神健康护理学院、香港助产士学院、香港护理及卫生管理学院、香港骨科护理学院、香港儿科护理学院、香港围手术护理学院和香港外科护理学院。这些分科学院都是根据香港法律注册的组织，提供个人成为 HKAN 认可之专科领域 APN 的认证。

2. 普通成员　香港注册护士或注册助产士完成规定的课程和培训，通过考试，并由机构成员提名，最后获 HKAN 认可。

阅读笔记

3. 院士   普通成员通过认可的考试和评估,由各自的机构成员提名,获得 HKAN 最终认可成为院士。在 HKAN 成立前两年(即 2014 年 5 月 12 日之前)的院士以资历及贡献评定,条件为注册护士或注册助产士,具有 15 年以上的专科经验,其中的 7 年必须在申报认定的特定专科领域(按申报的院士名衔),包括近 5 年及现时的经历,对专科服务发展有重要贡献,委员会审核证明他(她)在这些年及目前的工作表现一贯良好。已经退休的人士,必须在不超过最后从事专业实践的 5 年时间内申请。

4. 荣誉院士   HKAN 认可那些为学院成立作出贡献并以其专长促进香港护理专业发展的知名人士,并以他们为傲。

从 2012 年至 2016 年,HKAN 已颁授了 32 位荣誉院士、3339 位院士(含 28 位创院院士和获授第二个院士资格者)和 14 位普通成员(http://www.hkan.hk/main/hk/publicatioCNS/annual-report)。

(四)成为 HKAN 成员和院士的条件和路径

HKAN 认证手册(http://www.hkan.hk)清楚地陈述了 APN 必须具备 7 个领域的核心能力(详细描述请见第四章附 4-3),并列出以下成员的最基本标准:

1. 有护理或相关的被认可或承认的大学课程的硕士学位。

2. 可以在香港护理执业。

3. 在 4 年的周期内,在分科学院认可的培训基地完成至少 500 小时相关专科的教育课程和 500 小时督导实践,总计 1000 小时。

4. 雇主或临床主管或导师的证明信。

5. 涵盖分科学院规定的核心内容之特定专科领域课程或督导训练的证据。

6. 通过分科学院设置所有规定的考试。

图 9-2 概述了香港注册护士或注册助产士成为 HKAN 普通成员和院士的路径。

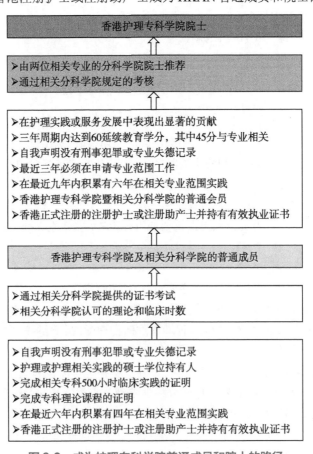

图 9-2   成为护理专科学院普通成员和院士的路径

阅读笔记

（五）分科学院的认证实施

APN认证的具体实施由HKAN的各分科学院执行。分科学院有着与HKAN一致的组织架构，他们会按照HKAN的总体要求具体制订对各专科领域成员的所期望能力标准，以及专科培训、专科护理实践时数、考试及审核的具体要求。

HKAN每年都会吸纳成员，有意向且具备条件的香港护士可以向所属的专科学院提出资格认证的申请，如从事糖尿病专科护理的申请人向内科学院提出认证申请（http://www.hkcmn.com）。申请人上交所要求的资质证明文件接受资格的审核，并通过分科学院提供的理论考试和实践评核，由分科学院向HKAN提请获准并授予所申报的认证资格。案例9-1以一位香港糖尿病科APN提供的实例来展示从注册护士到APN，然后申请成为内科（糖尿病）院士的历程。

案例 9-1

—— 一位香港护士成为内科（糖尿病）院士的心路历程 ——

1. 我的APN成长路　从RN到APN。1999年，我以一等荣誉毕业于香港中文大学的首届护理学全日制课程，成为一名香港的注册护士。毕业后，我受聘于香港基督教联合医院，被派到老年内科病房工作，正式开始了我的注册护士的生涯。在老年内科病房工作两年后，我被调派到外科病房。在那个年代，大学毕业的护士需要具有"三年抱两"的工作经验（即毕业后三年内必须在两个不同专业范畴的工作部门服务），以吸取不同的工作经验及学习适应不同的工作环境。完成"三年抱两"后，我再被调往糖尿病中心工作，为期一年，以进一步了解护士不同的角色及尝试寻找自己喜欢的工作发展方向。这短短的一年工作体验，让我找到了自己事业发展的方向——病人教育。在心中认定了这个工作为发展目标之后，我开始寻找有关这个专科的学术课程，并利用业余时间去进修这个专科。这让我更加清晰了解自己的选择是否适合自己，同时早一步装备好自己去等待机会。在糖尿病中心工作一年的时限到了，我被调派到内科门诊工作，学习分流病情的优先次序，学习解决门诊病人求诊的疑难问题，以及在门诊部继续实践病人教育的工作。

经过在内科门诊一年的不断努力工作及进修后，我的工作发展机会到来了。我正式被委派回糖尿科中心，并作为一个长期的工作岗位。同年（2003年），幸运地被上司提名报读香港医院管理局护理深造学院的糖尿病护理证书课程（Post-registration Certificate Course in Diabetes Nursing，PRCC-DM）。第二年，我便开始预备搜罗报读护理硕士课程，因为我深信累积一定的工作经验，才能知道自己对糖尿病护理科研的研究方向。于2005年，我正式开始攻读护理硕士课程。2007年，我在自己的工作单位内进行护理科研，成功推行了具有建设性的服务改革。同年，我分别在香港及海外的国际糖尿病会议上报告交流了研究的结果。从这些经历中，我懂得了为服务病人不断进取，不但可以令病人能够接受最佳的服务，亦可以令自己对护理的热诚不断燃烧及丰盛。拥有这颗对护理发展的热忱之心，以及具有一定的成熟工作经验（包括临床及处理人际关系）之后，2009年，我正式积极报考APN的职位并被录取。

2. 我的院士历程　从APN到院士。踏入十年的护士生涯及进入另一工作阶段——资深护师，我明白除了做好平时的工作之外，我需要不断进修、参与科研的研习、培育年轻而有热忱的护士和提升病人教育服务质量。我与香港大学及中文大学护理系的教授一起合作，提出进行改善病人服务的研究，包括运动对糖尿病病人改善血糖的帮助，推广糖尿病病人戒烟的调查及服务。同时，我也参加香港糖尿科护士协会的工作小组，

阅读笔记

更新及统一全港糖尿病教育小册子的内容；获委任为香港内分泌科协会的委员会成员；与多个专业医疗团队（包括医生、营养师、足病治疗师、儿科医生）一起合作；定时提供新进展的研讨，增加彼此沟通及知识交流。我亦被护理深造学院委任，在职带教 PRCC-DM 的学生及为本院护士或其他协会提供糖尿病护理的讲座。另外，在工作单位内，我也需要与不同职系的支援同事沟通，维持和谐的工作环境，从而提升部门工作的效率。这些管理技巧、行政策划的训练和进修都是作为装备成为资深护师所需要学习的。

步入十五年的护士生涯，我更加明白要成为一位香港内科护理学院（糖尿科）院士的重要性。作为一名资深的 APN，我们需要拥有一个有较高认可性的护理专业学院授予一个护理专业专科的资格，使工作的专业性更加被肯定及提升同业们的专业能力。犹如每间香港医院需要通过资格认证的情况一样，用以提升服务的质量、确保提供优良的服务及获得广大民众和国际对香港医疗服务的支持及信心。

其实，具有热诚的工作态度，不断提升工作上的知识和具有薪火相传的护理信念，相信要考入成为香港内科护理学院院士应该不太困难。同时，在参与考试及前辈们对我进行临床经验考核的过程，自己可以再一次重温一些非自己专长的专科内容，从而更加拓宽自己的知识范畴及改进自己的临床经验。对我来说，这真是一个难得的经历。

（资料来源：香港基督教联合医院　吴美宝）

三、案例解析

发展高级护理实践已成为许多国家应对国人日益增长的健康需求的重要策略和方向，而资格认证是高级护理实践中的关键环节，决定 APN 的选拔与培养，影响护理专业实践的水平以及公众的利益。在先进的国家，如美国、英国、加拿大、日本等，都建立了 APN 资格认证制度，有国家认可的独立认证机构，为达到专业标准的 APN 提供资格认证。资格认证制度的建立对护士和护士所提供的服务都有很大的帮助，在使公众获得安全的、高质量的护理服务的同时，APN 的护理实践也能受到当地法律的保护。

APN 的资格认证需要获得专业、政府和社会的支持和认可，并具有法律的约束，因此须由法定的机构来提供。从上述香港 APN 资格认证的实践可以看到，HKAN 成立的目的就是要争取成为这样的一个法定机构去规范护理专业；通过促进专科护理教育和实践去提升香港的卓越护理服务和健康照顾。最终的目的是要使 APN 的岗位和名称在香港获法律保护，从而确保世界级水平的护理实践，让公众获得安全的专业实践。

香港 APN 资格认证体系的建立和发展有赖护理领导者、学者和 APN 坚持不懈的努力。他们在促进护士专业之间的协作和团结，与政府及其他专业团体为伴，包括公立或私人医院的护士、医生、理疗师、学者、政府官员、病人代表，以促进为社会提供最高专业、伦理和治理标准的卓越护理。同时，他们努力搭建与国际和国内沟通的平台，在吸收国际先进经验和获得国际支持以扩大香港高级护理实践的影响。目前，中国内地也正在探索实施 APN 的培养和护理专科化的发展，香港的 APN 资格认证经历将为内地 APN 认证制度的建立提供可借鉴的经验。

（王少玲）

第二节　APN 的临床培养案例

《中国护理事业发展规划纲要（2016—2020 年）》提出：要建立护士分层级管理制度，明确护士职业发展路径。以护士临床护理服务能力和专业技术水平为主要指标，结合工作年限、职称和学历等,对护士进行合理分层,拓宽护士职业发展空间。建立 APN 队伍,发展高级护理实践,是落实纲要任务的有力举措,也是推动护理工作适应医疗卫生事业快速发展的重大战略,其目的旨在提高护理工作科学化,专业化和精细化水平,使病人享受到更高质量,更安全的临床护理服务,满足病人获得优质护理的健康需求。培养 APN 更是加强护士队伍建设,促进高学历、高职称、高年资护士的合理使用,稳定和发展护理队伍的需要,满足护士职业发展规划目标。APN 的培养重在临床。广东省近十年来重视 APN 队伍建设,培养了一大批 APN,通过 APN 开展高级护理实践活动,使广东省临床护理得到了长足的进步。本节以糖尿病专科APN 的成长及实践案例,分享广东省培养 APN 的经验以及 APN 成长的历程和体会。

一、案例背景

2005 年 2 月广东省卫生厅委托南方医科大学和香港理工大学合办 APN 研究生课程班,选择糖尿病、ICU、感染控制和老年病四个高级护理实践领域,共培养了 38 名 APN,其中糖尿病专科 APN 有九名,来自广东省的五家医院。九名糖尿病专科 APN 经过理论学习后于 2005 年8 月赴香港大埔雅丽氏何妙玲那打素医院参观学习,学习回来后,在广东省逐步建立糖尿病专科技术规范、文书规范、安全目标和高级护理实践标准,开展高级护理实践领域的高级护理实践活动。学成回来的糖尿病专科 APN 们将在香港学到的理论知识和实践技能移植到内地,并结合国情进行改进,相继成立糖尿病联络护士小组,开展糖尿病专科护理会诊、开设糖尿病专科护士门诊以及糖尿病管理工作等。在这期间,香港理工大学黄金月教授多次带领老师们来广州,深入到各医院,听取 APN 们的工作汇报,并给予指导,推进了临床高级护理实践活动的开展。广东省卫生厅医政处主管护理的彭刚艺副处长带领省内护理专家持续跟进 APN 的临床护理高级实践活动,并在政策、人才、服务、管理、技术等方面给予大力支持。

2007 年 5 月 16 日,广东省卫生厅与香港医院管理局举行粤港联合培养 APN 签约仪式,而后用了 4 年时间,来自广东省 21 个地市 150 家医院共 614 名优秀护士,以进修的形式赴港在重症监护、急诊急救、血液净化、围手术期护理等 14 个高级护理实践领域进行 10 个月学习。从 2010 年开始,广东省卫生厅委托广东省护理教育中心持续跟进粤港合作培养的 APN,每年组织广东省高级护理实践大会,让各个高级护理实践领域的 APN 共聚一堂,共同商讨专科的发展计划,让人才培养的工作得到了延续。

二、案例描述

这里介绍的案例是广东省糖尿病专科 APN 在自己岗位实践的真实缩影。个案记载了糖尿病专科 APN 学习归来后 10 年所作的努力,对高级护理实践的理解,也反映了糖尿病专科APN 对专业的感觉和个人成长的过程。

(一)从临床现象入手,提高解决临床问题的能力

美国护理学院联合会(American Association of Colleges of Nursing, AACN)和 ANA 提出的 APN 应具备的核心能力包括:满足临床护理实践所需要的能力、建立和维护专业关系的能力、建立与维持护患关系的能力、承担教育/辅导任务所需能力、促进专业发展的能力、管理与协调能力、监督及保证专业服务质量的能力、跨文化适应及提高跨文化护理能力和个人专业发展能力等。从临床的现象入手,发现问题、提出问题、建立解决问题的路径。在解决问题的不同阶段,经历调查准备、制定计划、争取支持、获得帮助、团队协作、共同分享等过程,这就是培养 APN 核心能力的过程。

以暨南大学附属第一医院为例,2005 年刚学习回来的两名糖尿病专科 APN 在临床工作中发现:医院住院病人中约有 10% 的病人同时患有糖尿病,其中有超过 2/3 的病人因为各种原因住在非糖尿病专科。这些糖尿病病人因血糖控制欠佳而住院时间延长、医疗费用增加,需手术

阅读笔记

的糖尿病病人可能会发生切口感染、败血症、切口不愈合或延迟愈合等，导致死亡率增加。普通科护士对糖尿病诊断新标准、治疗的新进展缺乏深入的了解，会导致一些错误的教育和指导方法，如认为糖尿病最重要的是降低血糖，而没有考虑病人的年龄及病程，这往往会导致一些老年糖尿病病人发生低血糖等急性危险性并发症。

为使住在非糖尿病专科的糖尿病病人能得到专科的护理，确保糖尿病专科治疗与健康教育的连续性，医院成立以糖尿病 APN 为核心的糖尿病联络护士小组，共同管理全院的糖尿病病人；制定糖尿病联络护士小组的工作制度，包括糖尿病联络护士选拔、培训与管理，糖尿病联络护士的工作范围与职责等。糖尿病联络护士小组的成立及工作的开展，让在非糖尿病专科的糖尿病病人能得到专科的护理，改善了病人的临床结局。提高非糖尿病 APN 对糖尿病护理的重视程度，也提高了护士的糖尿病知识水平。2007 年该工作模式获"广东省护理学会护理科技奖一等奖"，现在已经在省内外的兄弟医院中推广应用。

（二）从个案入手，提高科学的专业思维能力

由于 APN 在处理复杂病人的健康问题、改进质量标准、提升护患关系、创新护理服务等方面均不同于普通护士。所以，在高级护理实践中，他们要汇集所学过的知识，提高综合运用的能力，分析判断的能力和解决疑难复杂问题的能力，建立和提高科学的专业思维能力。APN 的成长过程是一个不断实践、不断积累的过程。通过对临床病人存在问题的分析、判断和解决，可以提高 APN 的专业思维能力，实现责任制整体护理的专业理想。案例 9-2 是一例糖尿病专科 APN 的护理个案。

案例 9-2

——一例反复发生低血糖 2 型糖尿病病人护理个案 ——

病人男性，51 岁，诊断 2 型糖尿病，患有糖尿病史 13 年，因近一年反复出现头晕、胰岛素注射剂量不断增加，血糖控制欠佳而入院。入院前空腹血糖 7.0～10.0mmol/L，餐后血糖 11～12mmol/L，入院时病人使用胰岛素剂量为 122 U/ 天，主诉一年前胰岛素的使用剂量只有 50U/ 天。近一年反复出现头晕，多于餐前发生，进食后缓解，未监测血糖，体重上升约 5kg。

糖尿病 APN 在对病人的评估中发现，该病人近一年反复在午餐前出现头晕，曾测血糖为 3.2mmol/L，每次进食后头晕能缓解，可以提示该病人在午餐前常发生低血糖。糖尿病 APN 把这一信息反映给医生，共同分析病人反复头晕、体重上升的原因可能是发生低血糖。由于病人发生低血糖后进食过多，导致血糖升高，病人自行增加胰岛素用量，胰岛素促进脂肪、蛋白合成，导致体重增加，同时低血糖发生频率增加；如此反复，导致恶性循环。于是采用针对性的措施：①在住院期间每天监测午餐前血糖，动态评估病人低血糖风险；②为病人制定糖尿病饮食处方，给予每日总热量为 1500～1600kcal，均衡三大营养素的比例；③将饮食分为三大餐两小餐。通过对病人血糖的监测、饮食和胰岛素剂量的调整，病人住院期间未出现头晕（低血糖症状）。

通过观察、询问还发现病人自我注射胰岛素时，没有规律轮换注射部位，重复使用针头，每支胰岛素（300U）使用一个针头。病人胰岛素注射不规范严重地影响了胰岛素疗效。因此，APN 重点指导病人正确注射胰岛素、每次更换注射针头以及做好注射部位的轮换。

住院期间通过医护一体化工作模式，调整治疗方案，实施健康教育，与病人共同制定体重及血糖控制的短期目标、长期目标，制定各个阶段、各种状态下的管理重点，改变

阅读笔记

病人的一些不良行为。出院时，空腹血糖为 6.3～6.5mmol/L，餐后两小时血糖为 8.8～8.9mmol/L，无低血糖现象发生，胰岛素使用剂量为入院时的 122U/天下降至出院时的 56U/天。出院后一周随访，病人空腹血糖 5～6mmol/L，餐后两小时血糖为 8～9mmol/L 左右，没有发生低血糖现象，病人注射胰岛素每次更换针头，再次指导病人将睡前胰岛素减少 2U。

（资料来源：暨南大学附属第一医院糖尿病 APN　黄洁微）

（三）从安全入手，提高监督及保证专业服务质量的能力

APN 不但要对自己所做的工作负责，还要对团队成员的服务质量给予监督和保证。他们需要高度的责任感，把专业的标准具体地体现在临床护理工作中。在临床工作中勇于承担责任，监督和考察服务质量，不断改进工作的方法，提高团队的整体服务水平，保证服务安全有效。案例 9-3 介绍的案例体现 APN 这一能力。

案例 9-3

——糖尿病 APN 的指导责任——

胰岛素是治疗糖尿病的主要手段，出院后大多数糖尿病病人仍需要进行自我注射胰岛素治疗。临床发现护士在指导病人注射胰岛素过程中存在许多问题：指导的时机不合适，常在病人准备出院时才指导，时间匆忙，病人没能熟练掌握；对病人自我注射的能力评估不足；指导方法不统一；不重视病人对指导的反馈；指导后未让病人进行实践操作，缺乏标准指导病人注射流程等。以上的原因导致病人未能正确掌握胰岛素注射技巧，影响了血糖的控制。

针对这些问题，糖尿病 APN 组织培训护士们，调整指导病人注射胰岛素时机；指导后让每位病人进行注射实践；制定统一规范的指导方法和指导病人注射标准流程，启用胰岛素自我注射护理单，APN 教育后评价每一位病人是否掌握了胰岛素注射时机和方法等。通过质量持续改进方法，出院前病人自我注射胰岛素合格率由原来的 47.3% 上升到 95%，收到了预期的效果。

（资料来源：暨南大学附属第一医院糖尿病 APN　黄洁微）

（四）瞄准需求和前沿，提高促进专业发展的能力

随着医学技术的发展和社会经济水平的提高，护理实践领域也在不断拓展。疾病谱的改变和人们健康观念的转变进一步丰富了护理实践的内涵，改善病人临床结局和满足服务对象健康需求仍是临床专科护理工作发展的方向。APN 要借助各方面的力量，瞄准需求和前沿，勇于创新，开拓进取，才能促进专科护理的发展。

暨南大学附属第一医院两名糖尿病专科 APN 学习回来后，在医院各级领导的支持和指导下，和糖尿病专科护理团队一起，不断努力，开展了一系列的工作，并在临床上得到很好的落实和推广，促进了糖尿病专科护理发展。以下是糖尿病专科护理十年发展的历程。

1. 2005 年 8 月成立了医院 APN 质量委员会领导下的糖尿病专科护理小组：在全院范围内进行糖尿病专科护理查房、质量督导、制定糖尿病专科技术指引，小组成员作为糖尿病专科护理培训师资。

2. 2005 年 10 月成立糖尿病联络护士工作小组：糖尿病 APN 对糖尿病联络护士进行糖尿病知识培训、糖尿病联络护士负责本病区糖尿病病人的管理、将危重、疑难等病人转介给糖尿

阅读笔记

病 APN,糖尿病 APN 开展专科护理会诊。

3. 2006 年 1 月开设了糖尿病专科护理门诊:建立糖尿病病人管理档案,评估病人,进行糖尿病并发症的筛查,为病人制定短期、长期的管理计划及目标,提高糖尿病病人治疗依从性。

4. 2009 年 3 月巡查病房、及时解决专科护理问题:定期在全院各病区巡查,检查专科护理工作情况,解答问题及提出改进措施。

5. 2010 年 4 月开发软件支持下的糖尿病管理系统:为糖尿病病人建立电子档案,根据病人的不同阶段,设立阶段管理目标及计划。

6. 2010 年 6 月开通糖尿病专科护理网站:提供糖尿病护理知识及交流平台。

7. 2010 年 10 月建立糖尿病远程管理平台:通过平台对病人血糖进行管理,让病人足不出户就能得到糖尿病专家的指导,提高病人自我管理的能力,促进病人血糖的达标。

8. 2014 年 6 月开展糖尿病神经病变筛查项目:早期发现病人的神经病变并给予处理。

9. 2015 年 7 月建立糖尿病足智能化管理平台:根据病人糖尿病足危险因素自动分级,平台根据病人分级情况,提供指导意见及随访频率。

10. 2015 年 12 月建立糖尿病足中心:对糖尿病病人进行足部并发症的筛查及处理。

11. 2016 年 1 月开展院内血糖管理项目:规范院内血糖管理,提高糖尿病病人院内血糖管理的达标率,改善病人的临床结局。

12. 2016 年 1 月互联网 + 糖尿病管理上线。科研项目"糖尿病智能穿戴监测设备与并发症防控云平台"获得了广东省科技厅重大创新专项资助 300 万元。

三、案例解析

APN 属于实践型人才,实践型人才有其成长的特殊规律。按照 Benner 的观点,护理实践型人才的成长过程可划分为五个阶段:①新手阶段(novice level);②进阶阶段(advanced level);③胜任阶段(competent level);④熟练阶段(proficient level);⑤专家阶段(expert level)。APN 需要在临床上不断实践—学习—再实践,周而复始,循环向上,最终实现从新手到专家的成长过程。粤港合作培养的 APN,在成长的过程中,得到了各级部门领导的支持和帮助,实现了从理论到临床的过渡,完成了从学习到实践的历练。总结如下:

(一)省卫生行政部门为 APN 营造了专业发展的空间

省卫生行政部门为 APN 创造了推动专业发展的机会,营造了个人的发展空间。2009 年 APN 参与了广东省"十一五"护理工作中期评估、护理质量建设与持续改进研讨、专科护理质量指标的制订、专科护理安全目标的制订、"等级医院评审标准的制订"等活动。参与编写了《临床护理技术规范》《临床护理文书规范》《专业护士核心能力建设指南》。

从 2010 年开始,广东省卫生厅委托广东省护理教育中心跟进 APN 的培养,省卫生厅医政处彭刚艺副处长和省护理教育中心刘雪琴主任每年牵头组织广东省高级护理实践大会及各专科工作坊,APN 成为各专科高级护理实践领域的主人。每年广东省高级护理实践大会均有一个主题:从 2010 年的"建立尊重实践的机制";2011 年的"我的病人我做主,我的专业我负责";2012 年的"缩短差距:从护理实证到临床应用";2013 年的"高级护理实践改善临床护理质量";2014 年的"医护一体,提升治疗护理成效";2015 年"精耕专业,延伸服务,融合发展,提升效益";到 2016 年的"顺应变革、谋求发展"。每年的高级护理实践大会,给 APN 带来丰盛的知识美餐,提供了 APN 施展才华的平台,经过学习、思考、碰撞、升华,加快 APN 成长的步伐,行政部门为 APN 营造了专业发展的空间。

APN 自学习归来后,积极参与各种高级护理实践活动,成为推动专业发展的骨干和专科领域培训的师资,他们从实际出发,结合需要制订同行培训计划和病人教育计划,使护士的岗位培训更加贴近护士和临床的需要,病人的教育更加具有针对性和个性化。他们还结合专科

阅读笔记

的需要，完善了工作制度、建立了工作指引和护理工作标准操作规程等等。验证了行政部门提供的专业发展的空间，运用个人的才干，可以促进专业进一步发展的道理。

（二）医院为 APN 搭建了专业发展的平台

由于我国高级护理实践的发展滞后和专业发展的不平衡，选派护士的医院，寄望于成长起来的 APN 能提升医院护理质量，在医院发挥更大的作用。为他们搭建专业实践的平台，如设置专门岗位，开设专科门诊，如：糖尿病、肾脏病、伤口造口、助产、新生儿、静脉治疗、肿瘤心理咨询以及骨科康复等。组织院内外疑难重危病人的会诊，查房和案例讨论。各个医院制订了 APN 职责和岗位责任，明确了任务。

2005 年 2 月，广东省卫生厅委托南方医科大学和香港理工大学举办首期 APN 研究生课程班。暨南大学附属第一医院派出多名优秀护理骨干参加考试，结果有八名护士分别被糖尿病、老年病、ICU 及医院感染控制专业录取，学习归来后成为了医院首批的 APN。医院将此次 APN 的培养看成是专科护理发展的契机，对 APN 的学习和实践给予了极大的关注和支持：①医院成立了以护理部主任为组长的 APN 质量委员会，其职责是制订 APN 工作质量标准，评估 APN 的工作质量，协调 APN 与各专业团队之间的合作，统筹 APN 的发展工作，并给予大力支持等；②成立 APN 工作小组，护理部大力支持 APN 的工作，在医院层面成立了以 APN 为组长的糖尿病护理工作小组、老年病护理工作小组、ICU 质量控制小组和医院感染控制小组，小组成员均为有志于专科护理发展的护理骨干，各小组分别制定了工作职责、工作计划并组织实施；③成立联络护士工作小组，加强对联络护士的培训，通过联络护士的工作让病人得到更专业的护理；④开设专科护理门诊，给 APN 更大的实践空间，让 APN 真正成为护理专家；⑤通过 APN 带动专科护理的发展，糖尿病、老年病、ICU 及医院感染控制 APN 的工作不仅局限在他们各自的病区，而是全医院。为了更好地开展工作，四个专科都成立了联络小组，APN 成为联络护士小组的组长，医院赋予了 APN 一定的权利，使 APN 的工作顺利地开展。

继以上四个专科之后，医院又培养了伤口造口 APN、骨科 APN、手术室 APN、静脉治疗 APN 和高级外科 APN 等，医院始终将培养和使用 APN 当作是一项人才培养的长效机制来抓，促进护理专业化发展。

（三）科室为 APN 创造了专业发展的条件

科室建设的重要目标是发展，要发展就离不开人才，APN 是科室护理队伍的人才。APN 的主要职责是为有需要的照顾者提供服务，服务于临床，是高级护理实践的提供者，在高级护理实践活动的起步阶段，需要科室主任和护士长的支持，科室主任和护士长对 APN 的支持为 APN 作用的发挥和专业的发展奠定了基础。

2005 年 8 月，医院两名糖尿病专科 APN 学习回来后，内分泌科主任和护士长对她们高度重视，给予了很大的支持，为 APN 创造了专业发展的条件。如在 APN 准备开展糖尿病足高危因素筛查，缺乏相关设备时，内分泌科主任为她们添加了设备，使 APN 工作得以顺利开展，预防了糖尿病病人足部并发症的发生，造福了糖尿病病人。在 2006 年 1 月，糖尿病专科 APN 开设医院第一个专科护理门诊时，医院领导和医务部护理部给予了大力的支持，内分泌科主任和护士长不单只在业务上对她们进行指导，还为她们做宣传，提供医疗资源，转介糖尿病病人，并为她们申请了固定的诊室，使糖尿病专科护理门诊成为医院的特色护理门诊。现在，糖尿病专科护理门诊出诊已由原来每周半天增加至每周三个半天，建档的病人近千人，从而带动了其他专科的发展，现已开设了多个护理门诊：产科护理门诊、伤口造口专科护理门诊、PICC 导管门诊、骨科康复教育门诊等。

（四）APN 努力学习、刻苦钻研、开拓进取，提升自我

APN 从新手到专家的成长过程中，离不开自身的努力和进取。在 APN 的培训班上，黄金月教授经常用邓小平同志的名言"让一部分人先富起来"来形容专科护理发展中 APN 的角色，作为这"一部分人"的 APN"要先富起来",应该比其他人付出更多、站得更高、看得更远,以带动和帮助其他的专科护理领域和护士。

两名糖尿病专科 APN 深深地体会到发展糖尿病专科护理的重要性以及她们的责任,她们谨记护理部陈伟菊主任说的"有为才有位,有位更有为",不求地位和待遇,只求做事,她们利用省卫生行政部门、医院、科室为其搭建的平台和创造的条件,踏踏实实做专业,沉下心来做护理。从基础做起,建立糖尿病专科护理教育小组,开展各种健康宣教活动,制定糖尿病健康教育计划、设计制作健康宣教小册子、组织糖尿病教育讲座,从开始的小课堂(求病人学习)到现在的大课堂(病人主动学习)。从 2005 年到现在,接受教育的糖尿病病人及家属已超过10 000 人次,取得了很好的社会效益,造福了糖尿病病人。在临床,为了有更多的时间来开展高级护理实践,她们经常利用中午和周末休息的时间进行糖尿病专科护理会诊、查房、筛查和教育等,在护理团队中产生了影响,带动了整个团队的工作热情。从病人教育到医护人员培训,从院内病人护理延续到院外,从省内护士培训发展到省外甚至全国,她们均付出了努力和心血。2008 年到 2016 年,医院连续举办了 9 批国家级继续教育项目《糖尿病 APN 工作模式及其理论培训班》,来自全国各地的医护人员 3000 多人参加了学习,为兄弟医院培养了糖尿病专科护理人才。开展高级护理实践,离不开科学研究,她们将临床实践与科学研究相结合,善于在临床中发现问题,解决问题,积极申报科研项目,将研究成果应用于临床,现已申报并获批了多项的省级糖尿病研究项目,得到的资助经费 300 多万。如今此糖尿病护理团队不断壮大,也带动了其他的专科护理团队发展。

(陈伟菊)

第三节   急危重症高级护理实践个案全程追踪管理

临床急危重症病人从急诊入院快速检伤分类到危象识别的病情观察直至手术或入住 ICU等相关专科的高级护理实践以及多专科护理会诊、并发症干预到心身康复护理的全人、全过程追踪护理管理过程,包括护理评估、计划、每日护理重点措施的落实、床边以问题为本的查房、全院护理大会诊等。现以本人所追踪的一例急危重症车祸多发伤全人全过程的高级护理实践的典型个案管理为例进行分析。

一、案例背景

随着国内人口增加、私家车的增多、高速公路的开发,车祸的发生率也日渐增加。成批车祸伤员被送往大医院或邻近车祸发生地的急诊科。时间就是生命,作为 APN 的首要任务就是在最短的时间内完成科学的检伤分类,快速将最急危重症的病人完善检伤分类和生命体征监测,送达第一抢救地点。而作为护理管理第一线的高级护理管理者需要全程追踪该类病人,保护其多脏器功能,以最佳护理路径帮助病人获得心身整体优质护理,减少并发症、降低死亡率和致残率,直至病人获得身心康复。

创伤的评估程序

急诊分诊是根据病人的主诉、主要症状和体征进行初步判断,分清疾病的轻重缓急及隶属专科,及时安排救治程序及指导专科就诊,使急诊病人尽快得到诊治。

急诊预检分诊窗口时间是入院时的 5~10 分钟,即预检护士进行评估、分诊及紧急处理的阶段,创伤急救"黄金 1 小时"和"铂金 10 分钟"理念,迫使急诊护士提高应急反应水准,争取在最短时间内作出正确判断,进行决断性的处理。创伤早期,争取在预检分诊的窗口时间内,快速、正确的检伤分类与伤情评估,是提高创伤救治成功率的重要环节。

阅读笔记

如何在预检分诊的短时间内，对创伤病人进行快速而正确的评估判断？下面介绍一种创伤评估程序：

创伤评估程序：即初步评估（ABCDE法则）和进一步评估（头到脚的评估），用于全身伤情评估。

A. 气道维持和颈椎制动（Airway）

B. 检查呼吸和通气（Breathing）

C. 检查循环、控制出血、建立循环（Circulation）

D. 神经系统状况——意识水平（Disability）

E. 暴露和环境控制（Exposure/Environment Control）

二、个案描述与 APN 护理过程

病人周××、男性、28岁、已婚未育、大专院校教师，因"车祸致多发伤"于20××年3月16日夜间急诊入院。入院时病人多发伤、失血性休克、骨盆骨折、左胫腓骨开放性骨折、左阴部动脉破裂、双侧髂内动脉栓塞术后、后腹膜血肿、会阴部撕裂伤，头面部、全身多处皮肤挫伤。

（一）急诊 APN 的检伤分类

接诊护士为急诊 APN，因为有成批伤员送达急诊室，立即报告医院行政总值班和护理总值班，启动院内应急预案，并立即按照创伤评估程序的 ABCDE 法则进行检伤分类，五分钟内该病人就被送往医院急诊行"经导管双侧髂内动脉栓塞术"。术毕又在全麻下行"眉弓、左下肢清创缝合及固定、会阴部清创缝合及引流术（伤口深约 10～15cm）"，术毕收住于中心 ICU。

（二）重症加强护理病房（ICU）APN 的高级健康评估与危象识别

ICU 的 APN 在病人高级健康评估中承担的主要任务除了评估病人的神志、双瞳和生命体征外，还需要关注病人的重要监护指标，如血氧饱和度、中心静脉压以及皮肤温湿度、尿量等。而对车祸多发伤病人，最关键的指标在于血容量、尿量及生命支持的各项指标。

此外，病人胸腹部脏器功能及呼吸音、肠鸣音状况也是关键指标。该例车祸病人左胸腰部皮肤 20cm×15cm 瘀紫，呈脱套伤，右胸腰部皮肤 15cm×15cm 瘀紫，背部 20cm×40cm 大面积擦伤，评估时需要敏锐洞察有无脂肪液化和栓塞的危象。如该病人左下肢支架外固定，伤口敷料渗血多，左足肿胀、足背动脉搏动未及全身多处散在皮肤擦伤以及会阴部伤口及肿胀更是评估及预警的关键环节。及时的危象识别可以为精准医疗和护理赢得时间和机会。

1. 危急值与实验室检查报告的危象识别　ICU 的 APN 在阅读危重症病人实验室指标及报告中需要高度关注伤员的相关危急值，以便在高级健康评估中第一时间识别病情危象，为抢救赢得生命黄金时刻。

"危急值"（critical values）是指某项或某类检验异常结果，而当这种检验异常结果出现时，表明病人可能正处于有生命危险的边缘状态，临床医生需要及时得到检验信息，迅速给予病人有效的干预措施或治疗，就可能挽救病人生命，否则就有可能出现严重后果，失去最佳抢救机会。例如：3月17日入 ICU 时病人的 HGB：48.0g/L、PLT：$23.0×10^9$/L、PT：29.7秒、AST：97.0u/L、TP：34.2g/L、A/G 0.7、HR：155次/分、ART：79/42mmHg、SPO_2：100%、CVP：3mmHg，提示病人严重的血容量不足、低蛋白和低血小板血症，立即与医生共同沟通决策给予快速输血、输液、止血、抗休克维持生命体征、抗感染等抢救治疗，其中24小时输血 10 900ml。

2. 医护合作的会诊与临床决策　医护合作（doctor-nurse collaboration）：是指医生和护士之间形成有分工、有密切联系和信息交换、相互协作、补充和促进的过程，他们分担为病人解决问题的责任，共同决定和施行病人的治疗和护理。在急危重症病人的临床护理决策中，APN

阅读笔记

作为专家,更有利于医护合作的临床决策(clinical decision)可以为病人争取到最佳的抢救时间,降低死亡率,减少并发症。

3月25日14:00病人自感胸闷气促,动脉血氧降至90%左右,血气分析示:PaO$_2$ 48.2mmHg,氧合指数117。全院大会诊考虑会阴部伤口与肛门相通,后腹膜血肿与胸腔引流置管处及会阴伤口相通,17:30于全麻下行横结肠造瘘+腰部血肿切开引流+左下肢扩创异种皮覆盖术,术后生命体征基本平稳,腰及左下肢伤口大量渗血渗液,由烧伤科医师每日伤口换药两次。此时,病人每日生化监测提示胆红素逐渐上升,3月26日总胆红素急剧升高至273μmol/L、谷丙转氨酶:55u/L。体温40℃以上,巩膜、皮肤黄染,尿色深黄,提示有溶血性黄疸存在。APN的管理者立即组织全院大会诊,经过血液净化APN提议,进行床边血滤(血浆置换术),立即请相关专科医生现场会诊后于3月27日给病人进行ICU床边血浆置术,3天后病人肝功能逐渐恢复,体温下降,巩膜和皮肤黄疸消退,尿液由深黄变淡青色,病情趋向平稳。这个短时间快速的医护合作临床决策过程便是化繁为简的基于经验与科学并举的"有限理性"的感性决策。

（三）APN基于问题和人本基础的床边护理实践

APN在临床中的管理主要体现在处理急危重症和疑难复杂病例的组织、协调和善于调集各项资源解决病人的护理问题及对潜在问题的高级评估、并发症的精准护理之中。全院护理大会诊可破茧化蝶,促进学术资源流动,最终为病人获得更为有效、优质和低成本的抢救机会和时间。

1. 全院护理会诊制度　在护理工作中遇到疑难、危重病例或护理操作与新技术推广等问题时,邀请相关科室进行会诊,对适应医学发展,提高和保障临床疑难重症及实施新手术、新疗法病人的护理质量,拓宽护士知识面,提高其专科业务水平,分析、判断能力和表述能力,激发其主动思维,促进护理新业务、新技术交流,发挥并强化高、中级护理骨干和APN在临床的指导等起到了积极的促进作用。

全院护理大会诊记录

时间:20××年3月21日下午3:00—4:30

地点:中心ICU办公室

主持:李××

参加人员:中心ICU护士长、ICU专科床位护士、伤口造口师、静疗APN、泌尿外科APN、营养师、心理咨询师

记录:护理部秘书

一、会诊专家先经过高级健康评估就各自会诊的重点对病人进行现场评估。

二、专家就病人黄疸指数等危急值和高热、低蛋白血症、会阴水肿等护理问题进行充分研讨,大脑风暴。血液科APN朱××提出尝试给病人床边血浆置换术的大胆设想,立即汇报医务处,请来血透室李××现场商议,同意进行床边血滤,并安排血透APN主任负责该项工作。

三、会诊最终的建议

1. 加强生命体征、水电平衡、肝肾功能监测,防脏器功能衰竭,关注病人主诉。

2. 预防脂肪及血管栓塞及ARDS,每班检测相关指标并作为护理日重点动态追踪报告。

3. 注意血凝指标监测,大量输血后防止产生溶血及再出血,由床位护士班班交接。

4. 低坡度翻身。对擦伤皮肤按湿性伤口处理,由ET(国际伤口造口师)张××定期会诊跟踪。

5. 加强营养支持,联系营养科给予肠内、肠外营养,以肠内营养为主,营养APN跟踪。

6. 预防感染:安置单人房间、加强洗手,消毒隔离,加强导尿管护理,护士长每天监管。

阅读笔记

7. 增加舒适度：给予适宜的音乐耳机收听。舒缓创伤后心理压力，及时告知病人及家属病情好转信息，激励病人坚定康复信念。

8. 每日加强深呼吸、床上咳嗽锻炼，行雾化吸入。由于病人背部脱套伤，无法拍背，尽量鼓励病人主动咳嗽，预防坠积性肺炎等。

9. 会阴部血肿阴囊处用卷叠的软毛巾托持，温水湿敷。由泌尿外科沈燕护士长现场指导并告知护士病人新婚，阴囊不可热敷，以防影响其生育能力。

10. 加强床上双下肢主动与被动运动等功能锻炼，以促进其胃肠及全身血液循环，防止关节功能废用性僵直和肌肉萎缩。

2. 床边护理查房　床边护理查房是 APN 每天必需的工作路径，但如何进行有效评估和床旁体检，如何考量团队的人力成本并快速确立护理问题，决策有效而有针对性的措施，并快速有效地组织实施，落实到病人身上，从而获得有效的护理结局至关重要。以下推荐笔者近两年在临床研究的以当日主要问题为基础的床边护理查房流程，总时间不超过 1 小时。

床边查房流程:(时间总数不超过 1 小时)

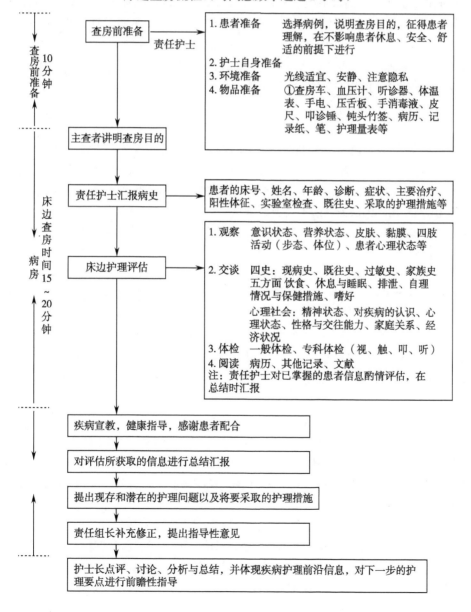

3. 以问题为本的 APN 床边护理 在该个案的护理中，APN 始终以问题为本，着重跟踪病人的重点问题，如生命体征、各项危急值、尿色、皮肤、伤口、造口情况等。此外，在环境消毒隔离、口腔护理、肺及黏膜及会阴部护理方面日日跟踪、时时关注、步步为营。举例如下：

【伤口护理】

作为 APN 的 ET 承担了对病人全身伤口换药的协调直至病人出院后门诊换药的责任和义务。

（1）静脉营养：白蛋白 10g bid，输血、血浆等支持。

（2）肠内营养饮食护理：鱼汤、能全力等高蛋白营养，加上色香味俱全的家庭营养餐、果汁等。

（3）伤口、造瘘口换药：国际伤口、造口师每日跟踪床位医生为病人换药，清洗伤口，协助植皮手术及术后护理，最终促进伤口痊愈并保全了病人原本可能截肢的左腿。

4. 以人为本的 APN 的人文关怀护理实践 APN 护理病人除了要关注病人的生命支持和躯体康复，更要关注病人的心理、社会、家庭整体的护理结局。由于该病人夫妇乃新婚 3 个月探亲时发生车祸的教师夫妇，有较高的知识层次，但车祸多发伤的丈夫面临失去腿的伤残和阴囊受伤水肿后的不孕。高级护理管理者具有国家二级心理咨询师的心理疏导和社会支持能力，充分关注伤员的生命完整性和生存质量以及家庭完整性。通过正向引导，使伤员性格开朗，主动与医护人员交流，积极配合治疗护理，家庭和睦，妻子与家人 24 小时守候在病房外，社会支持到位。经过有计划、有组织的科学全面、全过程的护理，最终保住了下肢、还圆满成功地保存了生育能力，获得天伦完美的生存质量。

三、案例解析

本案例贯穿了"以问题为本"的管理（problem based management，PBM）：即以解决问题为导向，以挖掘问题、表达问题、归结问题、处理问题为核心的一套管理理论和管理方法。也融入了"以人为本"的管理（people based management，PBM）：即以"优质服务，放心病房"为建设理念，旨在用细致周到的服务让病人及家属满意。

APN 在该病例中贯穿了"心中有人"的高级护理实践路径，使该多发伤病例最终获得身心康复的满意护理结局。

1. "心中有病人"能够想到 APN 在护理全过程中应始终以病人为中心，从评估到计划、实施乃至组织会诊及床边查房，均能够准确评估到位，始终围绕病人的需要和首要问题精准护理。

2. "目中有病人"能够看到 在监测病人生命体征时和阳性体征时，通过扎实的专科理论知识、技能和经验，快速判断、敏锐洞察，及时报告危急值和病人的首优、中优护理问题。如病人巩膜黄染即可想到有溶血性黄疸存在，即通过院内会诊采用床边血滤有效措施保护肝肾脏器功能。

3. "耳边有病人"能够听到 APN 在为病人进行护理和操作时要善于倾听病人的主诉，了解病人的感受。此外，通过"关爱身边的人，从倾听开始"的活动，及时发现该病例乃新婚 3 个月的蜜月夫妇，会阴部受伤、阴囊水肿将有可能导致病人不孕，及时采取正向心理疏导，关注病人的心理健康，在倾听中发现病人的心理问题，及时采取积极有效地心理支持，满足病人的心理需要，使病人家庭获得阳光支持。

4. "鼻中有病人"能够闻到 作为 APN 的嗅觉应该具有专业嗅觉和灵敏度，伤员脂肪液化的气味，会阴部的伤口的异味均能够提示感染或霉菌的可能，甚至高血糖的气味、甚至黑便的出血量等。结合实验室检查指标的支持，可为医生提供准确抗感染药物的依据。

5. "手中有病人"能够做到 APN 通过给病人做高级健康评估及生活护理、专科护理的过程,在及时满足病人的生活需要的同时,还可以观察到病人的意识、皮肤黏膜等生理状况,通过服务过程中的交流可以进一步融洽护患关系,达到手到病除、身心康复的目标。

6."身边有病人"始终关注 APN 守护在病人的身边,如给病人服药时,要求护士看着病人把药服下去,以保证有效安全用药;雾化吸入时,要求护士守护在病人身旁指导,以保证吸入效果。此外,通过"预约聆听""呼唤式护理""个案照护""感知行动"等创新服务举措主动接近病人,到病人床边感知病人的生理、心理等需要,及时给予各种帮助,从而让病人得到满意服务。

以上的案例是一个团队合作的成效去解决一个创伤病人很多的复杂问题。APN 是整个护理团队的领军者,有时会参与基础的护理照顾,但更多时间是用于处理需要他们专科知识和技能的高难度情况。

(李惠玲)

第四节 临床路径的应用案例

临床路径是一种新的管理理念和工作模式,是个性化、流程化、标准化的诊疗护理方案的新模式。临床路径是指在合适的时间,由相关的医护人员按临床路径内容顺序执行相关的医疗和护理工作,以达到预期的效果。群体化高级护理实践因为其工作目标和工作对象的特殊性,APN 的工作形式也具有特异性。建立和应用临床路径是 APN 常用的其中一种工作形式。本节以一例乳腺癌手术病人为例,通过实施临床路径,体现 APN 在临床路径应用过程中的角色和作用。通过对病人实施预先制订的乳腺癌临床路径,使病人达到预期的护理目标,缩短住院日期,降低医疗费用。

一、案例背景

乳腺癌是一个世界范围内的严重危害妇女健康的恶性肿瘤,在我国占全身各种恶性肿瘤的 7%～10%,呈逐年上升的趋势。部分大城市报告乳腺癌占女性恶性肿瘤之首位。乳腺癌整个疾病的治疗过程较长,病人将经历手术、化疗、放疗和复发的可能。由于手术破坏了形体,且手术治疗的毒副反应使她们经历生理和心理的双重障碍,极易陷入悲观失望、紧张焦虑状态。为指导医疗机构开展临床路径管理工作,规范临床诊疗行为,提高医疗质量,保障医疗安全,卫生部于 2009 年组织有关专家制订了 22 个专业,112 个病种的临床路径,并于 2009 年 10 月 16 日印发了关于《临床路径管理指导原则(试行)的通知》,供卫生行政部门和医疗机构在医疗质量管理中参照执行。乳腺癌也纳入了卫生部的临床路径实施病种。对乳腺癌病人围手术期实施临床路径管理,可缩短乳腺癌病人的平均住院日,降低医疗成本;提高护理质量,促进病人早日康复;提高病人对疾病知识的认知度和对护理服务的满意度;提高年轻护士的专科疾病护理能力。

二、案例描述

(一)病例介绍

病人吴××,女,34 岁,公务员,已婚,大学文化,育有一子,体健。病人因 6 月 2 日在洗澡时无意中触及右侧乳房有一肿块位于乳晕旁,无压痛,遂到医院就诊,经乳腺 B 超检查发现右侧乳房 9～10 点钟距乳头 4mm 处有一个混合型光团,大小约 18mm×15mm,边界不清,拟"右乳腺癌"于 6 月 4 日收入院。病人性格开朗,家庭关系和睦,自我健康管理意识强,无乳腺癌家族史,否认糖尿病、高血压史。经完善各项术前准备,于 2015 年 6 月 6 日在全麻插管下行作"右乳腺癌改良根治术",术后病理诊断为"右乳腺导管内癌,伴有浸润"。

该病例诊断明确，病人及家属均配合治疗，符合卫生部乳腺癌临床路径纳入标准，应按照卫生部乳腺癌临床路径要求实施临床路径（附件9-4）。

（二）临床路径实施

1. 本案例中，在病人入院后，APN与病人和家属进行了详尽的交谈，向病人介绍实施临床路径的团队成员及领导，告知住院期间实施临床路径的重要性及具体的实施过程，需要病人和家属配合的事项，以及出现路径差异时的处理等，以取得病人和家属的理解和配合。

2. 组成实施乳腺癌临床路径的医疗护理团队并选出团队的领导　团队成员包括普外科医师、护士长、外科APN、物理治疗师、营养师等。APN是发展临床路径的最好人选，是联系整个团队的协调人，使各成员了解临床路径的实践模式，协同作战。据英国国民保健署肿瘤筛查项目（National Health Service Breast Screening Programme，NHSBSP）关于APN在乳腺癌筛选质量评价指南中指出：APN是乳腺癌筛查项目多专业团队中的成员之一，能够为乳腺癌妇女及家人提供专业的护理建议、健康教育等。APN是这个多专业团队中的一个专业资源，通过对乳腺癌筛查和评价路径对乳腺癌妇女提供教育、告知及支持。

在本案例中，通过对病人的评估，APN发现病人文化程度高，自我健康保健意识强，但对乳腺癌手术及术后康复功能锻炼的知识缺乏，希望从专业医护人员中寻求帮助，理解并愿意配合医护人员实施乳腺癌临床路径。家属也非常支持病人，愿意从各方面配合医护人员，让病人得到积极的治疗和护理，早日康复。因此APN针对病人吴某的情况，组建了实施临床路径的团队，包括乳腺外科副主任医师王×、护士长林×、APN李×、物理治疗师张×及责任护士钱×，团队成员共同为病人吴××按照已经制订的临床路径，根据病人的实际情况分步骤实施。

3. 确定工作目标及进度　团队成员对实施乳腺癌临床路径目标达成一致共识后，团队的领导需在多层面、多角度计划及落实目标和工作进度。本案例中APN通过与团队成员及病人的沟通，结合病人的实际情况，落实病人吴××的临床路径目标和进度。从病人及家人、医护人员方面及医院共三个层面定出吴××本次住院的临床路径目标。病人及家人方面，希望通过实施乳腺癌临床路径，使病人术后能以积极的心态接受形体的改变，按期完成康复功能锻炼目标，顺利康复；医护人员方面，能够严格执行乳腺癌临床路径，出现差异及时组织讨论分析并提出解决方案。医院方面能够缩短平均住院日，做到"三满意"（病人满意，医护人员满意，社会满意），提高社会效益。案例9-4举例说明以临床路径护理乳腺癌手术病人的目标及工作进度。

案例9-4

以临床路径护理乳腺癌手术病人的目标及工作进度

（一）目标

1. 病人及家人方面

（1）能接受乳腺癌根治术后形体的改变，以积极的心态面对手术后的新生活。

（2）明白及依从乳腺癌术前准备和术后护理，按期进行术后康复功能锻炼，无严重并发症出现。

（3）与医护人员建立良好的关系，共同为实现预期目标而努力。

（4）缩短住院期，减少医疗费用。

（5）做好出院安排，理解术后注意事项，能按期复诊。

2. 医护人员方面

（1）为医护人员提供乳腺癌手术护理指南。

阅读笔记

（2）能按临床路径为病人执行乳腺癌手术的护理。

（3）APN 能够充分发挥指导和协调功能，确保临床路径的正确实施。

（4）出现路径差异后团队能够及时组织讨论，分析原因，找出解决方案。

3．医院方面

（1）缩短乳腺癌手术病人住院期，使更多的病人可使用医疗服务。

（2）提高医疗护理质量和医院声誉，做到病人满意，医护人员满意，社会满意。

（二）工作进度

1．首次会议确定运用临床路径处理乳腺癌手术的价值，分配工作进度和管理层在行政上的支持。

2．确定 APN 为团队的协调人员，负责协调处理团队内部的矛盾，保证路径的顺利实施。

3．举办在职人员关于乳腺癌临床路径应用的培训，向第一线医护人员推广乳腺癌手术临床路径的使用。

4．按照乳腺癌临床路径病例入选标准，由团队成员对入选病人实施临床路径。

5．定期检查乳腺癌临床路径实施的结果并报道路径差异分析结果，探讨改进方法。

6．定期评价病人对实施临床路径的意见和建议，共同探讨临床路径实施过程中存在的问题，妥善解决。

在实施乳腺癌手术临床路径前应使团队成员了解临床路径的内容及记录方法。APN 按照临床路径的记录表对团队成员进行培训。表 9-1 为乳腺癌手术病人的临床路径中关键的护理路径和时间表，以时间为横轴，从入院日起至术后康复出院共八个阶段，以护理评估（入院评估／住院评估／出院评估）、入院处置、协助检查、执行医嘱、病情观察、饮食与营养、体位护理、术前护理／术中配合／术后护理、药物及疼痛处理、伤口／引流管护理、生活护理／皮肤护理、健康教育、康复护理及功能锻炼、心理护理、出院计划、路径差异为纵轴，拟定病人入院后两天内完善各项术前检查和准备工作，第三天进行手术治疗，并将住院时间初步定为 11～12 天，团队成员严格按照临床路径的要求全面综合记录病人住院期间的情况及路径差异。具体内容见表 9-2。

4．实施　乳腺癌临床路径的实施是医护团队的共同责任和工作，责任护士应用制订好的临床护理路径对乳腺癌病人进行护理。在病人入院时由责任护士向病人和家属说明临床护理路径的目的、意义、相关护理内容及住院期间护理目标，取得病人配合。责任护士每日按照当天临床路径的内容，观察和评估病人的病情及变化，实施相应的护理内容及技术操作，根据治疗的不同阶段向病人及家属分次反复开展健康教育，于每天下班前对病人进行评价，把结果记录在乳腺癌临床路径表上并预先告知病人次日要接受的治疗护理内容。APN 在病人术后第1～3 天查看病人的全身情况、功能锻炼计划的落实以及临床路径实施的情况，提出指导性意见。如果路径实施过程中有变异者，在变异栏中做好记录并及时组织团队成员进行变异分析，实施相应处理并及时评价。表 9-2 是一份完整的乳腺癌手术的临床路径记录表。

（三）效果

本案例中团队成员严格按照临床路径的具体实施计划对病人吴××进行护理，术后病人恢复良好，伤口愈合好，未出现手术区皮瓣坏死和皮瓣下积液；手术侧上肢端血运良好，无肢体肿胀；在采取适当的镇痛措施后，病人的疼痛程度由术后第二天的七级下降至三级，引流管于术后第五天拔除；术后第一天、第二天病人能按照既定的计划实施功能锻炼。病人能以积极的心态面对手术后形体的改变，并积极向医护人员寻求帮助。APN 通过对病人全身情况的评

阅读笔记

表9-1　乳腺癌手术病人的临床路径中关键的护理路径和时间表

日期	入院日	术前准备	手术日	术后第1日	术后第2日	术后第3日	术后第4~7日	术后第8天至出院前
入院处置								
护理评估								
协助检查								
执行医嘱								
病情观察								
饮食与营养								
体位护理								
术前护理/术中配合/术后护理								
药物及疼痛处理								
伤口/引流管护理								
生活护理/皮肤护理								
健康教育								
康复护理及功能锻炼								
心理护理								
出院计划								
路径差异								

估,指导责任护士落实健康教育计划,病人及家属也掌握了疾病相关知识,与团队成员建立了良好的护患关系,共同为实现临床路径的目标而努力。责任护士也能按照临床路径的要求,对病人进行评估,实施相关的治疗和护理措施,通过构建良好的护患关系,促进了护患的沟通,最终病人与护士共同实现了临床路径的目标,病人住院12天后如期出院。

通过对乳腺癌手术病人实施临床路径,缩短了乳腺癌病人的平均住院日,使病人的住院时间由原来的14~15天降低至11~12天,医疗费用也降低了10%~15%。临床路径的实施提高了病人对护理服务的满意度,体现了病人的知情权,让病人参与自身疾病的治疗、护理方案的制定,根据临床路径进行健康教育的自我强化,同时也规范了护理行为,保证病人在整个住院期间能得到满意的医疗护理服务,促进了和谐的护患关系。此外,临床路径的实施可以减少护士进行文书记录的时间,提高其工作效率,由于护理活动的程序化和标准化,护理项目也不会被遗漏。

（四）路径差异的处理

在临床路径实施过程中,产生路径差异是经常发生的。路径差异反映了个案的独特性,医护人员在执行临床路径的同时需要对路径差异进行辨别和认识。一般来说,路径的差异大致可分三大类:病人因素、照顾者因素和机构因素的差异。①病人因素的差异:是指病人的健康水平未能达到预期治疗或护理的效果。如乳腺癌术后病人出现上肢水肿、皮下积液、皮瓣坏死、皮下积血等。在健康教育方面,由于病人接受能力差异,长期养成的不良习惯,固执的心理及个人的生活方式等。②照顾者因素的差异:是指照顾者未能预期对病人提供适当水平的

阅读笔记

表9-2 临床路径-乳腺癌手术病人的完整记录单

××医院 外科临床路径：乳腺癌根治术

病室	乳腺外科	
床号	6	
住院号	123456	
姓名	吴××	
性别	女	
年龄	34岁	

入选条件：乳腺癌手术的成年女性

成效目标：
1. 病人及家属依从术前准备和术后护理
2. 预防术后皮瓣坏死和患侧肢体功能障碍
3. 做好出院安排
4. 缩短住院日

日期	入院	术前准备	手术日	术后第1日	术后第2日	术后第3日	术后第4~7日	术后第8天~出院前
入院处置	1. 安排床位 2. 通知主管医生 3. 介绍主管医生、护士 4. 介绍医院、病房环境设施安全使用方法 5. 告知病人的权利及义务							
护理评估	1. 进行入院评估，测量生命体征 2. ADL评分为100分	1. 评估病人血、尿、粪常规，凝血功能，生化检查，肝肾功能检查，肺部X线，心电图结果均为正常 2. 病人血型为"O"型 3. 评估病人营养状况中等(体重53kg，血清总蛋白为36g/L)	1. 评估病人生命体征正常 2. 用数字表法评估病人疼痛程度为三级(用镇痛泵) 3. Norton压疮危险因素评分为17分，无发生压疮的风险	1. 评估病人生命体征正常 2. ADL评分为55分，生活需要帮助 3. 外科APN查房，评估病人全身情况，评估病人疼痛程度为四级(用镇痛泵)，可以开始第一阶段功能锻炼	1. 评估病人T37.9℃，考虑为外科手术热，血压正常 2. 外科APN评估病人全身情况，病人疼痛程度为三级(药物镇痛)，可以进行第二阶段功能锻炼	1. 评估病人T37.8℃，血压平稳 2. 外科APN评估病人全身情况，病人疼痛程度为五级，了解到病人担心伤口影响愈合	1. 评估病人T36.8℃，血压平稳 2. 拔除引流管后病人疼痛程度为三级，外科APN查房，确定病人能按计划实施第三阶段功能锻炼	1. 出院评估，病人生命体征正常，疼痛程度为三级 2. ADL评估为75分，生活基本自理 3. 确定病人和家属已掌握术后功能锻炼方法并按计划实施 4. 外科APN查房，确定病人可以出院，但仍需随访
协助检查	协助病人完成血、尿、粪常规、凝血功能、生化检查、心电图、肝肾功能检查、肺部X线、乳腺彩超、钼靶摄片检查等							

阅读笔记

续表

日期	入院	术前准备	手术日	术后第1日	术后第2日	术后第3日	术后第4~7日	术后第8天~出院前
执行医嘱	1. 正确执行医嘱 2. 提出护理级别建议（Ⅲ级护理）	正确执行术前医嘱	1. 正确执行术后医嘱 2. 提出护理级别建议（Ⅰ级护理）	1. 正确执行医嘱 2. 观察药物治疗效果及不良反应	1. 正确执行医嘱 2. 观察药物治疗效果及不良反应	1. 正确执行医嘱 2. 观察药物治疗效果及不良反应	1. 正确执行医嘱 2. 观察药物治疗效果及不良反应 3. 提出护理级别建议（Ⅱ级护理）	1. 正确执行医嘱 2. 观察药物治疗效果及不良反应 3. 与医生沟通病人出院后的治疗方案 4. 准备出院带药 5. 通知病人及其家属出院 6. 协助办理出院手续流程
病情观察	观察病人生命体征、饮食、睡眠情况	观察病人生命体征、饮食、睡眠、情况	观察病人生命体征、伤口、引流管、右上肢血液循环、主要运动、感觉、饮食、睡眠、症状、大小便情况	观察病人生命体征、伤口、引流管、右上肢血液循环、主要运动、感觉、饮食、睡眠、症状、大小便情况	观察病人生命体征、伤口、引流管、右上肢血液循环、主要运动、感觉、饮食、睡眠、症状、大小便情况	观察病人生命体征、伤口、引流管、右上肢血液循环、主要运动、感觉、饮食、睡眠、症状、大小便情况	观察病人生命体征、伤口、拔除引流管后有无渗血、右上肢血液循环、主要运动、感觉、睡眠、饮食、症状、大小便情况	观察病人生命体征、伤口、主要症状
饮食与营养	普通饮食	术前给予高热量、高蛋白、高维生素饮食	1. 术前8小时禁食禁饮 2. 术后麻醉清醒、吞咽功能及肠鸣音恢复给予流质饮食 3. 静脉输液	1. 给予高热量、高蛋白、高维生素饮食 2. 静脉输液	1. 给予高热量、高蛋白、高维生素饮食 2. 静脉输液	1. 鼓励病人恢复正常饮食、保持大便通畅 2. 静脉输液	1. 鼓励病人恢复正常饮食、保持大便通畅 2. 静脉输液	改变以前不良习惯、避免进高脂肪餐、戒酒
体位护理	无特殊要求	无特殊要求	1. 病人麻醉于14:00清醒，血压平稳，给予半坐卧位，抬高右上肢（用软枕垫高）2. 固定右上肢，制动72小时	1. 保持右上肢抬高及右侧肩关节内收位，避免外展上臂 2. 下床活动时用吊带托扶右上肢 3. 协助病人驱体时扶持右侧	1. 保持右上肢抬高及右侧肩关节内收位，避免外展上臂 2. 鼓励并协助病人离床活动	右侧上肢抬高位	1. 右侧上肢抬高位 2. 向心性按摩右侧肢体，5~10分钟/次，4次/天，以促进淋巴回流	1. 告知病人用左侧背重的书包，右上肢勿提重物，负重不超高5kg 2. 右上肢勿做甩、伸运动

阅读笔记

续表

日期	入院	术前准备	手术日	术后第1日	术后第2日	术后第3日	术后第4~7日	术后第8天~出院前
术前准备/术中配合/术后护理		1. 核查手术部位标识（右侧乳房） 2. 完成术前备皮、皮试等，填写术前准备核对单 3. 训练深呼吸、有效咳嗽和床上大小便	1. 与手术室护士做好交接，了解术中情况 2. 测量生命体征，避免在患肢测量血压、抽血、静脉穿刺					
药物及疼痛处理		1. 术前晚给予舒乐安定 2mg PO 2. 告知病人术后疼痛评估的方法	1. 术前30分钟给予鲁米那0.1、海俄辛0.3mg IM 2. 术前给予预防性抗生素头孢呋辛 1.5g IV 3. 术中留置镇痛泵 4. 教会病人正确使用镇痛泵	1. 继续使用镇痛泵镇痛 2. 按医嘱使用抗生素头孢呋辛 1.5g IV Bid 预防感染	1. 停止使用镇痛泵镇痛 2. 遵医嘱使用曲马多 0.1g IM Q12h 镇痛	遵医嘱曲马多 0.1g IM Q8h 镇痛	9:30 遵医嘱曲马多 0.1g IM 镇痛（Prn）	遵医嘱服用降低雌激素水平的药物，防止乳腺癌复发
伤口/引流管护理			1. 术毕回室观察伤口敷料外观干洁 2. 皮瓣紧贴胸壁，胸带松紧适宜 3. 固定好引流管，贴好标签，保持引流通畅 4. 床头悬挂"腋窝引流管"标识 5. Q2h观察引流液量、性质、颜色	1. 观察伤口有少许渗血，予更换敷料 2. 胸带松紧适宜，皮瓣紧贴胸壁，无皮瓣下积液 3. 引流管固定通畅，术后 18 小时共引出暗红色液80ml	1. 伤口敷料外观干洁 2. 无皮瓣下积液、皮瓣坏死 3. 引流管固定通畅，共引出暗红色液 30ml/24 小时	1. 伤口敷料干洁 2. 伤口无皮下积液、皮瓣坏死及上肢水肿 3. 引流管固定通畅，共引出暗红色液 5ml/24 小时	1. 拔除伤口引流管后伤口无渗血渗液 2. 创面皮肤坏死及上肢紧贴胸壁，无皮瓣下积液	1. 查体创面愈合良好，予温水清洁局部皮肤，以软毛巾轻轻吸干皮肤上水分 2. 告知病人保持伤口清洁，出现红、肿、热、痛应及时就医，保护右上肢免受损伤和感染

阅读笔记

续表

日期	入院	术前准备	手术日	术后第1日	术后第2日	术后第3日	术后第4~7日	术后第8天~出院前
生活护理/皮肤护理	入院后更换病人衣服	术前日用沐浴露清洁皮肤，手术野及供皮区的皮肤准备	1. 术毕回室观察右上肢端皮肤温暖、颜色红润 2. 给予床上擦浴 3. 协助病人洗漱、床上大小便	1. 观察右上肢端皮肤温暖、颜色红润、患肢轻度肿胀 2. 给予床上沐浴 3. 协助病人洗漱、如厕	1. 观察右上肢端皮肤温暖、颜色红润、患肢轻度肿胀 2. 给予床上沐浴 3. 协助病人洗漱、如厕	1. 观察右侧肢端皮肤温暖、颜色红润、患肢无肿胀 2. 协助病人到洗手间擦浴	1. 观察右侧肢端皮肤温暖、颜色红润、患肢无肿胀 2. 穿着宽松的病人衣服，保持皮肤清洁	穿着宽松的全棉衣服，保持皮肤清洁，告知避免伤口部位摩擦、损伤或涂用刺激性药物
健康教育	讲解相关检查/检验注意事项	向病人及家属介绍手术过程、术后注意事项和护理计划	1. 告知病人和家属抬高患肢的重要性、制动的时间 2. 告知如何防止引流管的非计划性脱管	告知病人早期进行康复功能锻炼的重要性	告知病人要防止锻炼动作过大或过猛	告知病人注意功能锻炼幅度，避免过度使用力与导致伤口疼痛	告知病人功能锻炼循序渐进的重要性	1. 嘱病人每月做1次乳房自查，每年门诊体检一次 2. 嘱病人做好避孕，五年内避免妊娠 3. 勿滥用激素替代疗法及滥用女性滋补药
康复护理及功能锻炼	告知病人术后肢体功能锻炼的重要性及方法		指导病人深呼吸、有效咳嗽	1. 与病人及家人共同制定患肢体功能锻炼计划 2. 指导病人进行第一阶段功能锻炼，右手做伸指握拳动作，活动腕关节，每日四次，每次做10下	指导病人进行第二阶段功能锻炼，做前臂伸屈运动，坐位练习屈腕、屈肘。每日四次，每次做10下	重复术后第一天、第二天的功能锻炼	指导病人进行第三阶段功能锻炼，练习患侧上肢摸同侧耳廓、对侧肩部	1. 指导病人术后7~10天进行第四阶段功能锻炼。患侧上肢慢慢伸直，屈曲肩关节，抬高至90° 2. 术后10~12天进行第五阶段功能锻炼，练习手指"爬墙"运动直至患侧手指能高举过头梳理头发

阅读笔记

续表

日期	入院	术前准备	手术日	术后第1日	术后第2日	术后第3日	术后第4～7日	术后第8天～出院前
心理护理	耐心倾听病人诉说，解答病人疑问，消除其思想顾虑		1. 保证病室安静，保证病人术后安静的休息环境 2. 允许家属陪伴	倾听病人手术后的感受，给予支持性心理治疗	鼓励家属（丈夫）多与病人沟通，了解并尽量满足其需求	倾听病人对早期活动与功能锻炼的体验，给予支持和鼓励	1. 帮助病人和家属正确认识病人身体的缺如，调整心态 2. 向病人介绍乳罩义乳产品及乳房再造成形术	指导病人戴暂时性义乳罩，帮助病人适应因乳房切除人适应因乳房切除造成的形体改变
出院计划	确认出院后居住点			指导病人进行功能锻炼	确定病人和家属配合功能锻炼		确定病人和家属掌握功能锻炼方法	1. 确定病人掌握术后康复功能锻炼方法 2. 确定病人掌握乳房自查的正确方法 3. 确定病人能按医嘱服药，掌握用药的注意事项 4. 安排合适的交通工具，告知复诊的时间
路径差异						由于病人伤口仍有疼痛，且担心过多的锻炼会影响伤口愈合，因此不太愿意进行功能锻炼		

阅读笔记

照顾,如护士素质,护士对认识结构的不完整和单调的教育方法可影响健康教育的效果。③机构因素的差异:是指因机构运作问题未能为病人提供预期的服务,如管理体制、医疗设备、路径观念等。

处理路径差异时需要考虑其严重性,有些路径差异对服务无不良影响则不必处理,如果路径差异可能造成健康严重受损,那就需要立即处理。如乳腺癌病人术后出现皮瓣下积液,皮瓣坏死或腋窝下引流管出现非计划性脱管等,团队的领导需立即检查事故,找出原因及改进方法。以上实例中,吴××的在术后第三天由于伤口疼痛及担心过多的锻炼会影响伤口愈合,不愿意进行功能锻炼,因此出现了路径差异,此时APN及时组织了团队成员分析讨论,了解原因。如病人方面:由于疼痛及担心功能锻炼影响伤口愈合;护士方面:健康教育的形式比较单一,仅仅是口头的健康教育,由于病人受传统观念的影响,没有很好地理解功能锻炼的重要性。根据分析的原因,填写乳腺癌手术临床路径分析数据表并找出解决方案。如调整功能锻炼时间为注射止痛针一小时后进行,以减少病人由于功能锻炼带来的疼痛不适;告知病人功能锻炼的目的是为了减轻伤口皮下积液、积血,促进淋巴回流,利于上肢水肿的消退,减少术后瘢痕挛缩引起的上肢功能障碍;说明正确的功能锻炼方法不但不会引起伤口愈合不良,还可促进康复。如有可能还可邀请同病种的病友对病人进行现身说法,加强病人的信心。案例中通过APN的耐心解释和镇痛方案的调整,病人理解并认同了护士的做法,在实施镇痛措施后进行功能锻炼,减轻了疼痛,使病人树立了治愈和康复的信心,出院前顺利完成康复功能锻炼计划。表9-3为乳腺癌手术的临床路径分析数据表。

表9-3 乳腺癌手术的临床路径分析数据表

病区	住院号	姓名	年龄	功能锻炼不到位原因	手术日期	施行手术医师	住院日数	路径差异内容分析		
								病人	照顾者	医疗系统
乳腺外科	123456	吴××	34y	伤口疼痛,担心影响愈合伤口	06/06/2015	王×	第6天	受传统观念影响;伤口疼痛	健康教育技巧欠缺	/

成功地推广和实施临床路径需要医院管理层、资深医护人员以及病人的支持和配合,临床路径的实施使原有的医疗文件和工作模式发生改变,规范了医疗管理行为,促进了医护患关系的和谐,使病人和医院真正受益。

三、案例解析

本章节以一例乳腺癌病人临床路径的实施为例,在卫生部制定的乳腺癌临床路径框架的基础上进一步完善和发展了临床路径,从临床路径的准备、具体实施到出现路径差异的处理等,展示了临床路径的具体实施过程,突出了APN在临床路径实施过程中的地位和作用,达到了预期的目标和效果。

(一)完善和发展乳腺癌临床路径

卫生部2009年颁布的乳腺癌临床路径实施细则中,对乳腺癌病人的诊疗和护理工作提出了框架性的指导意见,但在护理工作部分仍然需要进一步完善和发展,为了达到更好的护理效果,让病人满意,本案例在实施临床路径过程中根据医疗机构的特点,结合病人的具体情况,组成了临床路径实施团队,制订了具体的临床路径实施表单,以时间为横轴,以各项护理要点为纵轴,重点发展了护理评估、细化了每一项的护理工作内容、突出了APN在实施临床路径

阅读笔记

中的作用，包括护理查房、护理指导及团队的协调作用等。

1. 护理评估　护理评估是护理程序的第一个步骤，也是最关键的一步。护理评估是护理诊断的前提，是所采取护理措施的依据。本案例强调了 APN 的评估作用。①ADL 评估：APN 在病人入院护理评估时发现病人 ADL 评估为 100 分，病人完全自理，因此向医生提出修改护理级别的建议，建议把Ⅱ级护理改为Ⅲ护理。②营养评估：APN 通过对病人的饮食评估发现进食量较前减少一半，营养状况评估为中等。考虑到病人因手术引起的能量消耗，APN 对病人提出高蛋白的饮食指导，并且建议请临床营养师会诊，为病人制定合理的营养支持计划。③睡眠评估：APN 在对病人进行睡眠评估时发现病人难以入睡，建议医生术前给病人药物辅助睡眠，并对病人进行心理疏导。④病情评估：手术日是该病人病情变化的关键点，手术日和术后三天内对病人的病情观察评估尤其重要，护士评估的结果直接影响着病人的治疗与康复。本案例手术日使用心电监护监测病人生命体征变化，APN 在病人术后第一天查房时，评估病人术后 18 小时血压、呼吸、心率、血氧饱和度监测数据，判断病人术后生命体征平稳，向医生建议停止心电监护，以增加病人的舒适度和利于病人下床活动。⑤疼痛评估：病人手术日与手术后第一天均是使用镇痛泵，疼痛级别为 3～4 级，不影响病人的功能锻炼进程，但至术后第二天，停止镇痛泵，止痛方案改为"曲马多 0.1g IM 每 12 小时一次"时，在术后第三天病人疼痛评估级别为五级，病人出现了因为疼痛不愿意进行功能锻炼。此时 APN 把对病人的评估结果与主管医生沟通，医嘱予增加止痛药物的使用频率为"曲马多 0.1g IM 每 8 小时一次"，疼痛级别降至三级，以及对病人进行功能锻炼等进行宣教后，病人能够继续进行功能锻炼。⑥伤口 / 引流评估：发现伤口引流液逐日减少，引流液的颜色为暗红色，并且皮瓣紧贴胸壁，敷料无渗血、渗液，因此可推断出病人皮瓣下无积液、伤口无出血、伤口引流量少（术后第二天 30ml，术后第三日 5ml），因此为医生确定拔除伤口引流管的时机提供了可靠的依据，本案例病人在术后第四天拔除了伤口引流管。⑦体位评估：APN 通过对病人麻醉恢复情况评估以及手术方式决定病人所采取的体位。病人的手术方式是"右乳癌根治术"，右侧上肢的体位需要制动以防止因活动导致皮瓣移位与脱落，因此需要抬高右上肢来促进血液的回流。鉴于病人麻醉清醒，生命体征平稳，APN 帮助病人采取半坐卧位，同时右上肢制动并抬高。

护理评估贯穿于病人住院的全过程，正确的评估是制订护理计划、实施正确护理措施的前提和基础，也是达到护理目标和实现个体化护理的关键步骤。本案例中，通过对病人进行观察、体检、交流等系统评估，APN 准确收集了病人的健康资料、了解了病人的心理状态和健康需求等，并以此作为判断病人病情，制订正确和个体化护理措施的依据，通过评估，判断各项护理措施是否有效，病人能否达到预期的护理目标。

2. 细化护理工作内容　本案例以卫生部乳腺癌临床路径为蓝本，根据蓝本提出的主要护理工作，包括护理评估、入院处置、协助检查、执行医嘱、病情观察、饮食与营养、体位护理、术前护理 / 术中配合 / 术后护理、药物及疼痛处理、伤口 / 引流管护理、生活护理 / 皮肤护理、健康教育、康复护理及功能锻炼、心理护理、出院计划等，APN 对每一项护理工作内容进行了细化，如病情观察这一项护理内容细化到对生命体征的观察、伤口渗血 / 渗液、伤口加压包扎、引流管、术肢血液循环和感觉运动、主观感受等方面的观察。伤口 / 引流管护理细化到管道固定、引流标识、移植皮瓣的观察、伤口皮下积液等，使护理工作内容细化到非常具体的细节，对护士护理乳腺癌手术病人有指导性的意义。

3. APN 在实施临床路径中的作用　在本案例中，APN 通过术前与病人和家属沟通，说明进入临床路径的重要性，取得了他们的理解和配合；手术后，APN 通过护理查房，了解病人的病情，指导责任护士落实各项护理措施并与医生进行沟通，向医生提出建议。出现路径差异时，APN 及时组织团队成员进行原因分析并采取积极有效的措施等，保证了路径的正确实施。APN 在整个临床路径实施过程中发挥了重要的核心作用。

阅读笔记

（二）乳腺癌临床路径的实际应用

1. 准备阶段 在临床路径实施准备阶段，选择了乳腺癌手术病人作为临床路径的入选标准，主要是乳腺癌病人在病种、住院时间、住院费用方面具有特殊性，实施临床路径将有助于病人的康复、缩短住院日、降低住院费用。

2. 组成实施小组 在组成临床路径实施小组时，由于 APN 是乳腺癌医护团队中的重要资源，可为乳腺癌病人提供专业的建议、支持和护理服务，因此 APN 是团队中关键的协调者，具有高度的分析和协调能力，能够有效的处理团队中的矛盾，从此促进临床路径的顺利实施。由于乳腺癌术后需要随访跟踪，因此需要延续护理团队纳入小组成员。

3. 实施过程中的注意事项 乳腺癌手术病人的护理临床路径护理工作内容较多，每项护理工作内容又细化到非常具体的细节，但切记不要强调了护理工作的细节而忽略了对病人整体的护理。如上述案例，病人入院后 APN 对病人进行的营养评估为中等营养，从营养评估的单一指标判断病人无营养风险，但是病人将要进行手术治疗，机体能量的消耗量将会增加，而且病人患病后心情焦虑影响了进食量，从而综合判断病人术后可能会能量摄入不足，提前对病人进行营养干预。

APN 在路径的实施过程中，及时向医生反馈护理、观察效果以及病人病情信息，与医生进行良好的沟通。如上述案例，APN 第三日对病人的评估发现病人因疼痛影响了功能锻炼，及时地向医生反馈了信息，医生对止痛方案进行了调整，病人的疼痛减轻，功能锻炼也得以继续进行。

APN 在临床护理路径的实施过程中起了重要的作用。APN 具有丰富的专业知识和技能，能够指导临床护士为病人提供规范化、标准化的护理服务，为病人提供全方位的健康教育，使病人住院期间得到满意的医疗护理服务。因此，APN 是临床路径实施小组的重要核心人员。同时，APN 也是临床路径实施过程的监督者，当团队成员在医疗护理服务过程中出现偏离临床路径的行为时，APN 可通过监控，及时纠正偏差，保证临床路径的正确实施。

4. 出现路径差异的处理 由于种种原因，实施临床路径过程中出现路径差异是难免的，当临床路径出现差异时，团队成员需要集中分析讨论原因，寻求解决方案。APN 作为团队中重要的协调者和监控者，又是专业的护士，能够组织团队成员完成临床路径差异的分析，找出可行的解决方案，如加强培训、加强临床督导或检查路径的关键点等措施，从而保证临床路径的顺利实施。

案例中病人术后第三天因伤口疼痛不愿意进行功能锻炼。此时，APN 及时了解并分析病人出现临床路径差异的原因，结合病人的实际情况，与团队成员进行协调，包括与医师沟通，调整镇痛方案，保证病人在无痛或少痛的情况下进行功能锻炼，指导责任护士改变健康教育的方法等，从而保证病人功能锻炼计划的顺利实施，促使病人顺利回到临床路径中，最终病人顺利康复，心理状态稳定，正确的掌握功能锻炼的方法及出院后注意事项。通过实施乳腺癌临床路径，达到了缩短住院日，降低医疗费用的目的；病人和护士也建立了良好的护患关系，病人能够理解并积极地参与到临床路径的实施中，最终达到了预期的目标。

临床路径作为一种先进有效的管理模式，使护理工作者成为医院改革实践的先行者，有利于临床护理专家的培养，有利于提高临床护理质量，保障病人的安全，有利于以病人为中心的责任制整体护理的实施。

（陈伟菊）

第五节　高级护理实践研究案例

本书第八章强调了在高级护理实践研究中，APN 应关注研究向实践的转化。然而，如何才能使研究转化为实践？本节将以 Bryant-Lukosiu 和 DiCeCNSo（2004）的 APN 角色发展、实施和评价框架,审视和展现在"探讨腹膜透析患者个案管理项目成效"这一研究案例中,研究者通过研究项目的实施建立高级护理实践的过程。

一、案例背景

APN 开展临床研究的主要目的是要通过科学的路径去解决在高级护理实践中所遇到的临床问题,建立高质量的研究实证为护理实践所应用。这里我们可以作这样一个假设,那些以临床实践需要为中心的高级护理实践研究,其实施过程实际上就是一个建立高级护理实践的过程。作者尝试运用 Bryant-Lukosius 和 DiCeCNSo(2004)的 APN 角色发展、实施和评价框架来描述高级护理实践的建立过程,把这个过程分为五个阶段:评估需要和确立目标阶段、计划阶段、实施阶段、评价阶段和持续实施阶段,并将其对应 Polit 和 Beck(2004)建议的五个阶段的研究步骤,即概念阶段、研究设计及计划阶段、实证阶段、分析阶段和推广阶段(表 9-4)。

表 9-4　高级护理实践建立过程与护理研究过程

高级护理实践建立过程	研究的过程
第一阶段:评估需要和确立目标阶段	第一阶段:概念阶段
界定病人群体,描述现行的护理模式→确定利益相关者(stakeholder),吸纳参与者→决定新的护理模式的需要→确定优先问题和改进护理模式的目标→定义新的护理模式和 APN 的角色(利益相关者对目标和新的护理模式与 APN 角色之间配合的共识)	形成及界定问题→阅读相关文献→临床实地考察→发展理论架构→形成假设
第二阶段:计划阶段	第二阶段:设计和计划阶段
制订实施策略计划:①确定效果指标,概述评价计划,收集基线资料;②认明角色的促进因素和障碍(利益相关者的角色意识、APN 的教育、行政的支持和资源、监管制度、政策和程序)→启动 APN 的角色实施计划:发展 APN 角色政策和试验方案→提供教育、资源和支持	选择研究设计→建立干预试验方案→确定研究群体→设计取样方案→指定测量研究变量的方法→建立维护人类(或)动物权利的方法→完成和检视研究计划
第三阶段:实施阶段	第三阶段:实证阶段
启动 APN 的角色实施计划:开始角色建立和执行	收集资料→准备资料分析
第四阶段:评价阶段	第四阶段:分析阶段
评价 APN 的角色和新的护理模式	分析资料→判读结果
第五阶段:持续实施阶段	第五阶段:推广阶段
长期监察 APN 的角色和新的护理模式(Bryant-Lukosius 和 DiceCNSo,2004)	交流结果→在实践中应用结果(Polit 和 Beck,2004)

从表 9-4 中,我们可以看到高级护理实践建立的过程与研究过程的一致性。下一部分将通过案例对此加以说明。

二、案例描述

这个建立高级护理实践的研究案例取材于香港理工大学周家仪(2006)的护理哲学博士学位论文《腹膜透析患者个案管理成效研究》及两篇相关文献:①Chow S K Y & Wong F K Y. 2010. Change in health-related quality of life in patients undergoing peritoneal dialysis: Analysis of a nurse led case management programme in transition. Journal of Advanced Nursing, 66: 1780-1792.;②Wong F K Y, Chow S K Y & Chan T M F. 2010. Evaluation of a nurse led disease management programme for chronic kidney disease management: a randomized controlled trial. International Journal of Nursing Studies 47: 268-278. 以下部分概述了这项研究的过程。

阅读笔记

（一）评估和确立目标阶段——概念阶段

1．研究题目　腹膜透析病人个案管理成效研究

2．研究背景　对慢性肾功能衰竭、尿毒症住院病人而言，腹膜透析是一种关键性的治疗。在整个患病的过程，病人需依靠健康照顾和社会支持去维持良好的生存质量和减少并发症的发生。由护士主导的管理项目，其成效已经在某些慢性病人群（如冠心病、糖尿病）的管理中得到了验证。显而易见，维持腹膜透析病人的健康是一个十分重要的课题，极有必要建立一个由护士主导的个案管理项目，并测试该项目在腹膜透析病人管理上的成效。

3．研究目的　本研究的目的是建立首个由护士主导的适合香港腹膜透析病人的个案管理模式，并测试其成效。

4．研究目标　①探讨由护士主导的个案管理护理（干预组）的自我照顾依从性、生存质量和病人满意度是否比常规护理（对照组）的高；②探讨由护士主导的个案管理护理（干预组）在症状和并发症控制以及减少医疗服务使用方面是否比常规护理（对照组）的好；③确定与病人结局相关的预测因子。

5．文献检索　检索1990—2005年MEDLINE、CINAHL数据库和Cochrane图书馆的文献，香港医管局统计报告，香港医院管理局卫生署Renal Registry年度报告，以及2000—2005年香港及海外学位论文。文献检索目的在于：①深入认识末期肾衰竭和腹膜透析的概念；②讨论生存质量、病人满意度、治疗依从性、医疗服务使用的概念；③评判性地分析香港和海外由护士主导的个案管理项目的研究证据。

6．临床实地考察　研究者深入临床第一线观察现行护理实践，与管理层和多专业团队人员讨论研究主题，与病人和护士面谈明确病人出院后遇到的问题。

7．理论架构　研究基于个案管理模式，探讨个案管理对病人自我照顾依从性和满意度的干预作用分别对症状和并发症、健康服务的使用和病人的生存质量的影响，以及这些研究变量之间的关系。

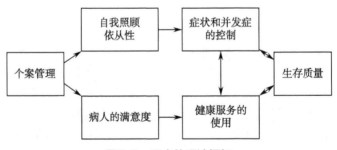

图9-3　研究的理论框架

8．研究假设　①干预组和控制组其基线和研究过程生存质量的组间和组内比较没有显著差异；②干预组和控制组其基线和研究过程自我照顾依从性的组间和组内比较没有显著差异；③干预组和控制组其基线和研究过程症状和并发症预防的组间和组内比较没有显著差异；④干预组和控制组其基线和研究过程医疗服务使用的组间和组内比较没有显著差异；⑤干预组和控制组其基线和研究过程病人满意度的组间和组内比较没有显著差异。

（二）计划阶段——研究设计及计划阶段

1．研究设计　研究为一个前-后测试的随机对照试验设计。对照组接受常规护理；干预组在常规护理的基础上接受综合性的出院计划以及标准化的护士电话随访。

2．干预试验方案　研究通过文献检索循证和肾科的医疗、护理专家审核而确立了三个干预试验方案。①个案管理护士培训方案：研究实施前，个案管理护士经历24小时的培训课程，包括理论学习（8小时）、案例培训（4小时）和相关内容导读（12小时）；②综合性出院计划方

阅读笔记

案：出院前，干预组病人接受基于奥马哈系统的综合性全面评估以及其家属同时参与的个性化健康教育，教育内容包括健康知识、可能的并发症和腹膜透析的操作步骤和技术；③护士电话随访方案：出院后，干预组病人连续6周接受个案管理护士每周一次的电话随访服务，电话随访向病人提供持续的生理和心理支持。

3．研究对象与取样　研究在香港两所医院肾脏专科进行，研究对象为计划外入院的持续腹膜透析病人。纳入条件为清醒、能够沟通、可通过电话联络、居住在医院服务范围。排除接受间歇性腹膜透析或血液透析，或出院后在养老院居住者。以入院顺序纳入个案，并按电脑生成的两组随机数分配到干预组和对照组。

4．研究变量测量　研究的测量指标包括：症状的改善和并发症的预防、不依从行为、生存质量、病人的满意度和健康服务的使用。其相应的测量工具是症状和并发症控制问卷、肾病病人行为依从问卷（the Dialysis Diet and Fluid Non-adherence Questionnaire，DDFQ）、肾病病人生存质量量表（KDQOL-SF）、病人满意调查表（the revised version of the La Monica-Oberst Patient Satisfaction Scale，LOPSS）和个人资料调查表。

5．伦理考量　研究分别获得香港理工大学以及两间医院研究伦理委员会审核批准。资料收集前，研究对象获知研究的伦理观察内容，并签署参与研究同意书。研究过程，研究对象可随时退出研究，且没有因此影响他们所获得的正常照顾。

6．预实验（pilot study）　主试验前进行了两项预实验。项目一：问卷和量表的心理计量学评定，包括中文版的KDQOL-SF、DDFQ和LOPSS。目的：①测试研究工具的重复性和可行性；②建立研究工具的信度和效度；③测试资料收集程序的可行性；④发现问卷调查过程可能出现的问题。项目二：腹膜透析病人个案管理成效预实验。15名病人自愿参与了测试，预试验证实了资料收集过程和研究工具应用在主试验中的可行性，显示了出院后电话随访是一种向病人提供从医院到家庭过渡期的连续性全面照顾的便捷方式。

（三）实施阶段——实践经验阶段

1．资料收集　主试验在2004年4月至2005年8月进行，98名符合入选条件的病人参与了研究（干预组和研究组各49人），其中79人完成整个试验过程。研究通过面对面的采访或从医院的计算机系统检索病人的病历资料和临床记录，获取客观资料（包括血液生化结果、医疗服务的使用和症状控制）及主观资料（包括生存质量、自我照顾依从性、病人满意度、病人人口学资料及疾病相关资料）。资料收集由一位训练有素的研究助理协助，以结构式自我报告问卷在三个时间点收集效果评价资料。T1（出院时）收集的数据用作基线资料；T2（出院后六周，完成个案管理干预后）收集的数据用以与基线资料进行比较，以确定直接的干预效果；T3（出院后12周）的数据用以检测个案管理干预的持续影响。除了效果评价资料，T1收集的数据还包括人口特征、合并症、现有的并发症、腹膜透析的时间、财务状况、家庭和社会支持的信息。个案管理护士按照干预试验方案的要求完成护理文件记录。

2．资料整理　检查资料的质量，将资料编码，建立中心数据库。对资料进行筛选和整理，处理缺失值。

（四）评价阶段——分析阶段

1．资料分析　用Windows SPSS 12.0统计软件包处理所有数据。干预组和对照组人口变量（如年龄、性别、社会支持）和疾病相关资料（如合并症）的比较，分别采用卡方检验或Fisher精确检验（计数资料）和独立样本t检验（计量资料）。不同时间点干预组与对照组成效指标均值的差异性分析采用独立样本t检验。检查干预是否可带来任何随时间推移两组间呈显著性差异的结果则采用单因素重复测量方差分析法（one-way repeated measures，ANOVA）。以一般线性模型（general linear model，GLM）确定组间因素（干预）、组内因素（时间）和上述两者交互作用（干预与时间交互）的统计学差异。确定独立变量与主要应变量之间的关系采用了回归分析。

阅读笔记

2. 研究结果　主要研究测量指标的重复测量方差分析的一般线性模型结果显示,干预组病人的满意度相对较高;组间比较($F=4.41$,$P<0.05$)、组内比较($F=2.98$,$P=0.05$)以及两者的交互效应($F=6.89$,$P<0.01$)均有显著性的统计学意义。至于依从性方面,饮食不依从行为的组内比较随时间推移有显著差异;药物使用不依从也有显著的交互效应($F=4.60$,$P<0.01$)。生存质量包括与肾脏疾病相关的日常生活、情感健康、生理角色、症状、疼痛和社会功能,组内比较结果均显示显著性的统计学差异($P<0.05$)。透析人员的鼓励、病人满意度、睡眠改善和社会功能之间有显著的正向交互效应($P<0.05$)。然而,血液生化检查结果和医疗服务使用均没有显著性的统计学差异。应用回归模型进行多变量分析显示,药物使用不依从、饮食不依从和自我报告健康状况分别为预测因子。年龄和性别是饮食不依从的预测因子;教育程度、患病状况和病人组别是药物使用不依从的预测因子;同时,情感健康、睡眠质量和肾脏疾病的影响对自我报告健康状况有显著的影响。应用于本研究的研究工具均通过心理计量学评定,并建立了信度和效度证据。

3. 研究结论　这是一项由香港护士进行,评价一个由护士主导的肾病病人个案管理项目成效的开拓性研究。研究的结果为从医院到社区的延续性护理提供了有效的指引。研究结果表明这个由护士主导的个案管理项目,改善了病人的生存质量,改变了病人饮食不依从和治疗不依从的行为,而且,病人对所获得的护理和服务感到高度满意。但大样本量的进一步的研究将有助揭示在血液生化检查和医疗服务的使用方面的成效。不依从行为和自我健康状况评价是了解和洞察潜在性不依从行为的预测因子。这方面的信息有助促进护士关注那些隐藏着的削弱病人健康依从行为意愿的医疗、社会和人口统计学因素。研究结果证明了本项目是有效的和适合本地文化的,可用以指导香港华人腹膜透析病人的护理实践。

（五）持续实施阶段——推广阶段

1. 研究结果发表　阶段性和终期的研究成果在泰国、美国和加拿大举办的国际学术会议上交流,并以论文形式发表或在国际有影响力的学术期刊上刊登:

（1）Chow S K Y, Wong F K Y. 2005. Post-discharge care to end stage renal failure patients during trajectory phases. Proceedings of the 27th International Conference, International Association for Human Caring, California. 15-18 June 2005, 29.

（2）Chow S K Y, Wong F K Y. 2005. Living on peritoneal dialysis: Concerns for quality of life of clients. Proceedings of the 22nd International Conference, International Society for Quality in Health Care, Vancouver. 25-28 October 2005, 120.

（3）Chow S K Y, Wong F K Y. 2005. Chinese transition and validation of the La Monica Oberst Patient Satisfaction Scale. Proceedings of the 12th Annual Scientific Meeting of the Hong Kong Neurosurgical Society, Hong Kong. 9-10 December 2005, 53.

（4）Chow S K Y, Wong F K Y, Yip R, et al. 2006. The effects of a nurse-led case management programme on patients undergoing peritoneal dialysis: a randomized controlled trial. Proceedings of the Hospital Authority Convention, Hong Kong. 8-9 May 2006, 84.

（5）Chow S K Y, Wong F K Y. 2010. Change in health-related quality of life in patients undergoing peritoneal dialysis: Analysis of a nurse led case management programme in transition. Journal of Advanced Nursing, 66, 1780-1792.

（6）Chow S K Y. 2006. The effects of a nurse-led case management programme on patients undergoing peritoneal dialysis: A randomized controlled trial. Hong Kong: The Hong Kong Polytechnic University, 2006.

2. 研究结果应用　参加研究的个案管理护士已经将个案管理的护理模式融入了他们的日常护理实践之中。研究的结果已被应用于指导研究者此后的研究。

阅读笔记

三、案例解析

上述案例以五个阶段的研究步骤为主线,呈现了研究项目的实施概况。接下来从 APN 角色发展、实施和评价的角度进一步的解说研究者如何在护理研究过程中建立高级护理实践。

(一)评估和确立目标阶段——概念阶段

高级护理实践的建立源自改革现行临床护理实践的需要,这个需要往往就是研究者进行相关研究的原因或背景。高级护理实践建立的起始点是定义当前的护理模式,护理研究是从界定研究问题开始。案例中,新的高级护理实践模式是腹膜透析病人的个案管理,护理研究要探讨的问题是腹膜透析病人个案管理成效如何?

新护理模式建立第一阶段涉及的活动还包括确定利益相关者、吸纳参与者、决定新的护理模式的需要和确定优先问题和改进护理模式的目标。在这里,关键的利益相关者包括腹膜透析病人,病人的家属,以及医疗机构(医院和社区护理中心)的护士、多专业团队、制定政策的管理者、资助机构等。他们有各自的利益、价值观、感知力和期望,但他们参与其中是对变革承诺和支持。研究者作为高级护理实践的设计师与他们紧密合作。通过循证来决定新的护理模式的需要,确定研究的目标即改进护理模式的目标,建构研究的理论架构并提出评价新模式的假设,以助利益相关者达成对目标和新的护理模式与 APN(个案管理护士)角色之间配合的共识,从而开始了高级护理实践建立的行动阶段。

(二)计划阶段——研究设计及计划阶段

建立高级护理实践的进一步行动是发展和启动新护理模式和角色发展的实施计划。研究者在研究设计和计划过程重点解答了高级护理实践建立关注的问题:与新护理模式目标一致的期望结果是什么?何时能取得这些结果?新护理模式实施的促进因素和障碍有哪些?需要哪些措施来充分发挥促进因素的作用和使障碍减少到最小的程度?新护理模式的建立需要哪些资源和支持?

这个阶段是为新护理模式和 APN 角色的正式实施做好准备。因此,对参与新护理模式实施的人员,尤其是项目中的个案管理护士的选择和培训也是一个关键环节。同时需要有清晰的以证据为基础的护理实践试验方案,具体说明新模式的护理剂量,指导高级护理实践的开展。另外,建立新模式的试验方案和效果评价指标或研究工具是高级护理实践和护理研究的重要内容,信度和效度的测试,专家的评审,临床的试行经验使得实施计划更加完善,新护理模式的顺利开展更有保证。

(三)实施阶段——实践经验阶段

高级护理实践的建立是一个持续的过程。事实上,新护理模式和角色的建立和执行在上一个步骤已经开始,本阶段是正式实施完整的新护理模式和角色试验方案。在研究过程中,相应的主要活动是收集资料。资料收集跨越研究干预方案实施(6 周的个案管理方案)和效果评价(追踪个案管理成效至 12 周)全过程,对高级护理实践来说是一个重要阶段。研究质量的控制与维持、病人权益的维护等都是值得关注的问题。本案例严格遵照研究的试验方案执行,并利用设计严谨的肾科病人出院前奥马哈问题评估表、病人及家属教育检查表等作为实施质量和标准的控制措施。同时,研究员与机构的行政管理人员建立了良好的合作和沟通,对高级护理实践的过程进行持续性的动态监测,及时发现和解决问题。

(四)评价阶段——分析阶段

此阶段涉及对新护理模式(腹膜透析病人个案管理护理模式)和 APN 角色(个案管理护士)的结构 - 过程 - 结果的全面评价。在研究中通过资料分析和结果判读来完成。研究资料分析要求实事求是和运用恰当的统计方法;研究结果判读要求运用评判性和逻辑性思维,客观、合理地解释研究结果。在本案例研究的分析过程中,研究者首先检查资料的质量,评估样本的

阅读笔记

代表性,并根据统计原则和要求采用了不同的统计方法,使得统计结果能最恰当地反映研究的假设。然后,有组织、有系统的整理研究分析资料,结合该研究领域的相关文献结果和与本研究问题相关的概念如实地报道研究发现。

（五）持续实施阶段——推广阶段

推广阶段在研究的过程是最后的阶段,但并不意味着高级护理实践建立的终结。因为新的护理模式和APN角色的建立或发展、实施和评价过程是一个循环过程。长期的评价应重复高级护理实践建立过程的每个步骤并做出适当的改变。在研究推广阶段研究者的责任是沟通研究结果,本案例的研究过程经历了循证护理实践的过程,应用研究知识去设计护士主导的腹膜透析个案管理方案,此干预方案在随机抽样病人群体的临床实践中得到了验证:由护士主导的个案管理护理模式能改善病人的生存质量,改变病人饮食不依从和治疗不依从的行为,同时获得病人的高度满意。这些从研究中所获得的知识可用以指导香港华人腹膜透析病人的护理实践;这一新的护理模式和APN的角色将在日后的临床实践不断发展。

综上所述,高级护理实践研究项目的开展通常以建立和发展高级护理实践为目的。从科研的角度看,它是一个研究课题的开展和实施过程;对高级护理实践来说,它是一个在临床中发展、实施和评价新的高级护理实践项目的过程。APN既是前人研究的应用者,同时也是循证护理实践证据的制造者。开展以临床实践需要为中心的护理研究才能真正实现研究向实践的转化。

（王少玲）

小结

本章分别应用香港、广东、江苏省APN高级护理管理、研究和临床实践教育五个典型个案,诠释了APN在门诊、急诊和临床护理管理、教育及研究实践中不同于普通护士的地位和作用。通过典型个案的示范,显示了在高级护理实践中,护士从RN到APN直至糖尿病院士的高护理剂量的实践过程。每一个个案的护理主导者APN,无论是APN还是高级APN,都从各个不同的领域和侧面,彰显了资深、精湛和专业化。而通过临床护理路径、护理会诊及床边护理查房以及个体化高级护理实践研究,则使病人获得了优质、高效、低耗的良好临床结局,最终将APN推向心中有人的融仁术与技术一体的有温度、专业化的高级护理实践高层次进程,达成了生命关怀的终极关怀。

（王少玲　陈伟菊　李惠玲）

思考题

1. APN资格认证对我国专科护理发展的意义是什么?

2. 护士在临床急危重症病人从急诊入院快速检伤分类到危象识别的病情观察需要做到哪几点?

3. 结合案例,谈谈如何对急危重症病人做到"心中有人"的高级护理实践路径?

4. APN在临床路径实施过程中的角色和能力有哪些?

5. 结合案例,谈谈如何完善和发展乳腺癌临床路径。

6. 如何在你目前所从事的护理领域(临床护理、护理教育、学术研究、在读研究生),通过护理研究为高级护理实践作出贡献?

参考文献

阅读笔记　1. 陈伟菊. 内外科常见病整体护理路径. 广州:暨南大学出版社,2009.

2. 陈小慧. 临床护理路径的概念及应用. 护理实践与研究, 2010, 7 (22): 123.

3. 陈孝平, 汪建平. 外科学. 8 版. 北京: 人民卫生出版社, 2013.

4. 方良玉. 乳腺癌患者健康教育路径构建的研究进展. 中华护理教育, 2011, 1 (8): 40.

5. 华新军. 临床路径在乳腺癌患者护理中的应用. 当代护士, 2010, 6: 89.

6. 黄金月. 高级护理实践导论. 北京: 人民卫生出版社, 2012.

7. 黄金月. 高级护理实践导论. 北京: 人民卫生出版社, 2008.

8. 李惠玲, 眭文洁, 杨惠花, 等. 以问题为本构建安全护理链. 江苏卫生事业管理, 2007, 3 (18): 45-48.

9. 李惠玲, 田利, 张海英, 等. 灾区转移伤员的交接安置及整体护理实践探讨. 江苏卫生事业管理, 2009, 1 (20): 60-61.

10. 李惠玲, 杨惠花, 眭文洁, 等. 建立"心中有患者"的基础护理服务链. 中国护理管理, 2010, 4 (10): 24-25.

11. 李惠玲, 杨惠花, 张妍, 等. 护理部对急重症患者实施全人全程人文关怀护理的尝试. 中国实用护理杂志, 2005, 21 (3): 68.

12. 刘红霞. 临床护理路径在乳腺癌患者中的运用. 现代中西医结合杂志, 2011, 4, 20 (11): 1405.

13. 王静成. 临床路径管理的实践与体会. 江苏卫生事业管理, 2011, 5 (22): 10.

14. 詹菊辉. 乳腺癌 40 例临床护理路径效果观察. 陕西医学杂志, 2011, 9 (40): 1266.

15. Quality assurance guidelines for clinical nurse specialists in breast cancer screening. NHSBSP Publication No 29. 2008 Jan.

16. Chalmers K I, Luker K A, LiCNSter S J, et al. Information and support needs of women with primary relatives with breast cancer: development of the information and support needs. Journal of Advanced Nursing, 2001, 35 (4): 49-57.

17. The Hong Kong Academy of Nursing. The Hong Kong Academy of Nursing Accreditation Manual. 2015. Retrieved 30/10/2016 from http://www.hkan.hk/main/images/PDF/HKAN_Accreditation_Manual.

18. The Hong Kong Academy of Nursing. Annual Report. 2012-2016. Retrieved 30/10/2016 from http://www.hkan.hk/main/hk/publicatioCNS/annual-report.

19. Hong Kong College of Medical Nursing. Advanced practice Nursing (Diabetes) certification program syllabus of membership Examination. 2016. Retrieved 30/10/2016 from http://www.hkcmn.com.

20. Bryant-Lukosius D & DiceCNSo A. A framework for the introduction and evaluation of advanced practice nursing roles. Journal of Advanced Nursing, 2004, 48 (5): 530-40.

21. Polit D F & Beck C T. In nursing research: principles and methods. Philadelphia: Lippincott Williams & WilkiCNS, 2004.

阅读笔记

附 9-1　护理计划

日期	护理诊断	护理目标	护理措施	护理评价
17/3	1. 生命体征改变：与创伤致机体失血过多、后腹膜血肿、血小板降低有关	病人24小时内生命体征维持稳定	1) 严密监测生命体征，尤其是ART、CVP、尿量监测，专人护理，禁止翻身。 2) 通过望、触、叩、听动态观察胸、腹部情况，协助医师行胸、腹部X片、B超检查及腹腔穿刺检查，监测有无再出血。 3) 深静脉置管，保证多路有效静脉通路，但避免下肢及腹股沟处。 4) 快速准确输注各类血制品、胶体液、晶体液，必要时加压输注，遵医嘱使用止血药和血管活性药。 5) 准确称量伤口渗血量，每班统计进出液量。 6) 观察治疗效果：生命体征、尿色、尿量、口干、末梢循环及皮肤温湿度改善情况	3/18 病人生命体征基本稳定
	2. 皮肤完整性受损：与车祸致背部 20cm×40cm 大面积擦伤及全身多处散在皮肤擦伤有关	病人住院期间擦伤处皮肤及早愈合并无压疮发生	1) 腰背部大面积擦伤口子凡士林纱布保护，每日换药，小面积擦伤每日子生理盐水消毒后喷涂贝复济。 2) 适用气垫床，禁止翻身期间每小时子床垫充气，生命体征平稳后子低坡度翻身 Q2H。 3) 阴囊水肿子垫高，左下肢抬高，足跟悬空。 4) 保持衣物、床单元清洁干燥平整无皱屑。 5) 盖被适当，避免过热出汗，每日擦身两次，保持皮肤清洁	病人散在擦伤 3/27 前陆续愈合，背部擦伤 4/10 完全愈合，住院期间无压疮发生
	3. 疼痛：与骨盆及左下肢骨折、全身多处皮肤软组织挫伤有关	病人24小时内疼痛缓解	1) 评估病人疼痛的程度，鼓励其说出不适感受。 2) 保持肢体功能位，左下肢软枕垫高。 3) 给予关心和安慰，各项护理操作动作轻柔。 4) 保持环境整洁，选择病人喜欢的音乐。 5) 遵医嘱使用镇痛剂	使用镇痛剂后病人主诉疼痛较前缓解
	4. 焦虑：与病情危重，担心生命安全有关	病人三天内焦虑情绪较前减轻，能积极配合治疗	1) 加强护患沟通，建立相互信赖的良好关系。 2) 给予开导，帮助病人适应角色的变化。 3) 讲解目前病情，所行治疗，护理目的。 4) 将病情好转信息及时反馈给病人，增强战胜疾病的信心。 5) 提供亲情支持和安慰的途径	3/18 病人的焦虑情绪减轻，积极配合治疗
18/3	1. 有胸腔闭式引流失效的可能：与引流管扭曲、受压或血块堵塞致引流不畅有关	病人胸腔闭式引流期间能维持引流有效性	1) 妥善固定，Q1h挤捏，避免引流管扭曲、受压、滑脱。 2) 每班检查引流管刻度及水柱波动情况。 3) 观察引流液的色、质、量，并准确记录。 4) 观察病人敏深呼吸、咳嗽情况，听诊双肺呼吸音。 5) 指导病人敏深呼吸、咳嗽锻炼，遵医嘱行雾化吸入治疗。 6) 每日更换胸引瓶，引流液多时及时更换，严格无菌操作	3/27 病人胸腔闭式引流期间，引流通畅有效

阅读笔记

续表

日期	护理诊断	护理目标	护理措施	护理评价
	2. 潜在并发症: 感染: 与会阴部伤口与肛门相通, 后腹膜血肿处及会阴伤口引流置管处及会阴各置入性引流管相通; 与留置多种导管有关	病人住院期间无相关感染发生或发生感染能得到及时监测和有效控制	1) 安置于单间病房、专人护理, 进行保护性隔离治疗, 接触病人前后加强洗手。 2) 加强会阴部伤口护理: 每次排便后及时换药, 每日行伤口渗液培养。 3) Q4H 监测体温变化, 异常及时汇报并处理并行血培养检查。 4) 观察左下肢及其他伤口敷料渗血渗液颜色、质、量, 并及时换药。 5) 按常规执行动静脉导管、尿管、胸腔引流、伤口引流管护理, 严格无菌操作。 6) 指导病人多做深呼吸、咳嗽锻炼, 预防肺部感染	3/22 血培养: 粪肠球菌 3/24 创面渗液培养: 鲍曼不动杆菌、肺炎克雷伯菌 3/28 痰培养: 鲍曼不动杆菌 4/6 病人感染得到控制
	3. 左下肢功能障碍的可能: 与左下肢骨折外固定有关	病人住院期间无膝关节强直及左大腿肌肉萎缩发生	1) 予左下肢被动功能锻炼 Q4H。 2) 指导病人自行左下肢肌肉收缩舒张及足趾活动	4/24 病人无膝关节强直及左大腿肌肉萎缩发生
21/3	营养失调: 低于机体需要量: 与创伤后机体代谢量增加及伤口大量渗液有关	病人住院期间营养支持能得到有效保证, 血浆蛋白值较前升高	1) 讲解增强营养对机体康复的重要性。 2) 联系营养师市计算病人所需摄入的热量, 制定肠内、肠外营养计划。 3) 结合个人喜好于门配置饮食, 指导少量多餐。 4) 观察进食后有无腹胀、嗳气等不适。 5) 观察记录大便次数、颜色、性状	4/24 病人营养支持得到有效保证, 血浆蛋白值较前增高
24/3	体温过高: 与并发感染及左下肢部及左下肢伤口大量渗液致吸收血热有关	病人 24 小时内体温下降	1) 评估病人发热的程度、伴随症状、生命体征, 及时监测降温效果。 2) 给予足量水分摄入, 补充水电解质。 3) 给予心理安慰支持, 解释病情。 4) 及时擦净汗液, 更换潮湿衣物和床单位	3/25 12:30 腋温 37.4℃
25/3	气体交换受损: 与浆膜物质损伤肿组织有关	病人三日内缺氧得到改善	1) 加大吸氧流量, 给予面罩吸氧。 2) 给予地塞米松等药物行雾化吸入治疗。 3) 遵医嘱使用氨茶碱、甲波尼龙等解痉平喘药。 4) 监测血气分析, 观察病情演变及治疗效果。 5) 必要时协助行无创口插管或口插管直接呼吸机治疗	3/25 术后予呼吸机治疗 3/27 病人呼吸平稳、脉氧正常、子撤机
26/3	体液不足的可能: 与腰部及左下肢伤口大量血渗液有关	病人体液不足能得到监测及时处理	1) 监测生命体征, 重点监测尿量、尿色。 2) 准确称量伤口渗血渗液量。 3) 记录 24 小时进出液量, 每班总结出入量情况, 异常及时汇报。 4) 遵医嘱补充水和电解质	4/17 病人未发生体液不足
27/3	排便模式改变: 与行结肠造口有关	病人住院期间肠造口周围皮肤完好并了解肠造口相关知识	1) 向病人讲解行肠造口的必要性及对今后生活的影响, 消除其思想顾虑。 2) 观察造口黏膜颜色、血运情况, 做好造口周围皮肤护理。 3) 观察和记录造口排便色、质、量、造口排泄物子及时清除。 4) 讲解肠造口相关知识及自我护理方法	4/24 病人肠造口黏膜及周围皮肤完好, 了解肠造口相关知识

阅读笔记

附 9-2　护理会诊单

护理会诊单

科别＿＿＿＿＿＿　病区＿＿＿＿＿＿＿　床号＿＿＿＿＿＿＿　住院号＿＿＿＿＿＿＿＿

姓名＿＿＿＿＿＿　性别＿＿＿＿　年龄＿＿＿＿　婚姻＿＿＿＿　职业＿＿＿＿＿＿＿＿

会诊类型　○普通会诊　○加急会诊

简要护理病史:(包括入院原因、护理查体阳性体征、护理诊断)

请求护理会诊的目的和要求:

会诊目的:＿＿＿＿＿＿＿＿＿＿＿＿＿＿

请苏州大学附属第一医院＿＿＿＿＿＿＿＿护士会诊

　　　　　　　　　　　请求会诊护士:＿＿＿＿　请求会诊时间:＿＿＿＿

会诊护士意见:

　　　　　　　　　　　会诊护士:＿＿＿＿　会诊时间:＿＿＿＿

阅读笔记

附 9-3 全院护理查房

全院护理查房

主持人：　　　　　　　　　　　　时间：

地点：

主讲科室：　　　　　　　　　　　主讲人：

一、病人基本情况：

床号：　　　　　　姓名：　　　　　　性别：　　　　年龄：　　　籍贯：

住院号：　　　　　　入院日期：　　　　诊断：

二、汇报病情：

既往史：

过敏史：

家族史：

心理社会状况：

三、检验结果

四、护理体检

T:　　　　　P:　　次/分　　R:　　次/分　　BP:　　mmHg

五、主要护理问题及措施

日期：

护理诊断：

循证原因：

护理目标：

护理措施：

护理评价：

附9-4　乳腺癌临床路径表单

适用对象：第一诊断为乳腺癌（ICD10：C50）行乳腺癌切除术（ICD9CM-3：85.2/85.4）

病人姓名：_____　性别：_____　年龄：_____　门诊号：_____　住院号：_____

住院日期：_____年____月____日　出院日期：_____年____月____日　标准住院日：≤18天

时间	住院第1天	住院第2~5天	住院第3~6天（手术日）	住院第4~7天（术后第1日）	住院第5~9天（术后第2~3日）	至住院第18天（术后第4~12日）
主要诊疗工作	□ 询问病史及体格检查 □ 交代病情，将"乳腺肿瘤诊疗计划书"交给病人 □ 书写病历 □ 开具化验单 □ 上级医师查房与术前评估 □ 初步确定手术方式和日期	□ 上级医师查房 □ 完成术前准备与术前评估 □ 穿刺活检（视情况而定） □ 根据体检、彩超、钼靶、穿刺病理结果等，行术前讨论，确定手术方案 □ 完成必要的相关科室会诊 □ 住院医师完成术前小结、上级医师查房记录等病历书写 □ 签署手术知情同意书、自费用品协议书、输血同意书 □ 向病人及家属交代手术前后注意事项	□ 实施手术 □ 术者完成手术记录 □ 住院医师完成术后病程记录 □ 上级医师查房 □ 向病人及家属交代病情及术后后注意事项	□ 上级医师查房，注意病情变化 □ 住院医师完成常规病历书写 □ 注意引流量	□ 上级医师查房 □ 住院医师完成常规病历书写 □ 根据引流情况明确是否拔除引流管	□ 上级医师查房，进行手术及切口评估，确定有无手术并发症和切口愈合不良情况，明确是否出院 □ 完成出院记录、病案首页、出院证明书等，向病人交代出院后的注意事项，如：返院复诊的时间、地点，发生紧急情况时的处理等
重点医嘱	长期医嘱： □ Ⅱ级护理 □ 普食 临时医嘱： □ 血、尿、便常规、凝血功能，生化检查 □ 感染性疾病筛查 □ 胸部X光片、心电图 □ 乳腺彩超、钼靶摄片 □ 血气分析、肺功能、超声心动、头颅CT、ECT等（据临床需要而定） □ 必要时行乳管镜、核磁检查	长期医嘱： □ 病人既往基础用药 临时医嘱： 手术医嘱： □ 在全麻或局麻下行乳腺肿瘤活检术+改良根治术、乳腺癌改良根治术或根治术、乳腺肿瘤保乳术或乳腺癌肿块扩大切除术：乳腺单纯切除术、乳腺肿块+前哨淋巴结活检术+/-前哨淋巴结活检术（必要时） □ 术前禁食水 □ 预防性抗菌药物应用 □ 一次性导尿（必要时）	长期医嘱： □ 明日普食 □ 腋窝引流计量 □ 尿管接袋计量（必要时） 临时医嘱： □ 全麻或局麻术后 □ 心电监护 □ 吸氧 □ 静脉输液	长期医嘱： □ 普食 临时医嘱： □ 止吐（必要时） □ 止痛（必要时） □ 停尿管接袋计量 □ 静脉输液（必要时）	长期医嘱： □ 停引流计量 临时医嘱： □ 切口换药	出院医嘱： □ 出院带药

阅读笔记

续表

时间	住院第1天	住院第2~5天	住院第3~6天（手术日）	住院第4~7天（术后第1日）	住院第5~9天（术后第2~3日）	至住院第18天（术后第4~12日）
主要护理工作	□ 入院介绍 □ 入院评估 □ 入院处置 □ 协助检查 □ 执行医嘱 □ 病情观察 □ 健康教育	□ 住院评估 □ 术前准备/术中配合 □ 术前健康教育 □ 执行医嘱 □ 病情观察 □ 饮食与营养护理 □ 心理护理	□ 住院评估 □ 术后护理 □ 执行医嘱 □ 病情观察 □ 体位护理 □ 伤口/引流管护理 □ 生活护理/皮肤护理 □ 药物及疼痛处理 □ 饮食与营养 □ 心理护理 □ 健康教育	□ 住院评估 □ 术后护理 □ 执行医嘱 □ 病情观察 □ 体位护理 □ 伤口/引流管护理 □ 生活护理/皮肤护理 □ 药物及疼痛处理 □ 饮食与营养 □ 康复护理及功能锻炼 □ 心理护理 □ 健康教育	□ 住院评估 □ 术后护理 □ 执行医嘱 □ 病情观察 □ 体位护理 □ 伤口/引流管护理 □ 生活护理/皮肤护理 □ 药物及疼痛处理 □ 饮食与营养 □ 康复护理及功能锻炼 □ 心理护理 □ 健康教育	□ 住院评估 □ 术后护理 □ 执行医嘱 □ 病情观察 □ 体位护理 □ 伤口/引流管护理 □ 生活护理/皮肤护理 □ 药物及疼痛处理 □ 饮食与营养 □ 康复护理及功能锻炼 □ 心理护理 □ 健康教育 □ 出院计划
病情变异记录	□无 □有，原因： 1. 2.	□无 □有，原因： 1. 2.	□无 □有，原因： 1. 2.	□无 □有，原因： 1. 2.	□无 □有，原因： 1. 2.	□无 □有，原因： 1. 2.
护士签名	白班　小夜班　大夜班	白班　小夜班　大夜班	白班　小夜班　大夜班	白班　小夜班　大夜班	白班　小夜班　大夜班	白班　小夜班　大夜班
医师签名						

教学大纲

一、课程任务

《高级护理实践》是护理研究生教育一门重要的专业课程。本课程的主要内容包括高级护理实践、APN的管理的发展及价值、APN的培养、高级护理实践与理论、个体化的高级护理实践、群体化的高级护理实践以及高级护理实践研究和应用。本课程的任务是要让学生了解高级护理实践的发展及对护理学科的重要性，通过探讨高级护理实践的理论、教育及临床实践，结合具体实例，使护理研究生能以护理的思维模式为焦点，通过建立护理问题，寻找护理答案，发展护理学科及为建立个人护理事业更上一层楼。

二、课程目标

1. 论述高级护理实践的世界趋势及其价值。
2. 解释及举例说明理论对高级护理实践的作用。
3. 描述培育APN的课程内容要求及认证机制。
4. 论述APN应用护理程序所考虑的特点。
5. 论述群体化高级护理实践的工作方法。
6. 论述高级护理实践研究的主要范畴及意义。
7. 论述高级护理实践在中国发展中或成功的案例，反思如何在自己相关的实务范围内启动高级护理实践工作。

三、教学时间分配

	内容	学时
1	绪论及高级护理实践的发展	4
2	高级护理实践的相关理论	5
3	APN的培养	5
4	个体化的高级护理实践	9
5	群体化高级护理实践	9

续表

	内容	学时
6	APN 的管理	5
7	高级护理实践研究	6
8	高级护理实践的应用案例	5
	合计	48

四、教学内容和要求

单元	教学内容	教学要求	教学活动	参考学时
绪论及高级护理实践的发展	**讲授内容** 1. APN 的定义、特征、教育及工作范围。 2. APN 的名称及分类。 3. 促进 APN 发展的因素。 4. APN 的专业规范。 5. APN 在各地区的发展及其趋势。	领会 应用 分析 综合	讲授	2
	讨论内容 1. 讨论 APN 形成的基本因素、及其影响因素。 2. 通过了解其他地区 APN 的历史发展及经验，探讨如何能在本身的护理环境推动 APN 工作。 3. 在有关的护理环境中，探讨哪一方面的 APN 工作是优先推动项目。 4. 讨论教育、服务、规范化管理三方面应如何结合起来发展 APN？	分析 综合	小组讨论 汇报讨论 结果	2
高级护理实践的相关理论	**讲授内容** 1. 护理理论的基本组成 2. 护理的核心概念与高级护理实践 3. 护理理论/模式对高级护理实践的作用 4. 高级护理实践与整体护理 5. 赋权 6. 跨理论模式 7. 健康信念模式 8. 社会支持	领会 应用 分析 综合	讲授	3
	讨论内容 1. 理论对高级护理实践的意义是什么？ 2. 选取护理实践中的一案例，思考如何运用理论进行分析。	应用 分析 综合 评价	小组讨论 汇报讨论 结果	2
APN 的培养	**讲授内容** 1. APN 的教育理念、培养目标及基本要求。 2. APN 教育课程的主要内容。 3. 培养 APN 课程的临床实践安排。 4. 符合地方护理服务及教育需求的 APN 课程设计。	领会 应用 分析 综合	讲授	3
	讨论内容 1. APN 的核心能力是什么？为什么？ 2. 目前中国大陆地区的 APN 教育应如何培养和发展学生的这些核心能力？ 3. 目前在中国大陆地区，有发展 APN 的需要吗？对中国的护理发展有什么影响？	分析 综合 评价	小组讨论 汇报讨论 结果	2

续表

单元	教学内容	教学要求	教学活动	参考学时
个体化的高级护理实践	**讲授内容** 1. 高级护理实践中护理评估特点。 2. 高级护理实践中护理计划特点。 3. 具有护理疗效的措施。 4. 评价护理疗效的指标。 5. 个体化的高级护理实践的例子。	领会 应用 分析 综合	讲授	3
	讨论内容 1. 在你的工作范围内,找出能实践高级护理的病人护理个案或护理项目,拟订其目标、计划、措施及效果评价的方案。 2. 在你工作的专科范围内,讨论 APN 的护理实践与普通护士的护理实践的分别。 3. 进行反思学习 - 描述有关事件,写出发生了什么?然后问自己在这件事上有何感受?在这总体感受的基础上,再问当中发生了什么使我有这样的感受?总结经验,再问自己在 APN 范畴内学习了什么?有什么顿悟?	应用 分析 综合 评价	小组讨论 汇报讨论 结果	6
群体化高级护理实践	**讲授内容** 1. 群体化高级护理实践中群体的概念和界定。 2. 群体化高级护理实践的特点和作用。 3. 群体化高级护理实践的工作内容和任务。 4. 群体化高级护理实践中应用护理程序的重点内容。 5. 群体化高级护理实践的工作方法。 6. 群体化高级护理实践的护士主要角色和应有的能力。	领会 应用 分析 综合	讲授	3
	讨论内容 1. 群体化高级护理实践的特征有哪些? 2. 叙述群体化高级护理实践与个体化高级护理实践的区别和联系。 3. APN 在实践中的关键知识和能力有哪些? 4. 试用一个理论作为框架发展一个解决住院病人健康问题的高级护理实践项目。	应用 分析 综合 评价	小组讨论 汇报讨论 结果	6
APN 的管理	**讲授内容** 1. APN 的岗位设置和职责。 2. APN 岗位与护理管理岗位的关系。 3. APN 的准入、遴选和认证。 4. APN 的临床培养。 5. 高级护理实践评价的意义和方法。	分析 综合 评价	小组讨论 汇报讨论 结果	3
	讨论内容 讨论各层管理者在推动高级护理实践中的角色和作用。	分析 综合 评价	小组讨论	2
高级实践护理研究	**讲授内容** 1. 高级护理实践研究的意义。 2. 高级护理实践研究和 APN 发展领域的研究 3. APN 角色的评价 4. 高级护理实践研究的发展和未来需要关注的问题。	领会 应用 分析 综合	讲授	3
	讨论内容 1. 当前高级实践护理研究领域的热点和难点有哪些? 2. 护理研究生如何对发展高级实践护理研究有所作为? 3. 发展我国的高级实践护理研究需要采取什么措施?	应用 分析 综合 评价	小组讨论 汇报讨论 结果	3
高级护理实践的应用	1. 邀请现职 APN 或计划开展 APN 工作的领导交流工作心得 2. 通过参观或者以视频形式了解现职 APN 工作内容和工作流程	应用 分析 综合	交流 讨论	5

五、大纲说明

本教学大纲主要供护理研究生层次教学使用,总学时为48学时,即3学分。

(一)教学要求

本课程要求学生领会高级护理实践的最新信息,继而应用及分析,通过综合国内外信息,护理发展最新趋势,评价各方面情况。课程完成后,学员能对高级护理实践有新的体会,能够掌握及洞识护理发展的无限可能性。借助研究生课程的丰厚理论要求及循证建立,研究生学员能在之后的研究论文工作中,以护理为课题核心,让研究成果回馈护理本专业。

(二)教学建议

为达到以上要求,本课程重点以老师讲授及学生自学、讨论相配合,老师的讲授提供有关课题内容,深入浅出,学生的讨论对特定议题,通过小组交流,各组员有着不同的护理临床背景,把所学理念活化,分析在现实环境中的应用、困难及机会。课程安排有授课和分组讨论,讨论后需要有汇报,集思广益。最后一课安排现职APN或推广APN的领导层交流推广APN工作的经验。老师可按当地的情况,多邀请在临床的护士分享他们APN工作的心得,又或安排到现场观摩,甚至条件许可,可安排护理巡房、病人案例讨论等,体现APN工作的临床效果。在中国现在可能未有APN的职称,但有类似的工作在开展,老师不需担心所邀请的客座老师是否有APN称职,只要他们的工作能符合国际认可所描述APN条件即可。

(三)学习评价方法

本课程着重学生的领会、应用、分析、综合及评价各学习层次,故学习评价方法可多样化。学生对于高级护理实践需有基本领会,故可编配一些分数用作测验,考核学员对科目的认知程度。另外,此课程着重交流,有些分数可放在小组讨论及汇报,这个分数是团队分数,最后学员要写一篇文章,题目可在小组讨论所选择的相关议题选取,然后深入发挥。建议考核成绩的百分比可分配为:测验20%、小组讨论及汇报40%、文章40%。以下提供文章题目以及小组讨论、文章评分准则,供教师、学生参考。

1. 文章的题目举例

例1:首先确定你希望重点讨论的专科范围,然后选出一个有助引导APN的概念/理论,详细说明这个概念在评估、履行和(或)评价时的应用。讨论应清楚说明所选的概念/理论如何帮助APN实施护理,与普通护士的区别。

例2:请你为你工作所在地写一份建议书,开设APN之职责(请注明)呈交管理层以作考虑,你的建议书应包括建议的背景、履行此新职责的计划及其成效评价的方法。

例3:你希望在工作所在地提出一套创新护理措施(请注明),参考文献,找出证据支持该措施及其可取得的成效。请在文内清楚交代APN在这项目的角色。

2. 小组讨论评分准则

有责任性(20%)	如:准时完成工作、导修前搜查所需资料、小心研习数据、准备有关资料来参与小组导修讨论
认真讨论(20%)	如:积极提供意愿及信息、针对问题,应用相关知识、探索不同可能性、邀请其他组员提供意见及小心聆听、尝试综合其他组员意见
评判思维(20%)	如:能为所提供的意见做出辩解、就他人所提供的新意见寻求辩解、有系统地发表数据、就其他可能解决问题方案做出正反比较
意见开放(20%)	如:愿意探索矛盾意见、能够有风度地接受及响应批评、当有新信息提出时,愿意修改固有的看法
反思(20%)	如:认识自己的长处及不足之处、愿意向其他组员提供反馈

3. 文章评分准则

(1)探讨的范围清晰详尽(10%)。例如,清晰描述重点的护理工作范畴及护理环境的性质。

(2)适当地选用相关的文献和研究结果(20%)。例如,展示出在广泛搜寻藏书后,选出最适当的文献和研究资料。

（3）具批判性的分析（35%）。例如，展示出经充分辩论的观点。

（4）综合能力（35%）。例如，文献、参考书资料及实地收集的资料融会贯通，评论性地检讨相关的概念与本地的关联和在本地的应用。

中英文名词对照索引